浙江省普通本科高校"十四五"重点立项建设教材

大学通识教育教材

高等院校数字化融媒体新形态教材

U0739077

解析人体的奥秘

生命健康通识

Exploring Mysteries of the Human Body

General Knowledge about Life and Health

主　编 ◎ 楼航芳

ZHEJIANG UNIVERSITY PRESS

浙江大学出版社

·杭州·

图书在版编目（CIP）数据

解析人体的奥秘：生命健康通识 / 楼航芳主编.

杭州：浙江大学出版社，2025.3. -- ISBN 978-7-308
-25892-0

Ⅰ. R33

中国国家版本馆 CIP 数据核字第 2025D907R2 号

解析人体的奥秘——生命健康通识

楼航芳　主编

策划编辑	阮海潮（1020497465@qq.com）
责任编辑	阮海潮
责任校对	王元新
封面设计	续设计
出版发行	浙江大学出版社
	（杭州市天目山路 148 号　邮政编码 310007）
	（网址：http://www.zjupress.com）
排　　版	杭州青翊图文设计有限公司
印　　刷	杭州宏雅印刷有限公司
开　　本	889mm×1194mm　1/16
印　　张	16
字　　数	451 千
版 印 次	2025 年 3 月第 1 版　2025 年 3 月第 1 次印刷
书　　号	ISBN 978-7-308-25892-0
定　　价	69.00 元

《解析人体的奥秘
——生命健康通识》

编 委 会

前　言

　　为深入贯彻习近平总书记关于教育的重要论述和全国教育大会精神,落实立德树人根本任务,推动新时代高等教育创新发展,提高新时代高等教育人才培养质量,浙江省教育厅组织开展了高等教育"十四五"首批"新工科、新医科、新农科、新文科"重点教材建设,《解析人体的奥秘——生命健康通识》为该系列教材之一,主要供高等院校各专业学生和社会大众阅读。

　　作为通识教育教材,在编写思路上,着重体现通识教育的普适性,体现新时代高等教育立德树人的根本任务,体现"新医科"服务人类健康需求,强调医学理论、医学常识和医学基本技能的学习,体现科学性、创新性、适用性的基本原则,突出健康宣教的特点,贴近生活实际,注重学习兴趣培养、能力拓展、品格塑造。在编写过程中,力求内容重点突出,语言通俗易懂,概念叙述规范,语句流畅,图文并茂。

　　本教材共18章,编写委员会成员均来自教学和临床工作第一线,具有扎实的专业知识、丰富的教学和临床经验。教材主要具有以下特点。

　　1. 体现健康全过程、生命全周期的医学新理念。聚焦健康中国战略,服务人类健康等现实需求,以临床常见病、多发病为主线,从形态结构到生理功能,从病理变化到疾病防治,进行解剖、生理、病理、诊断、治疗、预防等多学科知识整合,在探究机制中知病、防病,增强普通大众对常见病、多发病的认识,使学习者在探析人体奥秘中走近生命、了解生命、尊重生命,从而提高全民知病、防病的意识与能力,促进全民健康,助力健康中国建设。

　　2. 应用数字技术建设立体化教材。在传统纸质教材基础上,以二维码形式嵌入视频、图片、案例、练习题等资源,多元融合构建新形态教材。

　　3. 知识传授与价值引领相统一。围绕"为谁培养人、培养什么样的人、怎样培养人"的教育命题,立足中国国情,树理想信念,涵人文精神,崇高尚品质,培根铸魂,厚植情怀,培养新时代人才。

　　本教材的编写得到了各位编者及其所在单位与领导的大力支持和帮助,在编写过程中数易其稿,历经多次研讨而定稿。对各位编者付出的辛勤劳动、浙江大学出版社编审人员对编写工作的指导和帮助,谨在此深表谢意！由于编者水平有限,纰漏及不完善之处难免,敬请读者指正,以便不断完善。

主编

微课二维码清单

目　录

第一章 人类起源与构成

"人啊,认识你自己!"

希腊古城特尔斐的阿波罗神殿上刻着七句名言,其中流布最广、影响最深,以至被认为点燃希腊文明火花的却只有一句,那就是"人啊,认识你自己"。古希腊哲学家苏格拉底不仅把"认识你自己"作为自身哲学研究的核心命题,还要求学生们用毕生精力钻研它。

第一节 人类起源

一、人类的来源

何谓"人"?《中国大百科全书》关于人的解释主要有三个层面。在生物学层面,人是灵长目、人科、人属物种,是一种高级动物,研究发现人类的染色体与猩猩有很强的同源性。在宗教层面,人被描述为能够使用各种灵魂的物种,而且这些灵魂被认为与神圣的力量存在着一定的相关性。在文化层面,人被定义为能够使用语言、具有复杂的社会组织与科技发展的生物。那么,人是怎么来的呢?

(一)古代传说

我国的上古神话认为,人是由创世女神——女娲化身而来的,她用泥土仿照自己,创造并构建了人类社会,这就是女娲"抟土造人"的传说。

西方传说则普遍认为,上帝创造了人类。上帝用尘土创造了一个男人——亚当,同时也创造了很多的飞禽走兽,并把他们都放在伊甸园里面。但在伊甸园中的亚当觉得太寂寞了,于是上帝从亚当身上取下一根肋骨,又创造了夏娃,从此就有了人类社会。

无论是女娲造人还是上帝造人，其实都只是传说而已。现代科学研究发现，人类和地球上的一部分生命可能来自黏土。

（二）考古发现

1829 年，科学家在比利时首先发现了人的头骨。1856 年，在德国尼安德特的一个山洞内又发现了人的头盖骨和一些其他部位的骨骼，因为在尼安德特被发现，所以就把它命名为尼安德特人。尼安德特人是一种生活在公元前 12 万～前 3 万年，居住在欧洲及西亚的古人类。很多化石证据表明，尼安德特人比早期的现代人矮，身体和四肢都比较粗壮，脑部特别大，脑量也很大。由于地球冰期的影响，约在 3 万年之前，尼安德特人就灭绝了。

（三）物种起源

1859 年，达尔文的《物种起源》出版，他提出了物竞天择、适者生存和遗传变异等观点，并且用大量的资料证明，形形色色的生物不是上帝创造的，而是在遗传、变异、生存斗争以及自然选择中，由简单到复杂、由低等到高等不断发展和变化的结果。

达尔文《物种起源》的出版以及生物进化思想的提出，完全推翻了神创论和物种不变的理论，在当时引起了宗教势力的强烈反对，也引发了科学的重大变革。1924 年，在南非约翰内斯堡以西的汤恩，发现了第一个介于人与猿之间的头骨，因为在非洲被发现，所以又把它称为非洲南猿。非洲南猿的发现，进一步证实了达尔文的生物进化论。1924 年以后，逐渐有更多的头盖骨、面骨、下颌骨被人们发现。1974 年，在埃塞俄比亚发现了著名的"露西少女"，一个 20 岁左右的女性南猿骸骨。这个完整的南猿化石，其下肢骨是直立的，但是上肢骨仍保留着一些攀缘的特征。根据这些特征，科学家推测，非洲南猿可能生活的时代更早，估计在距今 200 万～300 万年之前就已经生活在地球上。基于以上，现代科学家一致认为，人类是由森林古猿进化来的。

二、进化的过程

人类的进化经历了类人猿、原始人、智人和现代人这四个阶段。类人猿存在于距今大约 300 万年之前。从类人猿进化为原始人，距今约 70 万年甚至 100 万年之前。原始人进化为智人，距今 25 万～30 万年之前。智人又可以分为早期智人和晚期智人两类。早期智人大约生活在 25 万年之前。晚期智人开始了直立行走，体毛逐渐退化，手足开始分工，不仅有了语言和劳动，而且具有社会性和阶级性，被认为是解剖结构层面的现代人。尼安德特人就属于晚期智人。

第二节　人体构成

1-1 古代中国对
人体结构的认识

一、前人的探索

古代中国从新石器时代开始，经历了诸如春秋、战国、秦汉、唐宋、明清等朝代。

新石器时代，由于石斧、石刀等工具的不断开发及运用，一些动物的体腔得以被剖开，部落的冲突也会造成部分肢体的伤残甚至开肠剖肚，这使得当时的人们对动物和人体的内部结构有了初步的了解。因此，新石器时代多被认为是解剖思想的萌芽期。

春秋战国时期，关于解剖学的记载变得更为丰富。在已有的文献中，《灵枢》中首先出现了"解剖"一词。《史记·扁鹊仓公列传》记载了一位名叫"俞跗"的医者进行剖腹的过程，如割皮、解肌、诀脉、结筋等。伴随历史的发展,古代的医家从临床实践出发,创造了"度量切循"的体表测量法,对人体进行了比较系统的表面解剖学的研究。

秦汉时期,《汉书·王莽传》中有对死囚的尸体进行解剖的记录。后来,随着中医体系的成熟以及"医乃仁术"等儒家思想的影响,解剖学的发展受到了一定的限制。但是,很多医者仍在孜孜不倦地从临床实践出发,探究着人体的解剖结构。

宋代,医者和画工通过对因反抗北宋统治阶级而被捕的叛军行刑后尸体喉部、胸腹腔等脏器的仔细观察,将所见到的解剖结构绘制成图,编制了《欧希范五脏图》。《欧希范五脏图》中有关于脏腑位置的描述:"肺之下则有心、肝、胆,脾胃之下有小肠,小肠下有大肠,小肠皆莹洁无物,大肠则为滓秽。大肠之旁有膀胱……肾则有二,一在肝之右,微下,一在脾之左,微上。脾则在心之左。"此外,宋代杨介还根据死囚尸体制作出了《存真图》。

明代,医家对解剖也非常重视,文献中有"历剖贼腹,考验脏腑"的记载。

清代,医者王清任提出了"著书不明脏腑,岂不是痴人说梦;治病不明脏腑,何异于盲子夜行"。他在《医林改错》中的"亲见改正脏腑图",把他所见到的认为有误的人体解剖结构做了一定的修正。

二、现代的研究

现代医学认为,人是由大量的细胞和细胞间质构成的。

(一)细胞

细胞是人体结构和功能的基本单位,其数量众多、形态各异,并有各自的结构特点和功能。大多数细胞需要通过显微镜放大后才能观察到具体的形态。常用的显微镜包括光学显微镜(简称光镜)和电子显微镜(简称电镜)。光镜结构是指在光镜下能够被分辨的结构,如大部分的细胞核、细胞质、部分细胞核的核仁等(图1-1)。光镜分辨率可达0.2微米(μm),度量单位常用微米。电镜结构为电镜下能够被分辨的结构,如线粒体、内质网、核糖体之类的细胞器(图1-2)。电镜分辨率一般是光镜的1000倍,又称超微结构,度量单位常用纳米(nm)。

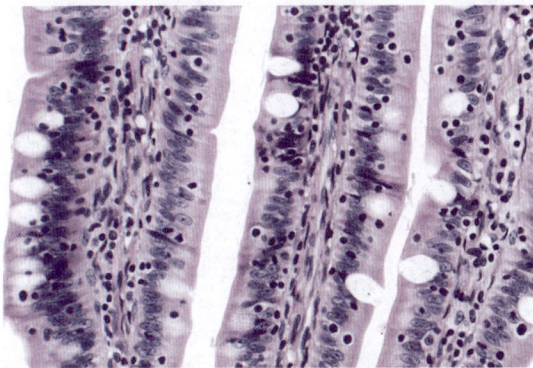

图1-1　小肠绒毛(光镜)

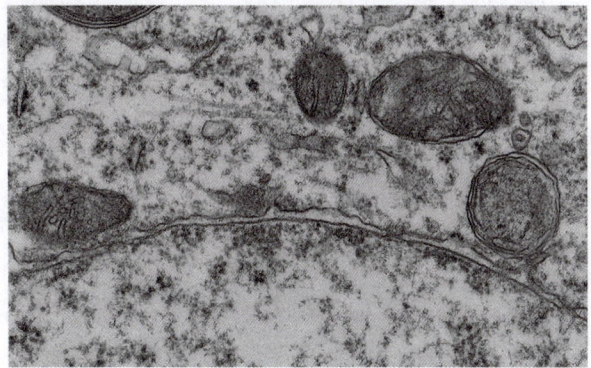

图1-2　细胞膜及细胞器(电镜)

(二)细胞间质

细胞间质又称细胞外基质,由一部分细胞产生,构成细胞生存的外部微环境,起到支持、营养、保护等作用,并对细胞的增殖、分化、迁移等产生一定影响。细胞间质主要由基质和纤维构成,其中纤维包括胶原纤维、弹性纤维、网状纤维,基质由生物大分子物质及组织液等组成。

(三)组织

一些形态相似、功能相关的细胞与细胞间质聚集在一起,构成基本组织。人体主要由四种基本组织构成,分别是上皮组织、结缔组织、肌组织和神经组织(详见第二章第一节)。

(四)器官

多种组织互相结合在一起,形成一个具有特定形态、特定功能,又有血供和神经支配的结构,称为器官。人体由多种器官构成。如果器官中央有较大的空腔,称为空腔器官,包括胃、心、气管等。如果器官内部没有明显的空腔,称为实质器官,包括肝、肺、肾等。

(五)系统

根据功能不同,功能有联系的器官聚集在一起就形成了系统。现代医学把人体分为九大系统,分别是运动系统、消化系统、呼吸系统、泌尿系统、生殖系统、内分泌系统、循环系统、感觉系统和神经系统。

1.运动系统　执行躯体的运动功能,并有支持和保护的作用。运动系统包括人体的骨、骨连结和骨骼肌,占成人体重的 $60\%\sim70\%$。

2.消化系统　基本功能是摄取食物并进行物理消化和化学消化。消化系统由消化管和消化腺组成,消化管可分为口腔、咽、食管、胃、小肠和大肠,消化腺包括肉眼可见的大消化腺(如大唾液腺、肝、胰)以及显微镜下可见的小消化腺(食管腺、胃腺、肠腺等)。摄取的食物经消化管黏膜上皮细胞吸收营养,食物残渣最后形成粪便排出体外。

3.呼吸系统　主要功能是进行气体交换,即吸入氧气、呼出二氧化碳。另外,呼吸系统还有发音、嗅觉、内分泌等作用。呼吸系统由肺外呼吸道和肺构成,肺外呼吸道包括鼻、咽、喉、气管、主支气管等。

4.泌尿系统　基本功能是排出新陈代谢过程中产生的废物和多余的水分,保持内环境的平衡和稳定。泌尿系统包括肾、输尿管、膀胱和尿道。

5.生殖系统　主要功能是繁殖后代,形成并保持第二性征。生殖系统由内生殖器和外生殖器组成,内生殖器包括生殖腺、生殖管道和附属腺,男女各异。

6.内分泌系统　内分泌系统是机体的调节系统,主要功能是分泌激素,调节机体的生长发育和各种代谢活动。此外,该系统还与神经系统相辅相成,共同维持内环境的平衡与稳定。内分泌系统由内分泌腺和内分泌组织构成,内分泌腺包括甲状腺、甲状旁腺、肾上腺、垂体、松果体、胸腺等,内分泌组织包括胰岛、黄体等。

7.循环系统　又称脉管系统,基本功能是运输物质,即将消化系统吸收的营养物质和呼吸系统运输的氧气经血液运送给全身器官的组织和细胞,同时又将组织和细胞的代谢产物、多余的水分及二氧化碳运送到肾、肺、皮肤等排出体外。循环系统由心血管系统和淋巴系统组成,心血管系统包括心、动脉、静脉和毛细血管,淋巴系统包括淋巴管道、淋巴器官和淋巴组织。

8.感觉系统　主要功能是接受内、外环境刺激后,将其转变为神经冲动,传到大脑,产生相应的感觉。感觉系统由感觉器构成,常见的感觉器包括视器、听器等。

9.神经系统　协调人体各器官、系统的活动,使人体成为一个有机的整体,既能维持内环境的稳定,又能调节并适应外环境的变化,维持人体与外环境之间的相对平衡。神经系统包括中枢神经系统和周围神经系统,中枢神经系统指脑和脊髓,周围神经系统指脑神经和脊神经。

人体九大系统互相协同,各司其职,使人体成为一个完整的有机体。神经系统是人体各系统中结构和功能最为复杂的一个系统,在各系统中起着主导的作用。消化系统、呼吸系统、泌尿系统和生殖系统在结构、位置、功能上存在着一定的联系和相似之处,因此也常将它们统称为内脏。

(六)分部

现代医学根据位置的不同,从外形上对人体进行分部,把人体分为头部、颈部、躯干及四肢;躯干部又分为背部、胸部、腹部及盆会阴部等。研究人体局部形态结构及毗邻关系的学科为局部解剖学。局部解剖学运用于临床,与外科密切相关,如头颈外科、胸外科、腹外科等。

(七)分期

根据年龄的不同,人的整个生命阶段一般分成婴儿期、幼儿期、童年期、青春期、成年期和老年期。婴儿期一般指 1 周岁以内,幼儿期一般指 1~3 岁,童年期一般指 3~12 岁,青春期一般指 12~18 岁或 20 岁,成年期通常为 20~60 岁,60 岁以后称为老年期。随着医学的发展,人类寿命也变得越来越长,平均寿命接近 80 岁,因此,近年来对老年期有了一些新的界定,有的科学家认为 65 岁甚至 70 岁之后才能称为老年期。

思考题

1.你认同进化论吗?为什么?
2.系统解剖学与局部解剖学有什么不同?请分析后描述两者之间的关系。
3.试着描述某一器官的形态和功能,并解释形态与功能之间的联系。

第二章 人体的组织

学习要点

1.人体基本组织的特点。
2.血液的形态及其常见病的防治。
3.脂肪的结构及其常见病的防治。

人体结构和功能的基本单位是细胞。细胞与细胞间质一起构成组织。通常人体的组织可分成上皮组织、结缔组织、肌组织和神经组织,这四类组织称为人体的基本组织。

第一节 基本组织

一、上皮组织

上皮组织(epithelial tissue)由许多形态规则、排列密集的上皮细胞和极少量的细胞间质组成。上皮组织的细胞呈现明显的极性,即细胞的一面朝向身体表面或空腔器官的腔面,称游离面;与游离面相对的另一面朝向深部的结缔组织,称基底面。上皮细胞的基底面附着于基膜,上皮细胞借此与结缔组织相连。上皮组织中没有血管,所需的营养依靠结缔组织的血管透过基膜供给。根据功能的不同,上皮组织主要分为被覆上皮和腺上皮两种类型。此外,还有一些特殊类型的上皮组织,例如感觉上皮、肌上皮等。

(一)被覆上皮

被覆上皮覆盖于体表,或衬贴在体腔和空腔器官的内侧面。根据其细胞层数,分为单层上皮和复层上皮两类。

1. 单层上皮　依据细胞侧面的形状,单层上皮主要分为单层扁平上皮、单层立方上皮、单层柱状上皮、假复层纤毛柱状上皮 4 种(图 2-1)。在单层扁平上皮中,分布在心脏、血管和淋巴管腔面的称为内皮;分布在胸膜、腹膜和心包膜表面的称为间皮。单层立方上皮主要分布在甲状腺滤泡、肾小管等处。单层柱状上皮主要分布在胃、肠、胆囊和子宫等部位;分布在小肠腔面的单层柱状上皮,柱状细胞之间有散在分布的杯状细胞,柱状细胞的游离面有密集排列的微绒毛构成的纹状缘。假复层纤毛柱状上皮主要分布在呼吸管道上,从垂直切面观察似复层上皮,实则每个细胞的基底面都附着在基膜上,故仍为单层上皮。

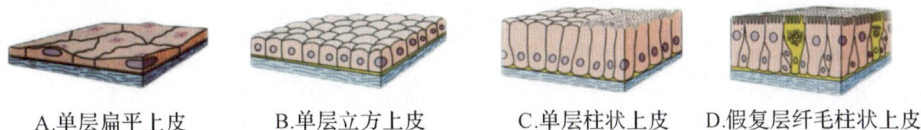

A.单层扁平上皮　　　B.单层立方上皮　　　C.单层柱状上皮　　　D.假复层纤毛柱状上皮

图 2-1　单层上皮

2. 复层上皮　依据表层细胞侧面的形态,复层上皮可分成复层扁平上皮、复层柱状上皮和变移上皮等(图 2-2)。复层扁平上皮主要分布在皮肤表面,口腔、角膜、阴道等腔面。变移上皮的细胞形状和层数,可以随所在器官的功能状况改变而变化,收缩时,上皮变厚,细胞层数增多;扩张时,上皮变薄,细胞层数变少。

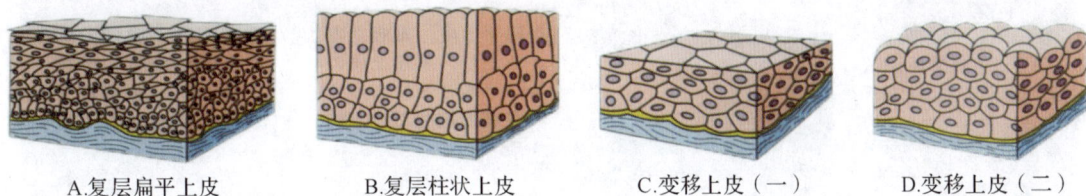

A.复层扁平上皮　　　B.复层柱状上皮　　　C.变移上皮(一)　　　D.变移上皮(二)

图 2-2　复层上皮

(二)腺上皮

腺上皮由以分泌功能为主的腺细胞组成,以腺上皮为主要成分构成的器官称为腺。分泌物经过导管排至体表或器官腔内的腺称外分泌腺,一般由分泌部和导管两部分组成;分泌部又称腺泡,导管是与分泌部直接连通的上皮性管道。内分泌腺没有导管,分泌物(激素)多直接作用于周围组织或经毛细血管、毛细淋巴管作用于对应的器官或组织。

(三)上皮细胞的特化结构

上皮细胞在游离面、侧面和基底面形成多种特化结构(图 2-3)。游离面有微绒毛和纤毛。侧面有紧密连接(又称封闭连接)、中间连接(又称黏着小带)、桥粒(又称黏着斑)、缝隙连接(又称通讯连接)。基底面有基膜、质膜内褶和半桥粒。

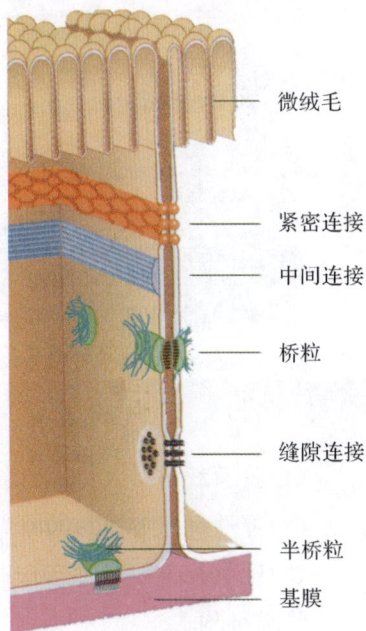

微绒毛

紧密连接

中间连接

桥粒

缝隙连接

半桥粒

基膜

图 2-3　上皮细胞的特化结构

二、结缔组织

结缔组织(connective tissue)是人体分布最广泛的一种组织,源自胚胎时期的间充质。结缔组织由多种细胞和丰富的细胞间质组成。结缔组织的细胞数量少,种类多,无极性,分散在细胞间质中,其类型和数量因结缔组织的类型不同而有差异。细胞间质相对较多,由细胞产生,包括纤维和基质。广义的结缔组织包括固有结缔组织、软骨、骨和血液。

(一)固有结缔组织

狭义的结缔组织即固有结缔组织,包括疏松结缔组织、致密结缔组织、脂肪组织和网状组织,主要由细胞、纤维和基质构成。

1.细胞　细胞包括固有细胞和游走细胞两类。固有细胞指未分化的间充质细胞及其分化形成的成纤维细胞(静止状态的成纤维细胞称为纤维细胞)和脂肪细胞(详见本章第三节)。游走细胞包括巨噬细胞、浆细胞、肥大细胞和白细胞(源自血液或淋巴组织)等。

2.纤维　纤维存在于基质中,包括胶原纤维、弹性纤维、网状纤维3种(图2-4)。

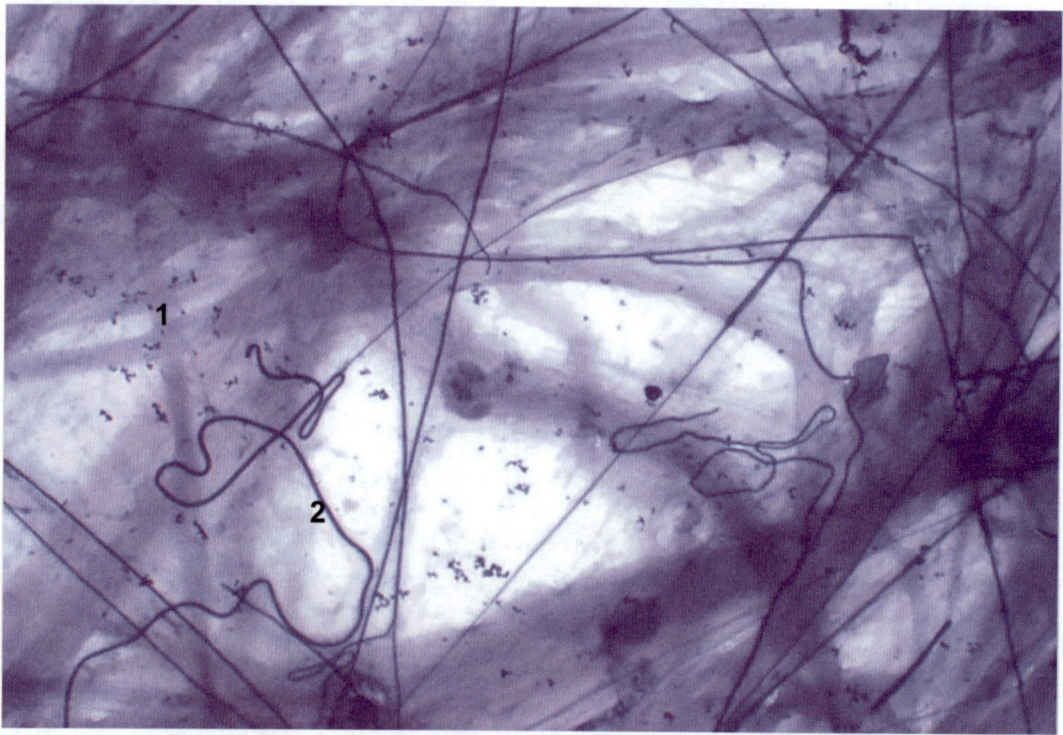

图 2-4　疏松结缔组织铺片(光镜,高倍)
1.胶原纤维;2.弹性纤维

(1)胶原纤维　又称白纤维,韧性大,抗拉性强,在人体内广泛分布。

(2)弹性纤维　又称黄纤维,弹性大,韧性较差,分布也较为广泛。

(3)网状纤维　又称嗜银纤维,具有一定的弹性,在造血器官、淋巴器官和内分泌腺中有较多的网状纤维构成支架。

3.基质　基质是一种无定形的胶状物质,内含多种生物大分子(主要是蛋白聚糖和纤维粘连蛋白)及细胞的代谢产物,有一定黏性,充填于纤维和细胞之间。

(二)特殊类型的结缔组织

特殊类型的结缔组织主要指软骨、骨和血液。

1.软骨　软骨由软骨组织和软骨膜构成。软骨组织由软骨细胞和软骨基质组成(图 2-5)。软骨细胞分泌软骨基质,细胞所在腔隙称软骨陷窝,陷窝周围的基质嗜碱性强,称软骨囊。软骨周边的细胞幼稚、小而扁、散在;中间的细胞成熟、大而圆,软骨中间分布着由一个软骨细胞分裂增殖为 2～8 个细胞聚集而成的同源细胞群。根据软骨组织中纤维成分及含量的不等,软骨可分为透明软骨、弹性软骨和纤维软骨 3 种类型。

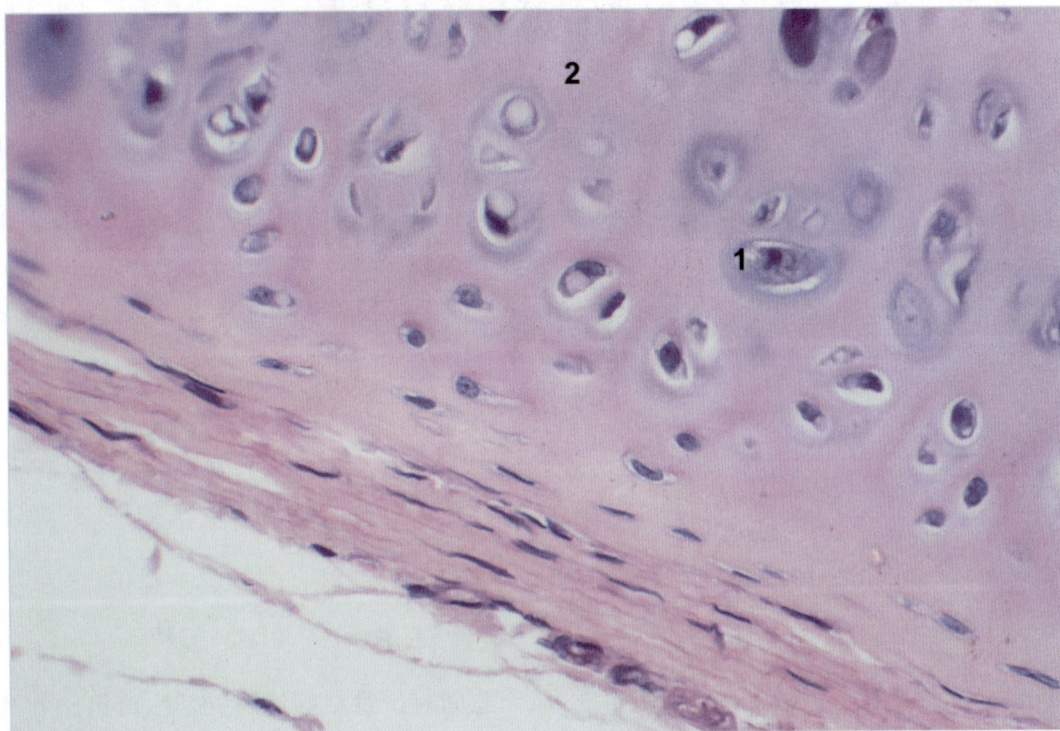

图 2-5　透明软骨(光镜,高倍)

1.软骨细胞;2.软骨基质

2.骨　骨由骨组织和骨膜等构成。骨组织由骨细胞和骨基质组成。骨组织的细胞包括骨祖细胞、成骨细胞、骨细胞和破骨细胞。成骨细胞分泌类骨质,为初始的未钙化的骨基质;类骨质因羟基磷灰石结晶沉积而钙化,形成坚硬的骨质;成骨细胞被骨质包埋后,分泌能力逐渐减弱转变为骨细胞。成熟骨组织的骨质以板层骨的形式存在。长骨由密质骨、松质骨、关节软骨、骨膜和骨髓等构成。长骨骨干由多层排列规则、紧密的骨板构成,根据排列方式不同分为环骨板、骨单位和间骨板 3 种。环骨板是分布在骨干内、外表面的骨板,外环骨板层数多,较规则。骨单位由 4～20 层哈弗斯骨板以同心圆方式环绕中央管构成,数量多,呈长筒状,是长骨骨干的主要支撑结构(图 2-6)。间骨板是充填于骨单位之间及骨单位和环骨板之间的不规则骨板。松质骨是由薄层骨板以骨小梁的方式交织形成的网格样结构。

3.血液　详见本章第二节。

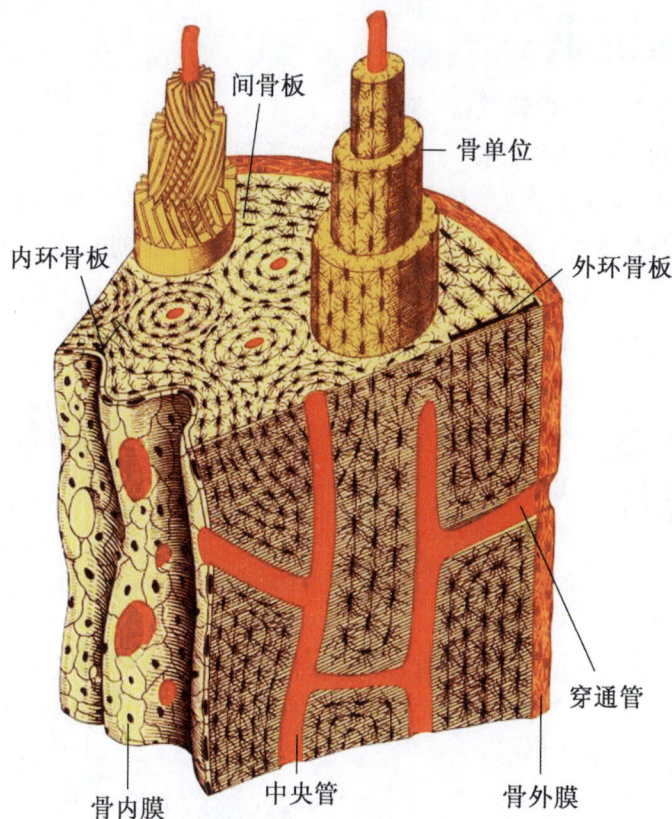

图 2-6　长骨骨干的立体结构模式图

三、肌组织

肌组织(muscle tissue)主要由肌细胞组成,肌细胞间有少量结缔组织、血管、淋巴管和神经。肌细胞呈长纤维形,又称肌纤维。其细胞膜称肌膜,细胞质称肌质或肌浆,滑面内质网称肌质网或肌浆网。根据结构和功能特点,肌组织分为骨骼肌、心肌和平滑肌 3 类。

(一)骨骼肌

骨骼肌纤维呈长圆柱状;细胞核呈扁椭圆形,有几个甚至上百个,位于肌膜下;肌质内含细丝样沿肌纤维长轴平行排列的肌原纤维,肌原纤维呈明暗相间横纹状,其中暗带又称 A 带,明带又称 I 带,I 带中央有一深色的 Z 线。相邻两条 Z 线之间的一段肌原纤维称肌节,由 1/2 I 带＋A 带＋1/2 I 带构成,是骨骼肌纤维结构与功能的基本单位。骨骼肌纤维具有明显的明暗相间横纹,属于横纹肌(图 2-7)。电镜下观察,肌原纤维由粗、细两种肌丝沿其长轴规律排列而成;肌膜在 A 带与 I 带交界处横向伸入肌质,围绕在肌原纤维周围形成

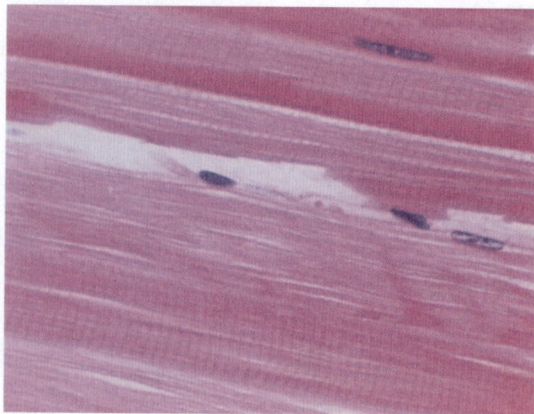

图 2-7　骨骼肌纤维(光镜,高倍)

横小管;肌质网发达,位于相邻横小管之间呈纵向排列,称纵小管;纵小管近横小管端膨大形成终池,横小管和两侧的终池构成三联体。

(二)心肌

心肌纤维呈短圆柱状,有分支,亦属于横纹肌,但横纹不如骨骼肌纤维明显。心肌纤维有1~2个细胞核,位于细胞中央。相邻心肌纤维连接处有桥粒、中间连接和缝隙连接形成的闰盘(图2-8)。肌质内肌丝的类型和排列与骨骼肌纤维相同,但肌质网不如骨骼肌纤维发达,终池较小且多与位于Z线水平的横小管形成二联体。

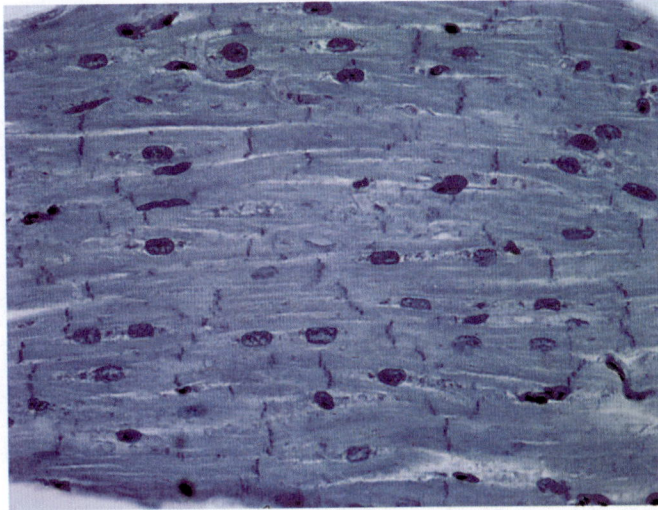

图 2-8 心肌纤维(光镜,高倍)
→ 闰盘

(三)平滑肌

平滑肌纤维呈长梭形,无横纹,有一个杆状或椭圆形的核位于中央,常因细胞收缩呈扭曲状(图 2-9)。肌质内有大量密斑、密体、粗肌丝、细肌丝和中间丝,无肌原纤维。

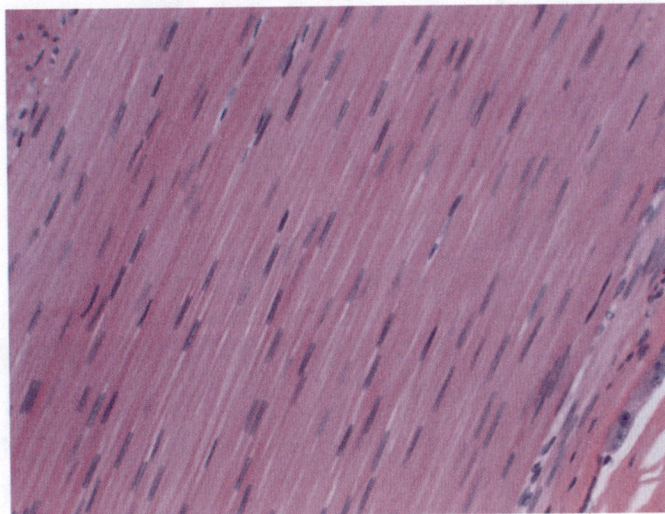

图 2-9 平滑肌纤维(光镜,高倍)

四、神经组织

神经组织（nervous tissue）由神经细胞（或称神经元）和神经胶质细胞组成。神经元数量庞大，彼此相互联系形成复杂的神经网络，通过接受刺激、整合信息和传导冲动将信息传递到骨骼肌、内脏平滑肌和腺体等发挥效应。神经胶质细胞形态各异，功能多样，对神经细胞起支持、保护、营养和绝缘等作用。神经胶质细胞的重要功能是参与神经递质的代谢、神经系统的正常发育、脑的记忆功能等。

（一）神经元

神经元是神经系统的结构和功能的基本单位，由细胞体、轴突和树突构成。细胞体是神经元的营养和代谢中心。细胞体中央有一个大而圆的细胞核，异染色质少，核仁大而明显（图 2-10）。细胞质含有尼氏体（由粗面内质网和游离核糖体构成，可合成蛋白质）、神经原纤维（由神经丝和微管构成）、高尔基复合体、线粒体等。树突接受信息，轴突传导神经冲动。

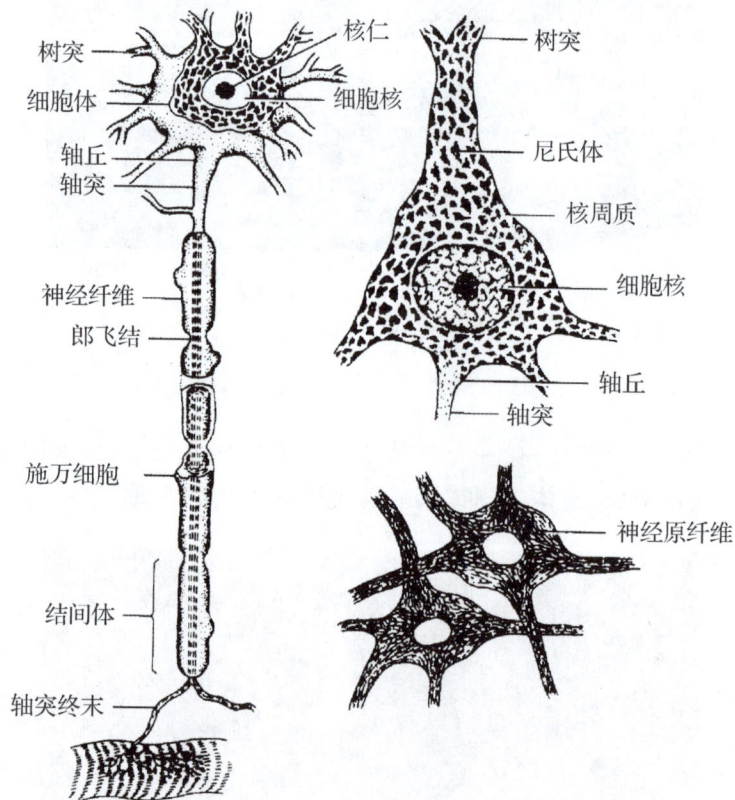

图 2-10　神经元模式图

突触是神经元与神经元之间，或神经元与效应细胞（如骨骼肌细胞）之间传递信息的结构，可分为化学突触和电突触两类。化学突触的结构由突触前成分、突触间隙和突触后成分组成（图 2-11）。突触前成分、后成分彼此相对的细胞膜分别称为突触前膜和突触后膜。突触前成分内有许多突触小泡，还有线粒体、微管和微丝等。突触小泡内含神经递质或神经调质。

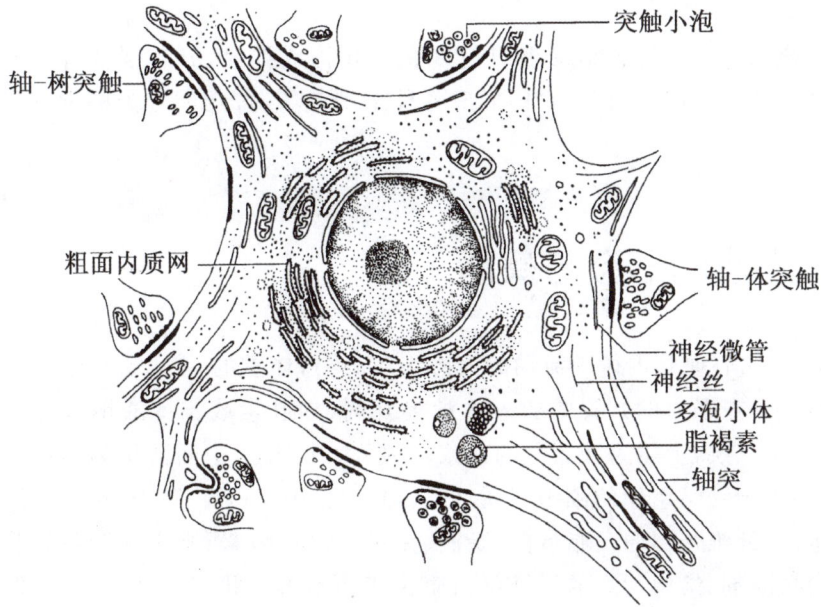

图 2-11　化学突触的超微结构模式图

（二）神经胶质细胞

中枢神经系统的神经胶质细胞包括星形胶质细胞（支持、营养和分隔神经元）、少突胶质细胞（在中枢神经纤维上形成髓鞘）、小胶质细胞和室管膜细胞。周围神经系统的神经胶质细胞有施万细胞（在周围神经纤维上形成髓鞘）和卫星细胞。

（三）神经纤维

神经纤维由轴突及包绕在其外面的神经胶质细胞构成。根据是否形成髓鞘，分为有髓神经纤维和无髓神经纤维。有髓神经纤维中相邻的神经胶质细胞不完全连接。于神经纤维上轴膜裸露的这一部位无髓鞘，较狭窄，称郎飞结（图 2-12）。有髓神经纤维的神经冲动在郎飞结间呈跳跃式传导，故传导速度快。

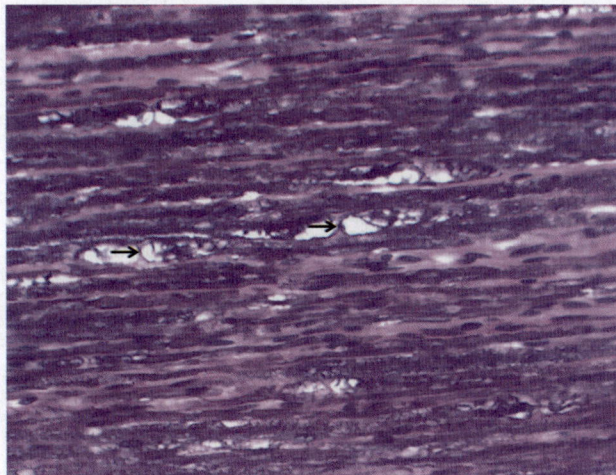

图 2-12　周围神经系统有髓神经纤维（光镜，高倍）
→ 郎飞结

(四)神经末梢

周围神经系统的神经纤维被结缔组织包裹在一起构成神经,分布到全身各器官和组织。神经末梢是周围神经纤维的终末部分,它们形成各种末梢装置,按功能分为感觉神经末梢和运动神经末梢两大类。

第二节　血液的形态与疾病

血液(blood)是在心血管内循环流动的液态组织,约占体重的7%,成人约5L。血液由血浆和血液有形成分组成。在采血的试管中加入适量抗凝剂(如肝素或枸橼酸钠),经自然沉降或离心沉淀后,血液可分出三层,上层为淡黄色的血浆,下层为红细胞,中间薄层为白细胞和血小板。血浆是无形成分,相当于结缔组织的细胞间质,约占血液容积的55%,其中90%是水,其余为血浆蛋白(白蛋白、球蛋白、纤维蛋白原)、脂蛋白、脂滴、无机盐、酶、激素、维生素和各种代谢产物。试管中如果不加任何抗凝剂,溶解状态的纤维蛋白原转变为不溶解状态的纤维蛋白,网罗血液有形成分形成血凝块,析出淡黄色清亮的液体,称血清。血液保持一定的比重、pH值(7.3~7.4)、渗透压等,以维持各种组织和细胞生理活动所需的适宜条件。

一、形态

血液中的有形成分包括红细胞、白细胞和血小板。

(一)红细胞

成人红细胞(red blood cell)的正常值男性为$(4.0\sim5.5)\times10^{12}/L$,女性为$(3.5\sim5.0)\times10^{12}/L$。红细胞呈双凹圆盘状,直径约$7.5\mu m$,中央较薄,边缘较厚,光镜下观察血涂片标本会发现细胞中央染色较浅、周缘较深(图2-13)。在扫描电镜下,可清楚地显示红细胞这种形态特点。红细胞的这种形态使它具有较大的表面积,从而能最大限度地适应其功能:结合并运输O_2和CO_2。

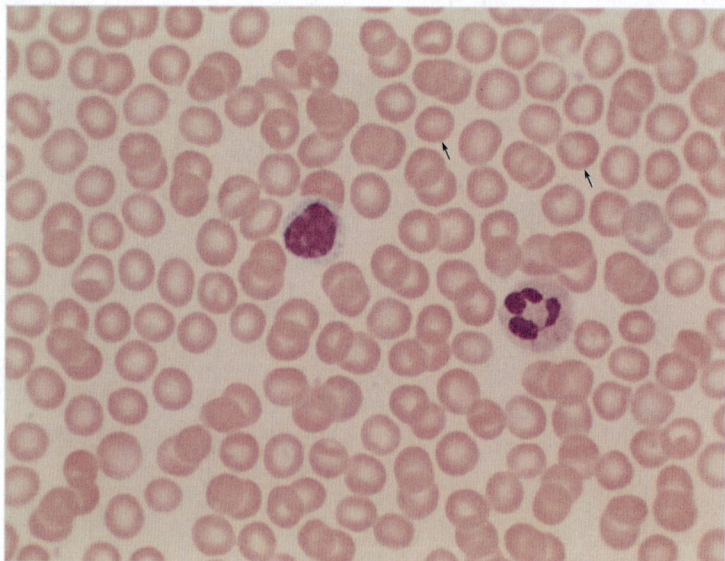

图 2-13　血细胞(光镜,油镜)

→ 红细胞

成熟的红细胞内既无细胞核,也无细胞器,胞质内充满了血红蛋白(Hb)。正常成年人血红蛋白含量,男性为 $120\sim150g/L$,女性为 $110\sim140g/L$。血红蛋白具有携带 O_2 和 CO_2 的功能,充足的血红蛋白含量能保证全身组织和细胞所需 O_2 供给,并带走组织和细胞所产生的大部分 CO_2,以维持机体正常的代谢平衡。

红细胞的寿命一般为 120 天。红细胞有一定的可塑性,通过毛细血管时可改变形状,这是因为红细胞膜固定在一个能变形的圆盘状网架结构(称红细胞膜骨架)上。衰老的红细胞则变脆,变形能力减退,在通过脾和肝时被巨噬细胞吞噬清除。与此同时,每天都有新生的、未完全成熟的红细胞从骨髓进入血液,这些红细胞内还残留部分核糖体,用煌焦油蓝染色呈细网状,称为网织红细胞(图 2-14)。网织红细胞在血液中大约经过一天后完全成熟,核糖体完全消失。正常成人,网织红细胞占红细胞总数的 $0.5\%\sim1.5\%$。

红细胞膜除了具有一般细胞膜的共性外,还有一类镶嵌蛋白质,它决定着人类的血型系统,如 ABO 血型抗原、Rh 抗原等。其在临床输血时有着重要意义,血型不合可造成红细胞膜破裂,血红蛋白逸出,即溶血。

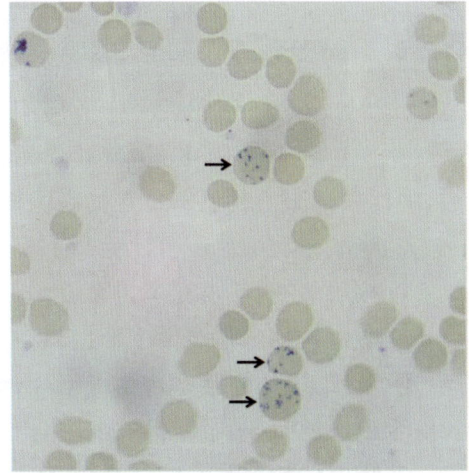

图 2-14　网织红细胞(光镜,油镜)
→ 网织红细胞

(二)白细胞

白细胞(white blood cell)为有核的球形细胞,体积比红细胞大,能做变形运动,具有防御和免疫功能。成人白细胞计数的正常值为 $(4\sim10)\times10^9/L$。在疾病状态下,白细胞总数及各种白细胞的百分比值皆可发生改变。光镜下,根据白细胞胞质内有无特殊颗粒,可将其分为有粒白细胞和无粒白细胞两类(图 2-15)。有粒白细胞包括中性粒细胞、嗜酸性粒细胞和嗜碱性粒细胞。无

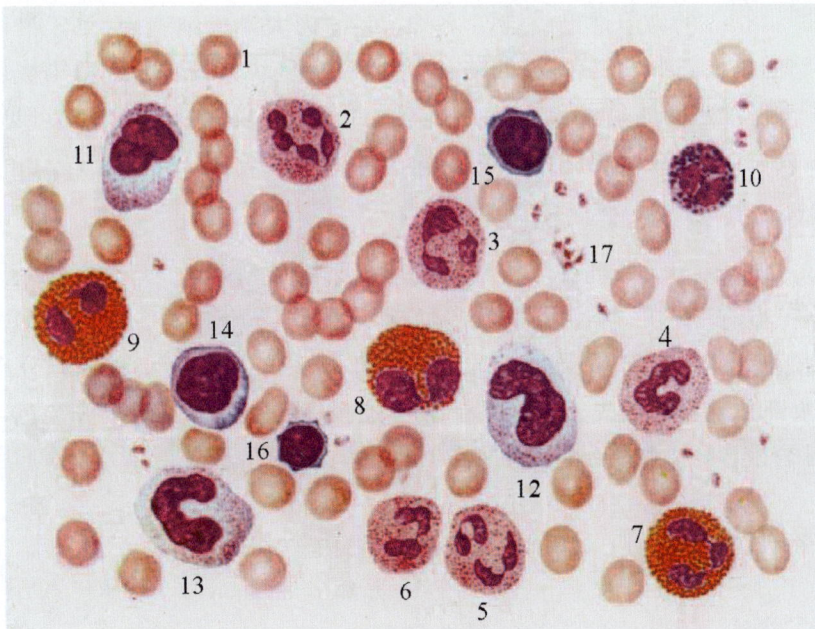

图 2-15　血细胞仿真图

1.红细胞;2、3、4、5、6.中性粒细胞;7、8、9.嗜酸性粒细胞;10.嗜碱性粒细胞;11、12、13.单核细胞;
14、15、16.淋巴细胞;17.血小板

粒白细胞包括单核细胞和淋巴细胞。各种白细胞的比例是临床常用的血液检验指标之一。

1.中性粒细胞　白细胞中数量最多的一种,占比为 $50\%\sim70\%$。细胞呈球形,直径 $10\sim12\mu m$。光镜下核深染,形态多样,有的呈细杆状,称杆状核;有的呈分叶状,叶间有细丝相连,称分叶核,一般分为 $2\sim5$ 叶,正常人以 $2\sim3$ 叶者居多。一般来说,核分叶越多,表明细胞越衰老。

中性粒细胞的胞质较丰富,染成粉红色,含有许多细小颗粒。其中浅紫色的是嗜天青颗粒,约占总数的 20%,是一种溶酶体,能消化分解被吞噬的细菌和异物等;浅红色的为特殊颗粒,约占总数的 80%,是一种分泌颗粒,分泌的物质具有杀菌作用。

中性粒细胞具有很强的趋化作用和吞噬功能。因此,机体受某些细菌感染时,白细胞总数增加,中性粒细胞的比例也显著提高。中性粒细胞在吞噬细菌后,自身也会死亡,称为脓细胞。

2.嗜酸性粒细胞　占比为 $0.5\%\sim3\%$。细胞呈球形,直径 $10\sim15\mu m$。光镜下,核呈分叶状,以 2 叶核居多,胞质内充满粗大、均匀、橘红色的嗜酸性颗粒。嗜酸性颗粒是一种特殊的溶酶体。

嗜酸性粒细胞也能做变形运动,并具有趋化性,可吞噬异物或抗原-抗体复合物,减弱过敏反应;还可借助抗体与某些寄生虫结合,释放颗粒内物质,杀死虫体或虫卵。因此,患有过敏性疾病和寄生虫病的时候,嗜酸性粒细胞会有所增多。

3.嗜碱性粒细胞　数量最少,占比为 $0\sim1\%$。细胞呈球形,直径 $10\sim12\mu m$。光镜下,核呈分叶状、S 形或不规则形,着色较浅。胞质内含有大小不等、分布不均、蓝染的嗜碱性颗粒,覆盖在核上并将其遮盖。颗粒内含有肝素、组胺等,胞质内含白三烯,这些物质可使平滑肌收缩、小血管通透性增高,因此,这些物质释放,可导致过敏反应。

4.单核细胞　占比为 $3\%\sim8\%$。单核细胞是白细胞中体积最大的细胞,直径 $14\sim20\mu m$,呈圆形或椭圆形。光镜下,核呈肾形、马蹄形或不规则形等,染色质着色较浅。胞质丰富,呈弱嗜碱性,含有许多细小的嗜天青颗粒。单核细胞在血液中停留 $12\sim48$ 小时,然后进入结缔组织或其他的组织、器官内部,分化为巨噬细胞等具有吞噬功能的细胞。

5.淋巴细胞　占比为 $25\%\sim30\%$。淋巴细胞呈圆形或椭圆形,大小不等,直径 $6\sim8\mu m$ 的小淋巴细胞最多,$9\sim12\mu m$ 的为中淋巴细胞,$13\sim20\mu m$ 的为大淋巴细胞(常见于淋巴组织内)。光镜下,小淋巴细胞的核呈圆形,一侧有小凹陷,染色质致密呈块状,胞质很少,染成蔚蓝色,含少量嗜天青颗粒。中淋巴细胞的核呈椭圆形,染色质较疏松,着色较浅,胞质较多,可见少量嗜天青颗粒。淋巴细胞是人体最主要的免疫细胞。

(三)血小板

血小板(blood platelet)是骨髓中巨核细胞脱落下来的胞质小块,无细胞核,表面有完整的细胞膜。血小板体积小,直径为 $2\sim4\mu m$,呈双凸圆盘状,正常值为 $(100\sim300)\times10^9/L$。血小板受到机械或化学刺激时,伸出突起,呈不规则形。光镜下观察血涂片血小板成簇分布,单个血小板常呈多角形,中央部分有着蓝色或紫色的颗粒,称颗粒区;周边部分呈匀质浅蓝色,称透明区。血小板的主要作用是参与凝血和止血过程。

二、常见疾病与防治

(一)贫血

1.概念　贫血是指循环血液中红细胞总容量低于同年龄、同性别、同种族、同海拔人群正常值低限的疾病。临床应用红细胞压积、血红蛋白(Hb)浓度和(或)红细胞计数作为贫血指标。常用 Hb 浓度表示,中国海平面地区的成年男性 Hb<120g/L,成年女性 Hb<110g/L,孕妇 Hb<100g/L,即为贫血。

2.临床表现　早期表现不明显。当贫血的程度超出人体代偿机制时,会出现临床症状,严重程度主要取决于血液携氧能力的降低情况、总血容量改变的程度及呼吸循环系统的代偿能力。最早出现的症状一般为头晕、乏力、困倦等,最明显的症状为面色苍白,有的伴有神经系统、消化系统、呼吸系统、循环系统等症状,如失眠、多梦、消化不良、呼吸不畅、心悸等。

3.主要病因　引起贫血的因素很多,可以是红细胞的缺乏(如骨髓衰竭、无效造血、造血物质缺乏等),或红细胞的寿命缩短(红细胞有内在缺陷、外在因素对红细胞破坏过度等),或急性和慢性失血(如外伤、月经过多、痔疮等)。诱发因素包括环境因素、疾病因素和饮食因素。

4.疾病防治　预防措施包括合理饮食,避免滥用药物等。对于高危人群,可以通过血常规定期筛查。贫血的原因一旦找到,需要尽快消除病因,如常见的缺铁性贫血,可以及时补充体内缺乏的物质,日常饮食中也可多食用动物肝脏、鸡血、鸭血、黑木耳、菠菜、黑米、大枣等富含铁元素和微量元素的食物;如出现长期慢性失血的疾病,需及时治疗;对于贫血合并感染者,应酌情予抗感染治疗;对于贫血合并其他脏器功能不全者,应根据脏器的不同及功能不全的程度而施予不同的支持治疗。常用的治疗方法包括药物、手术甚至基因疗法。

(二)白血病

1.概念　白血病是指造血干/祖细胞在发育成熟过程中,不同阶段发生分化阻滞、凋亡障碍、增殖失控,在骨髓和其他造血组织中大量增殖累积,并浸润其他非造血组织和器官,同时抑制正常造血功能的一组异质性造血系统疾病,属于恶性疾病。

2.临床表现　临床可表现为发热、贫血、出血、反复感染、关节疼痛,以及肝、脾、淋巴结肿大等。根据分化程度和自然病程长短,白血病可分为急性白血病和慢性白血病。有时白血病的周围血象不发生较大的变化,通过血常规检查难以做出正确判断,如骨髓穿刺检查显示原始阶段细胞明显增多、较成熟的中间阶段细胞缺如、正常的红细胞和巨核细胞减少等,均可提示罹患该病。

3.主要病因　目前病因尚不完全清楚,可能是多步骤、多因素导致。主要包括生物因素、物理因素、化学因素、遗传因素及其他类型的血液病;诱发因素如病毒感染、电离辐射及其他因素等。

4.疾病防治　预防方法包括戒烟、定期体检、远离某些化学品等。通过血常规检查和血涂片检查,可以早期筛查血细胞的形态改变、比例改变等,尽早明确诊断、及时治疗,对提高存活率有重要意义。常见的治疗手段有一般的对症治疗、特定药物治疗、骨髓移植、放射治疗和化学药物治疗等。

(三)血小板减少性紫癜

1.概念　血小板减少性紫癜指各种不同发病机制导致血小板计数低于 $100×10^9$/L 的出血性疾病。生成减少或无效生成、破坏或消耗过多、分布异常等均可导致血小板减少。

2.临床表现　主要临床表现为皮肤和内脏出血,以特发性血小板减少性紫癜发病率最高。分急性和慢性两种类型。急性型起病急骤,可有发热、畏寒、皮肤黏膜紫癜甚至大片瘀斑。慢性型起病隐匿,症状不明显,常见出血、瘀点、瘀斑或皮肤紫癜等。

3.主要病因　病因较复杂,可分为特发性、继发性和血栓性。特发性血小板减少性紫癜的病因不明,可能与病毒感染有关。继发性血小板减少性紫癜的病因有血小板生成障碍、破坏增加或消耗过多。血栓性血小板减少性紫癜由各种因素导致微血管内皮细胞损伤,使得内皮细胞抗血栓能力降低所致。

4.疾病防治　预防措施包括防治病毒感染、远离有毒物质和加强体育锻炼等。定期体检,如血常规、血涂片检查有助于发现并监测疾病进程。特发性血小板减少性紫癜的治疗应尽量个体化,如药物(糖皮质激素)、丙种球蛋白、脾切除等;继发性血小板减少性紫癜的治疗主要针对原发病;血栓性血小板减少性紫癜首选疗法为血浆置换。

❖ 知识拓展

血细胞的发生

　　造血器官生成各种血细胞,胚胎时期卵黄囊、肝、脾、胸腺和骨髓均能造血;出生后红骨髓成为终生造血的主要器官。骨髓分为红骨髓和黄骨髓,红骨髓是造血组织。造血细胞在造血诱导微环境中生长发育。造血干细胞是生成各种血细胞的原始细胞,出生后主要存在于红骨髓中。造血祖细胞是由造血干细胞分化而来的分化方向确定的干细胞,可分化为相应的血细胞。各种血细胞的分化发育过程大致可分为原始阶段、幼稚阶段和成熟阶段,其形态演变也有一定的规律,如:①胞体由大变小;而巨核细胞的体积则由小变大。②胞核由大变小,红细胞核最后消失,粒细胞核由圆形逐渐变杆状甚至分叶状;但是巨核细胞的核由小变大;核染色质逐渐变粗密,核仁逐渐消失。③胞质由少增多,嗜碱性逐渐变弱,但单核细胞和淋巴细胞仍保持嗜碱性;胞质内的特殊结构如血红蛋白、特殊颗粒等均从无到有,并逐渐增多。④细胞的分裂能力逐渐减弱直至消失,但淋巴细胞仍有较强的潜在分裂能力。

第三节　脂肪的结构与疾病

　　脂肪细胞(fat cell)单个存在或成群分布。细胞体积大,呈圆形或椭圆形,胞质内含有丰富的脂滴。在普通染色的组织学切片中,常见到脂滴被溶解,细胞呈空泡状,细胞核和少量细胞质被挤向细胞的一侧。脂肪细胞的主要功能是合成和贮存脂肪、参与脂质代谢。

一、形态

　　脂肪组织(adipose tissue)是一种以脂肪细胞为主的结缔组织,光镜下,许多脂肪细胞聚集在一起,被疏松结缔组织分隔成脂肪小叶。根据脂肪细胞结构和功能的不同,脂肪组织分为黄色脂肪组织和棕色脂肪组织两类。

(一)黄色脂肪组织

　　黄色脂肪组织新鲜时呈黄色或白色(某些哺乳动物),即通常所说的脂肪组织。其由大量的单泡脂肪细胞集聚而成,细胞中央有一大脂滴,细胞质为薄层,细胞核位于细胞周缘部位,呈新月形(图 2-16)。

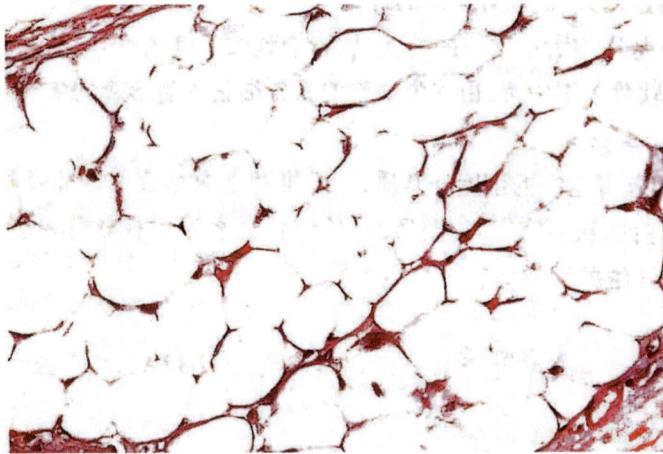

图 2-16　黄色脂肪组织(光镜,高倍)

(二)棕色脂肪组织

新鲜时呈棕色,其结构特点是脂肪组织中有丰富的毛细血管,由大量的多泡脂肪细胞集聚而成,脂肪细胞内散在许多小脂滴,细胞核呈圆形,位于细胞中央(图 2-17)。

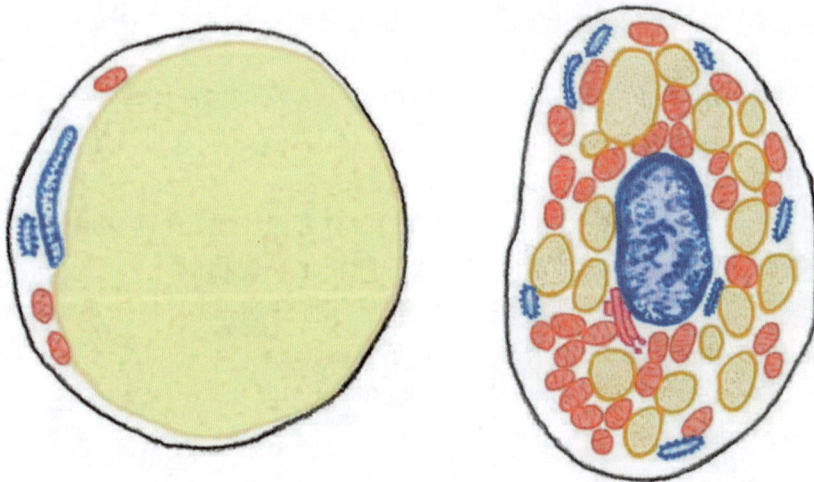

图 2-17　单泡脂肪细胞(左)和多泡脂肪细胞(右)的超微结构模式图

二、位置与功能

(一)黄色脂肪组织

黄色脂肪组织主要分布在皮下、网膜和系膜等处,占成年男性体重的 15%～20%,成年女性体重的 20%～25%,是体内最大的储能库,参与能量代谢,并具有产生热量、维持体温、缓冲保护和支持填充等作用。

(二)棕色脂肪组织

棕色脂肪组织在成人极少,在新生儿的肩胛间区、腋窝及颈后部等处较丰富。其主要功能是,在寒冷的刺激下,棕色脂肪细胞内的脂类分解、氧化,散发大量热量并维持体温,这一功能受交感神经的调节。

三、常见疾病与防治

(一)肥胖

1.概念　肥胖是体内脂肪积聚过多导致的一种病理状态。过多摄食或人体代谢发生改变可导致体内脂肪积聚过多,体重增加,并引起病理生理方面的改变。国际上,常用体重指数(BMI)衡量,计算公式是BMI=体重(kg)÷身高(m)^2。中国成年人BMI正常值范围是$18.5kg/m^2 \leqslant BMI < 24kg/m^2$,小于$18.5kg/m^2$为偏瘦,$24 \sim 28kg/m^2$为超重,大于$28kg/m^2$为肥胖。亚洲人也常用标准体重衡量,计算公式是标准体重(kg)=身高(cm)-105,或标准体重(kg)=[身高(cm)-100]×0.9,一般认为,体重超过标准体重20%为肥胖。

2.临床表现　轻度肥胖仅表现为超重,中度及重度肥胖主要表现为乏力、气短、活动困难,容易发生糖尿病、高血压、冠心病等。

3.主要病因　多为遗传因素、环境因素、内分泌异常等多种因素共同作用的结果,诱因如年龄、缺乏运动、睡眠不足、压力过大等。儿童期和青春期肥胖主要是脂肪细胞数量增加;成年期多是脂肪细胞体积变大,甚至可达原来的10倍。

4.疾病防治　预防方法主要有均衡饮食、充足睡眠、积极运动等。治疗手段有一般治疗(例如改善生活方式)、药物治疗、手术治疗等。

(二)脂肪肝

1.概念　肝脏的脂肪含量超过肝重量(湿重)的10%,或组织学上超过50%的肝实质出现脂肪化的现象。严重者脂肪含量可以高达40%～50%。主要是脂肪酸和甘油三酯增加,胆固醇、胆固醇脂及磷脂等增加较少。

2.临床表现　轻者无症状,部分患者有肝脏肿大、右上腹不适、食欲减退、乏力等。如不加以控制,发展成肝硬化失代偿期,可与其他因素导致的肝硬化表现相似。

3.主要病因　基本原因有酒精性肝病、非酒精性脂肪肝病,以及特殊类型肝病;诱发因素有超重或肥胖、高血压、高血糖、饮酒、吸烟和睡眠不足等。

4.疾病防治　预防措施包括戒烟戒酒、平衡膳食、加强锻炼等。治疗方法与肥胖症相似,有一般治疗、药物治疗及手术治疗等。

思考题

1.如何区分神经组织与肌组织?

2.为什么患病就诊时医生会建议先做血常规检查?

3.体重太轻是不是疾病?为什么?

学习要点

1. 人体标准解剖学姿势。
2. 解剖学的方位术语。
3. 人体的轴与面。
4. 人体重要的骨性标志。
5. 人体的肌性标志。
6. 人体的体表标志线。

在日常生活中,人体各部与器官结构的位置关系并不是一成不变的。为了能准确描述人体各器官的形态结构和位置,在公认的统一标准和描述语言下进行疾病的描述和诊治,医学上对人体解剖学姿势进行了定义,并明确了轴、面和方位等术语,这些概念和术语是认识人体结构必须遵循的原则。临床上,在上述原则下,常以体表的一些隆起、凹陷或皮肤皱褶等为参照物,确定深部器官的位置。

一、人体标准解剖学姿势

人体标准解剖学姿势是指身体直立,面向前方,两眼平视正前方,两足并拢,足尖向前,双上肢下垂于躯干的两侧,掌心向前。描述人体任何结构时,均应以此姿势为标准,无论被观察的客体、标本或模型是俯卧位、仰卧位、横位或倒置,抑或只是身体的一个局部,都应按人体的标准解剖学姿势进行描述。

解剖学姿势和立正姿势的区别见表 3-1。

表 3-1　解剖学姿势和立正姿势的区别

解剖学姿势	立正姿势
身体直立	身体直立
双眼平视正前方	双眼平视正前方

续表

解剖学姿势	立正姿势
双上肢下垂于躯干的两侧	双上肢下垂于躯干的两侧
掌心向前	双手中指对牢裤缝
两足并拢	两足并拢
足尖向前	足尖向外分开60°

二、方位术语

按照人体标准解剖学姿势,为了便于描述毗邻关系,规定了方位术语(图3-1)。

1.上和下　描述器官或结构距颅顶或足底的相对远近关系的术语。按照解剖学姿势,近颅者为上,近足者为下。如眼位于鼻的上方,而口位于鼻的下方。在比较解剖学上常用颅侧和尾侧作为对应名词,便于对人体和四肢动物进行描述与对比。

2.前(腹侧)和后(背侧)　是距身体前、后面距离相对远近的名词,距身体腹侧面近者为前,距身体背侧面近者为后。

3.内侧和外侧　描述人体各部、器官或结构与人体正中矢状面相对距离远近的术语。如眼位于鼻的外侧、耳的内侧。

4.内和外　描述空腔器官相互位置关系的术语,近内腔者为内,离内腔远者为外。内、外与内侧和外侧是不同的概念。

5.浅和深　描述与体表相对距离关系的术语,近皮肤者为浅,远离皮肤者为深。

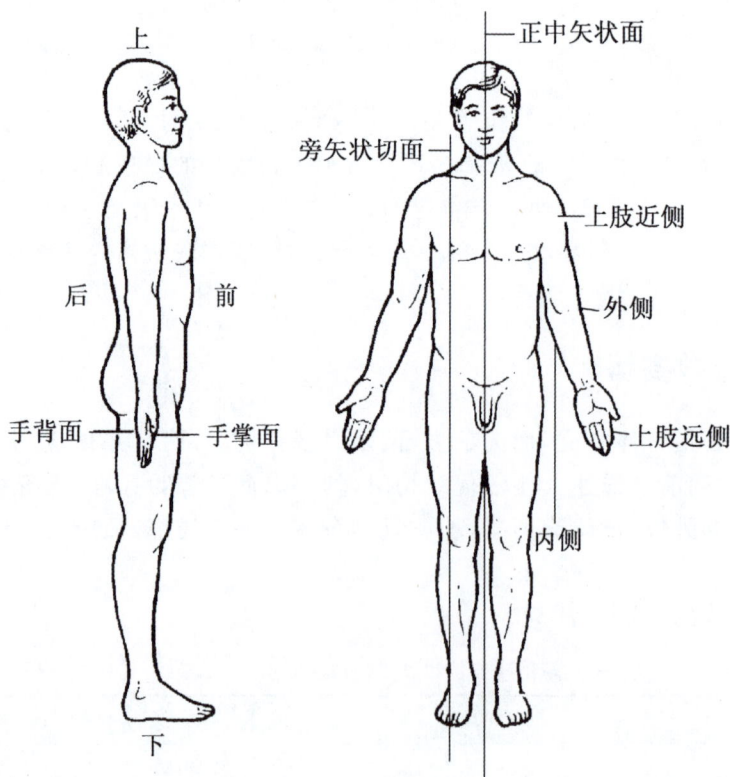

3-1 解剖学
标准姿势

图3-1　人体标准解剖学姿势及常用方位术语

在四肢,距肢体根部较近者为上,又称为近侧;反之为远侧。上肢前臂的内侧和外侧分别是尺骨和桡骨,故在描述前臂位置关系时,常用尺侧与桡侧表示,在近尺骨者为尺侧,而近桡骨者为桡侧;下肢小腿亦然,距胫骨近者为胫侧,距腓骨近者为腓侧。

三、人体的轴与面

轴和面是描述人体器官形态,尤其是叙述关节运动时常用的术语。人体可分互相垂直的 3 种轴,即垂直轴、矢状轴和冠状轴;依据上述 3 种轴,人体还可分互相垂直的 3 个面,即矢状面、冠状面与水平面(图 3-2)。

(一)轴

1.垂直轴　上自头侧,下至尾侧并与地平面垂直的轴。

2.矢状轴　从腹侧面至背侧面,同时与垂直轴呈直角交叉的轴。

3.冠状轴　为左右方向与水平面平行,与前两个轴垂直的轴。

(二)面

1.矢状面　是指前后方向,将人体分成左、右两部的剖面,该切面与地平面垂直。经过人体正中的矢状面称为正中矢状面,它将人体分成左右相等的两半。

2.冠状面　指左右方向,将人体分为前、后两部的剖面,该切面与水平面及矢状面互相垂直。

3.水平面　又称横切面,是指与地平面平行,与矢状面和冠状面相互垂直,将人体分为上、下两部的平面。

在描述器官切面时,常以器官自身的长轴为标准,与其长轴平行的切面称纵切面,与其长轴垂直的切面为横切面。

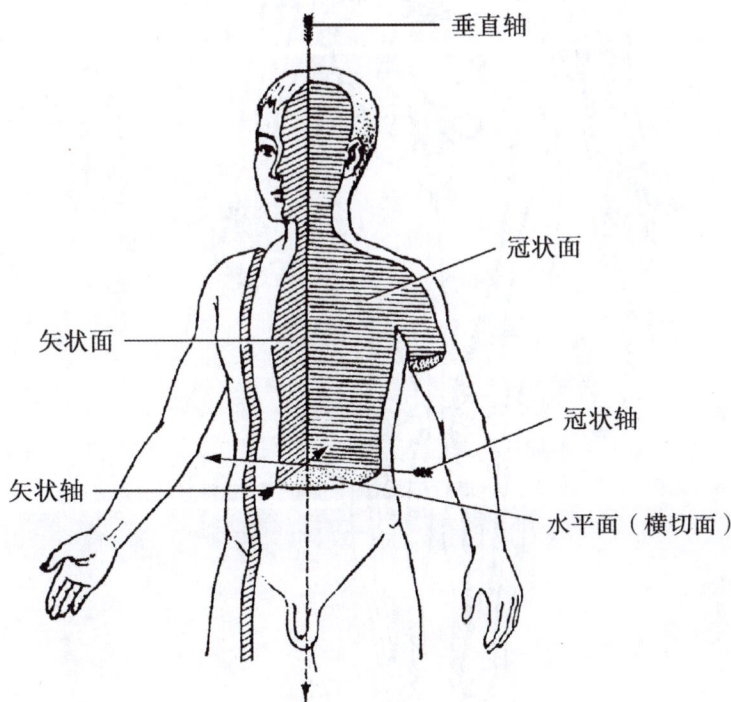

图 3-2　人体的轴与面

四、人体重要的体表标志

在人体表面,可以观察、触摸到骨或肌的某些部分形成隆起、凹陷,也可以观察到皮肤皱纹等,这些结构常称为体表标志。体表标志根据其构成不同,分为骨性标志、肌性标志和皮肤标志。在临床上,常利用这些标志作为确定深部器官的位置,判断血管和神经走向以及针灸取穴、穿刺定位的依据。

(一)骨性标志

人体某些部位的骨(图3-3)常在人的体表形成较明显的隆起或凹陷,临床上常起定位等作用,称为骨性标志。

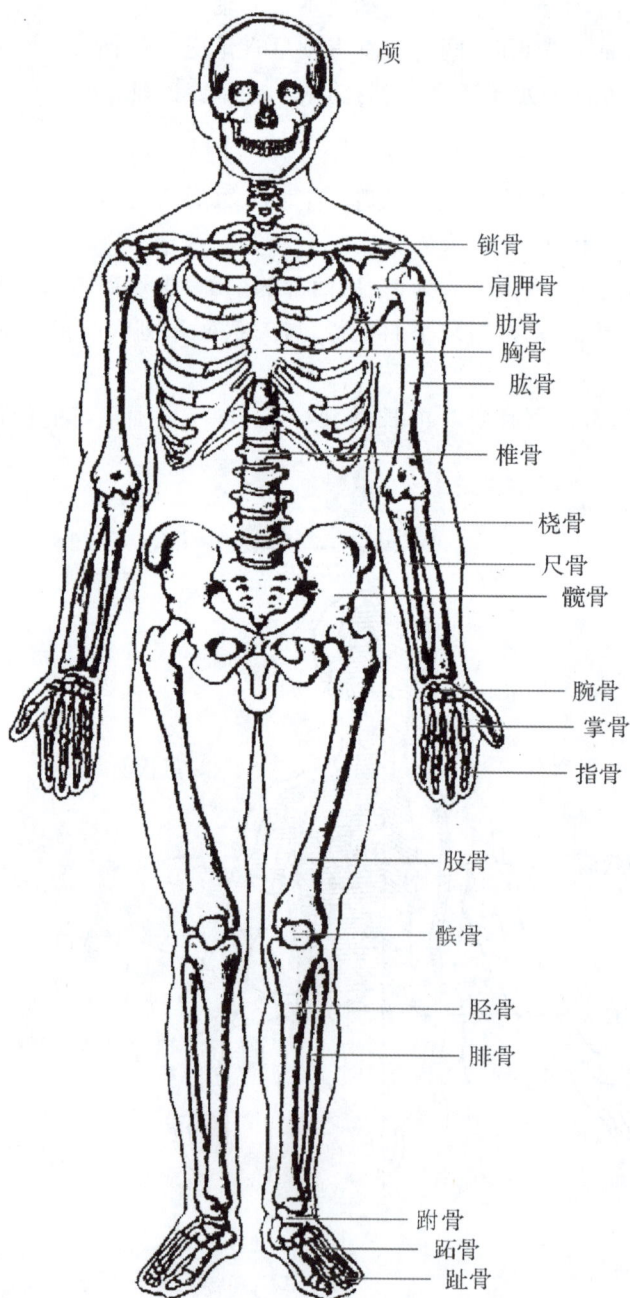

图 3-3　全身骨骼图

1.第 7 颈椎（又名隆椎） 棘突长而大,末端不分叉,活体易于触及,常作为计数椎骨序数的标志(图 3-4)。

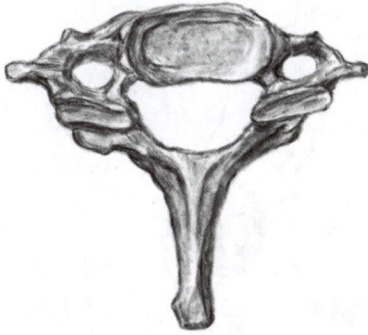

图 3-4 隆椎

2.颈静脉切迹 胸骨柄上缘中份凹陷(图 3-5),平对第 2 胸椎下缘。

3.胸骨角 胸骨柄和胸骨体的结合部位形成的横行隆起,向前方突出,两侧平对第 2 肋,正对第 4 胸椎下缘,为临床计数肋的重要标记(图 3-5)。

4.剑突 胸骨体下端,扁而薄,下端游离,幼年为软骨,老年后完全骨化(图 3-5)。胸剑结合处平对第 7 肋软骨和第 9 胸椎。剑突下凹陷为吸入性呼吸困难产生"三凹征"的部位之一。

5.肋弓 第 8~10 对肋骨不直接与胸骨相连,其前端借助肋软骨和上位肋软骨连结,形成肋弓。肋弓常作为腹部触诊确定肝、脾位置的标志。

6.骶角 在骶骨中间嵴下端,骶管裂孔两侧,呈一定角度向下方延伸(图 3-6)。骶管麻醉时常以骶角作为确定骶管裂孔的标志。

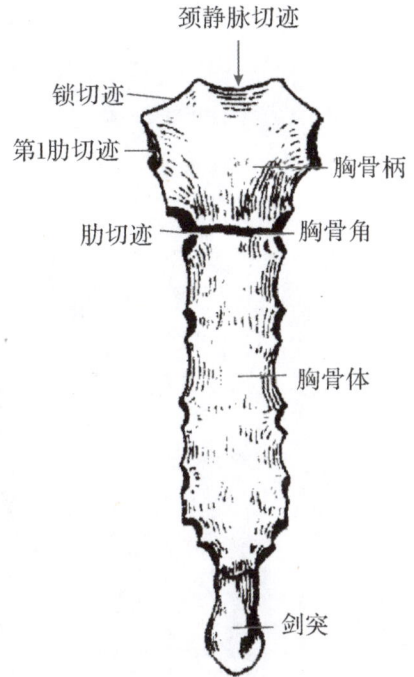

图 3-5 胸骨

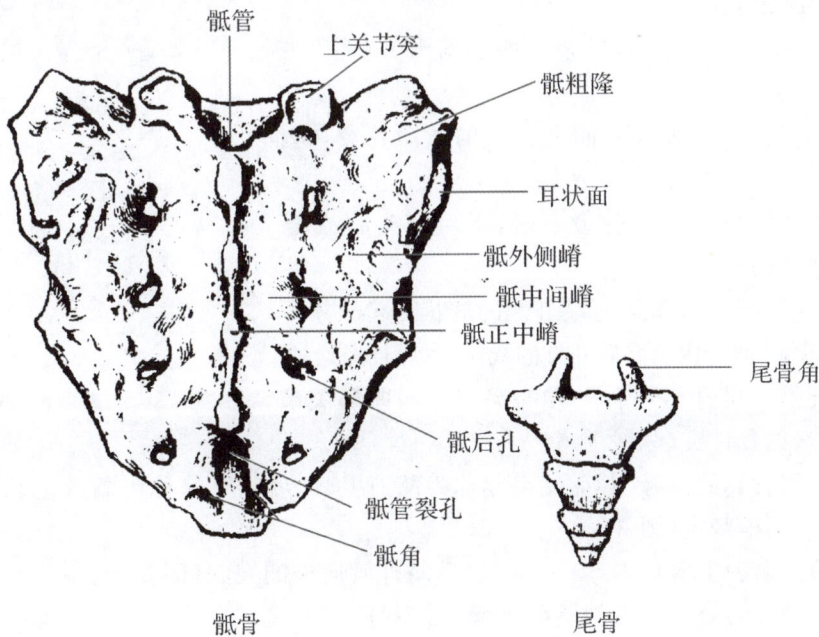

骶骨   尾骨

图 3-6 骶骨

7. 乳突　颞骨岩部后份肥厚的突起(图 3-7)，位于外耳门后方，是胸锁乳突肌的止点。

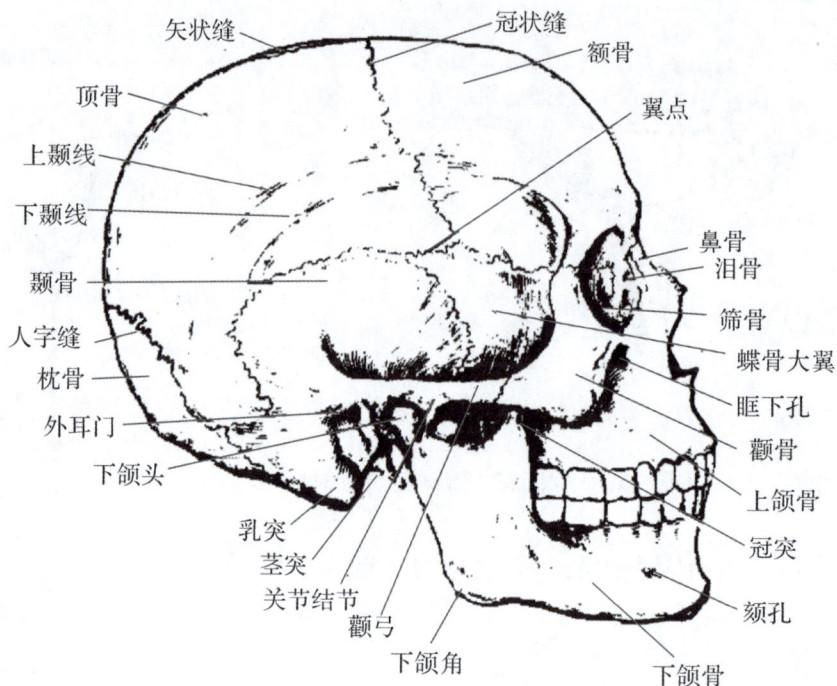

图 3-7　颅骨侧面观

8. 颧弓　颧骨颞突与颞骨颧突结合形成颧弓。颧弓是人体面形轮廓的重要构成部分，改变其形状和凸度可明显改变面部的外形。

9. 翼点　位于颅骨颞窝下部，为额骨、顶骨、颞骨、蝶骨汇合处，此处是颅骨在颞区的薄弱处，深面有脑膜中动脉前支通过(图 3-7)。

10. 枕外隆凸　是枕骨外面中后部的一个显著隆起，与枕骨内面的窦汇相对。

11. 锁骨　呈"～"形弯曲，横架于胸廓前上方(图 3-8)。全长可在体表扪到。

12. 肩胛冈　位于肩胛骨后面上 1/3 的横向骨突，越向外侧突起越高。

13. 肩胛下角　位于肩胛骨最下端，平对第 7 肋或第 7 肋间隙，为计数肋的标志。

14. 肱骨大结节　位于肱骨近端外侧的球状隆起部分。

15. 尺神经沟　肱骨内上髁后外方的浅沟，有尺神经通过。

16. 尺骨鹰嘴　尺骨切迹后上方的突起。屈曲肘关节，肘关节后侧明显的骨性突起。

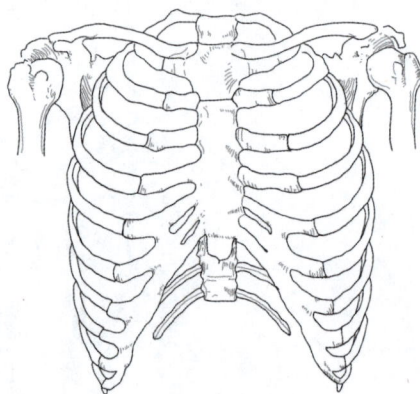

图 3-8　胸廓

17. 髂嵴　髂骨翼的上缘，其前端突起称为髂前上棘，后端突起称为髂后上棘，左右髂嵴的最高点连线平第 4 腰椎棘突(图 3-9)。

18. 髂结节　髂前上棘后方 5～7cm 处，髂嵴外唇向外的突起(图 3-9)。

19. 髂前上棘　髂嵴的前端为髂前上棘(图 3-9)。

20. 坐骨结节　坐骨体与坐骨支移行处的后部粗糙的隆起，是坐位时体重的承受点，为坐骨最低部，可在体表扪及(图 3-9)。

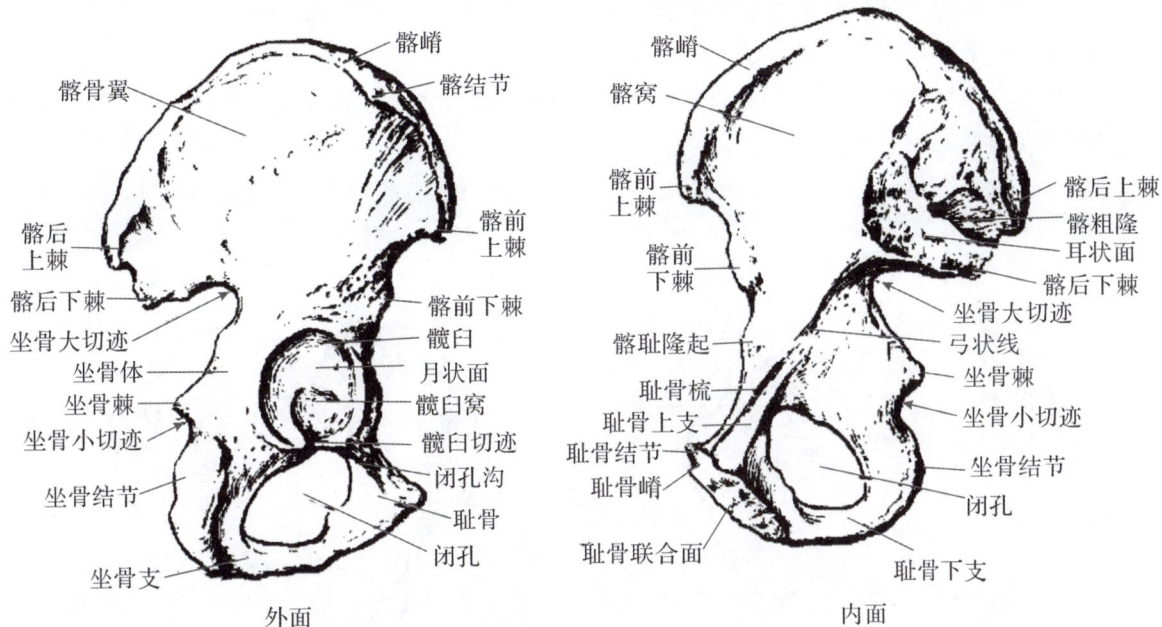

图 3-9　髋骨

21.股骨大转子　股骨颈与体连结处上外侧的方形隆起,是测量下肢长度、判断股骨颈骨折或髋关节脱位的重要标志。

22.胫骨粗隆　胫骨体前缘上端呈"V"形的粗糙隆起(图 3-10)。

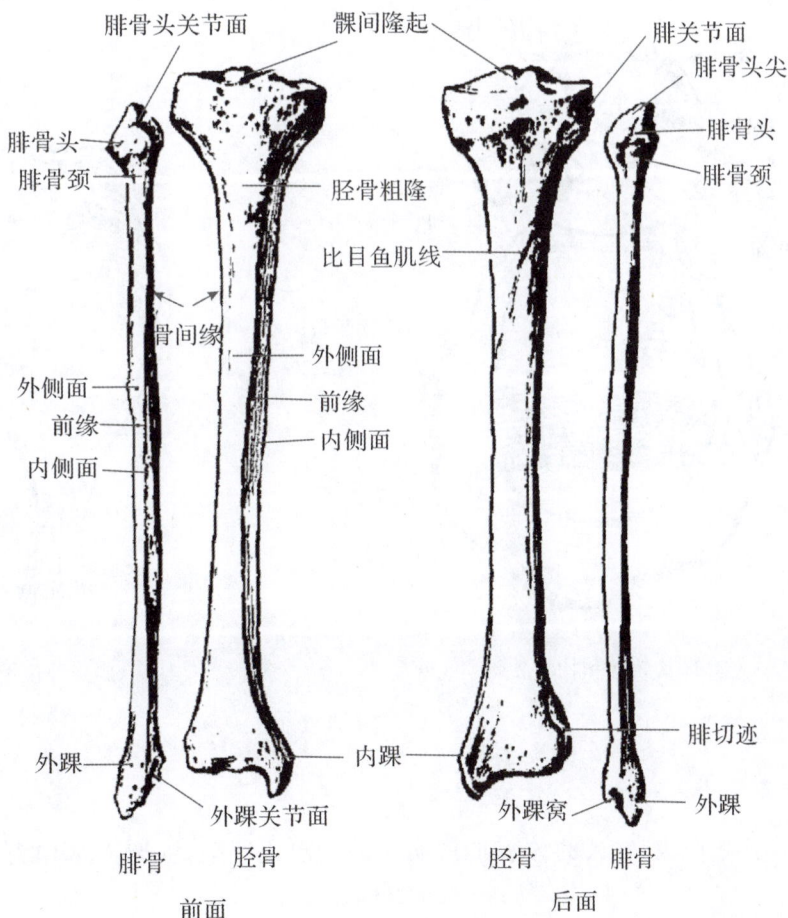

图 3-10　胫骨和腓骨

23.腓骨 腓骨上端稍膨大处为腓骨头,腓骨下端的膨大为外踝(图 3-10)。

24.跟骨结节 跟骨后端的隆突。

25.喉结 甲状软骨中,左、右软骨板融合处向前突起,称为喉结,成年男性尤为明显,女性及小儿不明显(图 3-11)。

26.环状软骨 环状软骨平对第 6 颈椎高度,是颈部的重要标志之一(图 3-11)。

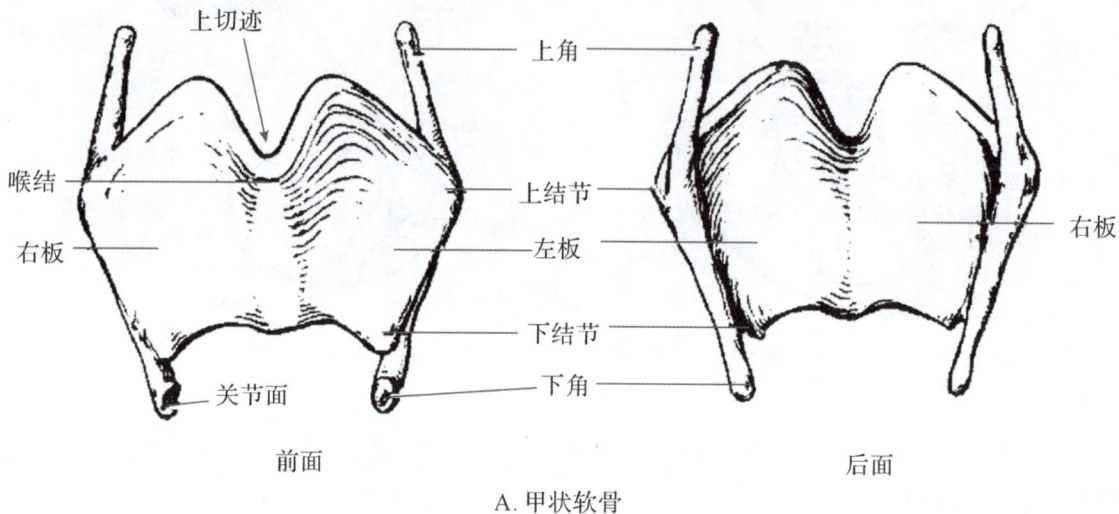

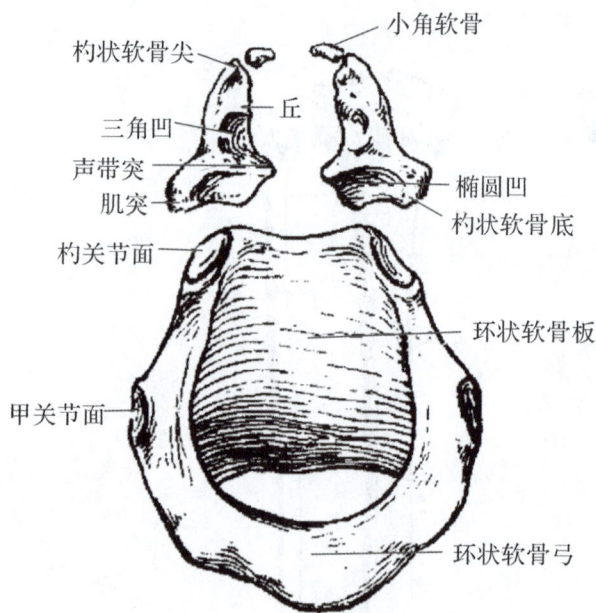

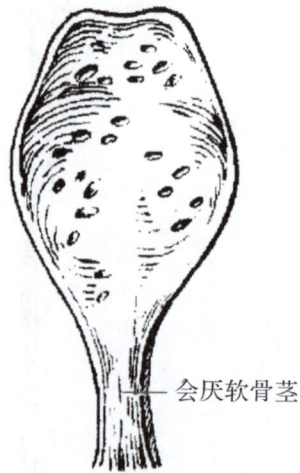

A.甲状软骨

B.环状软骨和杓状软骨

C.会厌软骨

图 3-11 甲状软骨和环状软骨

(二)肌性标志

在人体某些部位的肌肉,在人的体表形成明显的隆起或凹陷,临床上常作为定位的标识,称为肌性标志。

1. 竖脊肌 背部纵沟的两侧,呈纵行隆起。

2. 斜方肌 自项部正中线及胸椎棘突向肩峰伸展呈三角形的轮廓,运动时略可辨认。

3. 背阔肌 覆盖腰部及胸部下份的阔肌,运动时可辨认其轮廓。

4. 胸大肌 为胸前壁上部的肌性隆起。

5. 腹直肌 位于腹前壁正中线两侧,被 3～4 条横沟分成多个肌腹。

6. 腹外斜肌 在腹外侧,以肌齿起于下 8 肋,轮廓较为清晰。

7. 咬肌 咬紧牙关时,在下颌角前上方的肌性隆起。

8. 颞肌 在颧弓上方颞窝内。

9. 胸锁乳突肌 头转向对侧时,在颈部可明显看到自后上斜向前下的长条状肌性隆起。

10. 肱二头肌 在臂前面,其内、外侧各有一纵行的浅沟,内侧沟明显。

11. 臀大肌 形成臀部圆隆的外形。

12. 股四头肌 大腿前面的肌性隆起,肌腱经膝关节前方包绕髌骨前面和两侧缘,向下延伸为髌韧带,止于胫骨粗隆,为临床膝跳反射叩击部位。

13. 跟腱 小腿三头肌的肌腱,止于跟骨。

五、体表标志线

(一)胸部标志线

1. 前正中线 沿身体前正中线所作的垂直线。

2. 锁骨中线 沿着锁骨中点所作的垂直线。

3. 腋前线 通过腋窝前皱襞向下所作的垂直线。

4. 腋中线 自腋窝顶端于腋前线和腋后线之间中点向下所作的垂直线。

5. 腋后线 通过腋窝后皱襞向下所作的垂直线。

6. 肩胛线 双臂自然下垂时通过肩胛下角所作的垂直线。

7. 后正中线 也称为脊柱中线,沿着身体后方正中,即各椎骨棘突所作的垂直线。

8. 胸骨线 沿胸骨最宽处的外侧缘所作的垂直线。

9. 胸骨旁线 通过胸骨线与锁骨中线的连线中点所作的垂直线。

(二)腹部标志线

1. 肋骨线 通过两侧第 10 肋最低点所作的横线。

2. 髂前上棘间线 双侧髂前上棘之间的横线。

3. 左、右纵线 腹股沟中点向上所作的垂线。

❖ 知识拓展

CT 和 MRI

电子计算机断层扫描(CT)和磁共振成像(MRI)都是临床上常用的横断面扫描检查项目。这两种检查结果有什么区别?

CT 与 MRI 是两种截然不同的检查方法。

　　最直观的区别：CT 含有一定的辐射，因此对孕妇禁忌，而 MRI 要进入磁场环境，没有辐射，但体内有金属物体者禁忌；CT 检查所需的时间较短，MRI 检查所需的时间较长；CT 检查相对安静，MRI 检查噪声较大。

　　专业角度的区别：CT 对骨骼、血液等密度分辨率高，MRI 对软组织分辨率高；CT 图像单一，MRI 为多参数成像；CT 伪影较少，MRI 伪影较多。

　　应用范围的区别：CT 多应用于快速筛查，骨折、颅脑、鼻窦、颈部、脊柱、肺部、乳腺、腹部、泌尿系统及心脏冠状动脉和其他血管检查（需注射对比剂）上常用，尤其在肺部病变筛查上应用广泛。MRI 因受时间限制，通常不适合大范围多层扫描，更适合定点多参数扫描，其在颅脑、内耳、鼻咽颈部、脊柱、腹部、盆腔（子宫、前列腺、直肠肛管等）、各个关节（炎症、肌肉、韧带等）及神经系统、心功能分析和血管成像（可不注射对比剂）等方面应用广泛。

思考题

　　1.请举例说明解剖学姿势的重要意义。描述标准解剖学姿势。

　　2.请找出自己身体上的骨性标志、肌性标志和皮肤标志各三个。

　　3.请找出自己身上某一关节运动时轴的个数，并描述其轴与运动方式之间的关系。

第四章 骨的结构与疾病

1. 锁骨的基本结构和常见疾病。
2. 肱骨的基本结构与常见疾病。
3. 尺骨、桡骨的基本结构与常见疾病。
4. 股骨的基本结构与常见疾病。
5. 胫骨、腓骨的基本结构与常见疾病。

第一节 锁骨的基本结构和常见疾病

4-1 骨的理化性质

一、形态与位置

锁骨呈"～"形弯曲,横架于胸廓前上方,内侧 2/3 凸向前,呈三棱形;外侧 1/3 凸向后,呈扁平形(图 4-1)。锁骨位置表浅,全长可在体表扪到。内侧端粗大,为胸骨端,有关节面与胸骨柄相关节;外侧端扁平,为肩峰端,有小关节面与肩胛骨肩峰相关节。锁骨易发生骨折,骨折部位多位于内侧 2/3 与外侧 1/3 交界处。锁骨上面光滑,下面粗糙,形似长骨,但无骨髓腔。锁骨是唯一直接与躯干相连的上肢骨。

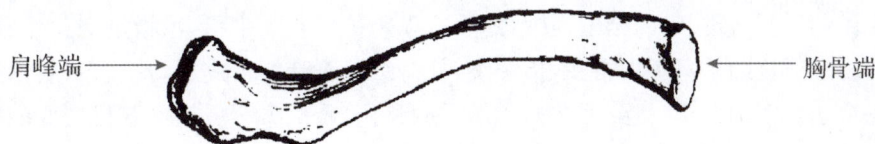

肩峰端 ← → 胸骨端

图 4-1 左侧锁骨(上面)

二、常见疾病与防治

1. 锁骨骨折

（1）概念　锁骨的完整性和连续性中断时即为骨折（图 4-2），骨折时常引起明显的疼痛，同时还会伴有皮下淤血、畸形等表现。发生率占全身骨折的 5％～10％，多发生于儿童及青壮年。

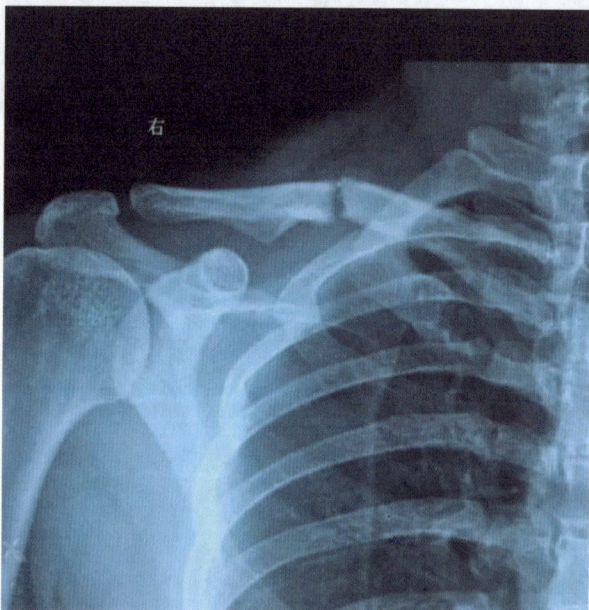

图 4-2　锁骨骨折（X 线）

（2）临床表现　主要表现为局部肿胀、皮下淤血、压痛或有畸形，畸形处可触到移位的骨折断端，如骨折移位并有重叠，肩峰与胸骨柄间距离变短。伤侧肢体功能受限，肩部下垂，上臂贴胸活动受限，常用健手托扶患肘以缓解因胸锁乳突肌牵拉引起的疼痛。触诊时骨折部位压痛，可触及骨擦音及锁骨的异常活动。有时直接暴力引起的骨折，可刺破胸膜发生气胸，或损伤锁骨下血管和神经，出现相应症状和体征。幼儿青枝骨折畸形多不明显，且常不能自诉疼痛部位，但多出现头向患侧偏斜、颌部转向健侧等表现，此特点有助于临床诊断。

（3）主要病因　间接与直接暴力均可引起锁骨骨折，但间接暴力较多。

（4）疾病防治　可以通过避免剧烈运动、保持营养均衡、避免外伤等方式进行预防。骨折后视骨折类型、移位程度酌情选择相应的治疗。

1）青枝骨折　多为儿童，对无移位者以"8"字绷带固定即可，对有成角畸形者，复位后仍以"8"字绷带维持对位（图 4-3）。对有再移位倾向的较大儿童，则以"8"字石膏绷带为宜。

2）成年人无移位的骨折　以"8"字石膏绷带固定 6～8 周，并注意对石膏的塑形以防发生移位。

3）有移位的骨折　一般在局部麻醉下先行手法复位，之后再施以"8"字石膏固定。为避免腋部血管及神经受压，缠绕石膏绷带的全过程中，助手应以蹲位用双手中指、示指呈交叉状置于患者双侧腋窝处。石膏绷带通过助手双手中指、示指缠绕，并持续至石膏绷带成形为止。一般情况下，锁骨骨折并不要求完全达到解剖对位，只要不是非常严重的移位，骨折愈合后均可获得良好的功能。

4）手术治疗　手术治疗指征包括开放骨折，合并血管、神经损伤的骨折，有喙锁韧带断裂的锁骨外端或外 1/3 移位骨折，骨折不连接等。内固定方法可视骨折的类型和部位等不同，选择"8"字钢丝、克氏针或钢板螺钉固定。

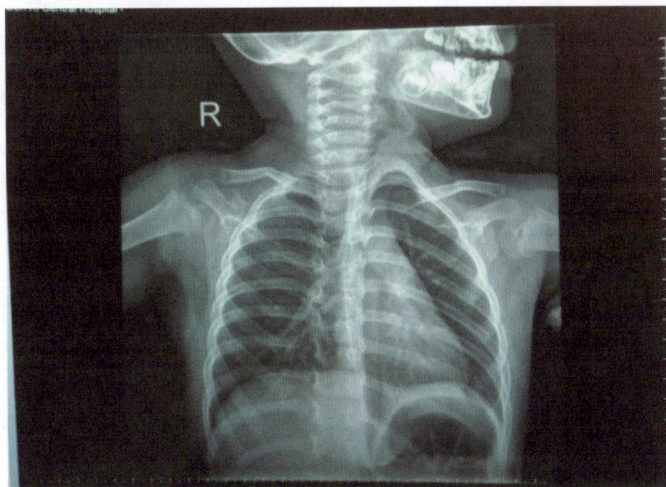

图 4-3 锁骨青枝骨折(X 线)

2.锁骨关节炎

(1)概念 通常是指肩锁关节、胸锁关节等出现的炎症,属于退行性病变,好发于中老年人群。

(2)临床表现 一般为无菌性炎症,可能会引起局部疼痛、肿胀、关节活动受限等症状。疼痛多出现在关节部位,多呈间断性,呈钝痛、刺痛或胀痛等,有明确压痛点;肿胀多出现于患病关节,但程度均较轻,有些会伴有皮肤发红,但一般皮肤温度不会升高,严重时肿胀会向周围扩散,表现为锁骨周围出现肿胀;若锁骨关节炎加剧,还会出现关节活动受限症状,影响患侧上肢的正常活动功能。

(3)主要病因 关节受到碰撞、牵拉等外伤,或关节部位过度劳累、超负荷劳作,或长时间姿势不良、吹风受凉以及局部循环不佳等,均易引起锁骨关节炎。此外,风寒刺激、病毒感染等也可引起锁骨关节炎,从而引起疼痛、肿胀等不适。

(4)疾病防治 为了避免锁骨关节炎的发生,应避免长时间保持一个姿势,平常多做适当运动以保持关节的灵活性。当出现疼痛症状时,可服用非甾体抗炎药以缓解症状,如双氯芬酸钠或布洛芬胶囊;也可长期服用氨基葡萄糖修复软骨磨损,保护关节;还可以采用局部热敷法,或涂抹扶他林软膏,理疗、按摩、贴敷膏药等以促进局部血液循环,缓解不适症状。病情特别严重影响到关节功能,或者通过以上治疗无法缓解症状时,则可以在专业医生的操作下通过关节镜行关节清理术、游离体摘除术等手术治疗以消除疼痛,改善关节功能。此外,炎症发作期,要多休息,注意保暖,补充营养以促进机体恢复。

第二节 肱骨的基本结构与常见疾病

一、形态与位置

肱骨为上肢最大的管状骨,分为骨体及上、下两端。上端有朝向上后内方呈半球形的肱骨头,与肩胛骨的关节盂相关节。头周围的环状浅沟,称解剖颈。肱骨头的外侧和前方有隆起的大结节和小结节,大、小结节向下分别延伸为大结节嵴和小结节嵴。两结节间的纵沟称结节间沟。上端与体交界处稍细,称外科颈,是肱骨头骨松质和肱骨干骨皮质交界的部位,较易发生骨折(图 4-4)。

肱骨体上半部呈圆柱形,下半部呈三棱柱形。中部外侧面有粗糙的三角肌粗隆。后面中部可见自内上斜向外下的浅沟,称桡神经沟,桡神经和肱深动脉沿此沟经过,肱骨中部骨折易伤及桡神经。

肱骨下端较扁,外侧部前面有半球状的肱骨小头,与桡骨相关节;内侧部有滑车状的肱骨滑车,与尺骨形成关节。滑车前上方可见冠突窝;肱骨小头前上方为桡窝;滑车后上方为鹰嘴窝,伸肘时容纳尺骨鹰嘴。小头外侧和滑车内侧各有一突起,分别称外上髁和内上髁。内上髁后方的浅沟称尺神经沟,尺神经由此经过。下端与体交界处,即肱骨内、外上髁稍上方,骨质较薄弱,受暴力可发生肱骨髁上骨折。肱骨大结节和内、外上髁均可在体表扣及。

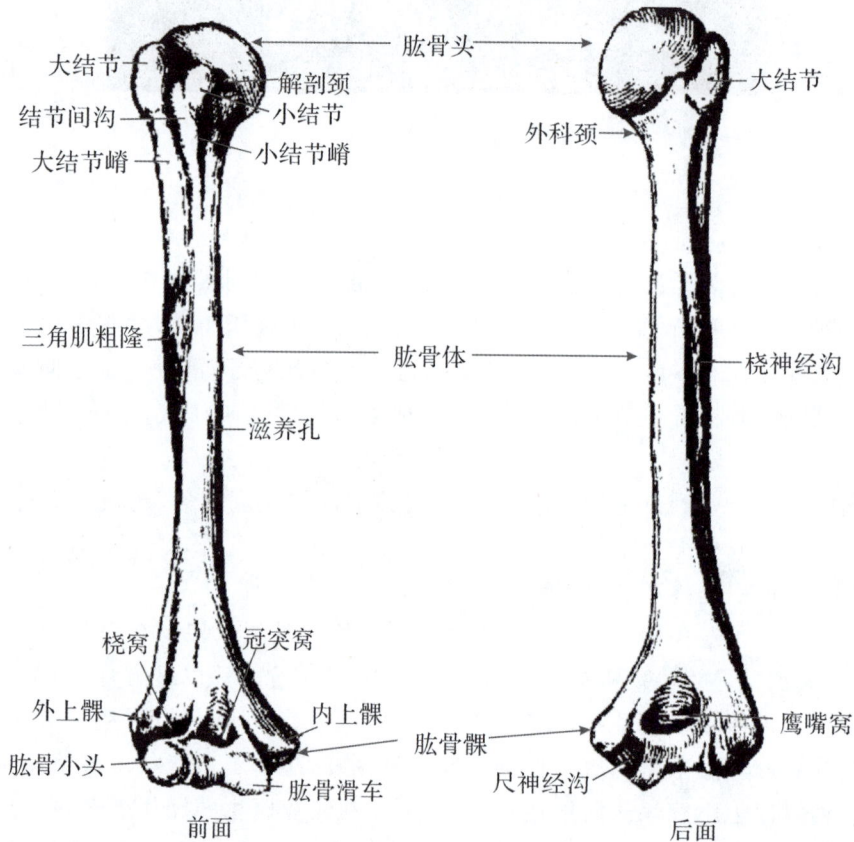

图 4-4 肱骨

二、常见疾病与防治

肱骨骨折为临床上最常见的肱骨疾病。

1.概念 肱骨在受到直接或间接暴力的作用下,引起骨的连续性或完整性出现中断,称为肱骨骨折,常发生于肱骨近端、肱骨干、肱骨髁上等部位,可发生于任何年龄。肱骨近端骨折,指肱骨外科颈下 2cm 至肱骨上端的骨折;肱骨干骨折,指肱骨外科颈下 2cm 至肱骨髁上 2cm 内的骨折;肱骨髁上骨折,指肱骨干与肱骨髁的交界处发生的骨折。

2.临床表现 受伤后,上臂出现疼痛、肿胀、畸形、皮下瘀斑和上肢活动障碍等症状。肱骨近端骨折常伴有肩关节功能障碍(图 4-5)。肱骨干骨折伴有桡神经损伤时,出现垂腕、虎口处感觉功能下降等症状(图 4-6)。肱骨髁上骨折常影响肘关节功能(图 4-7)。

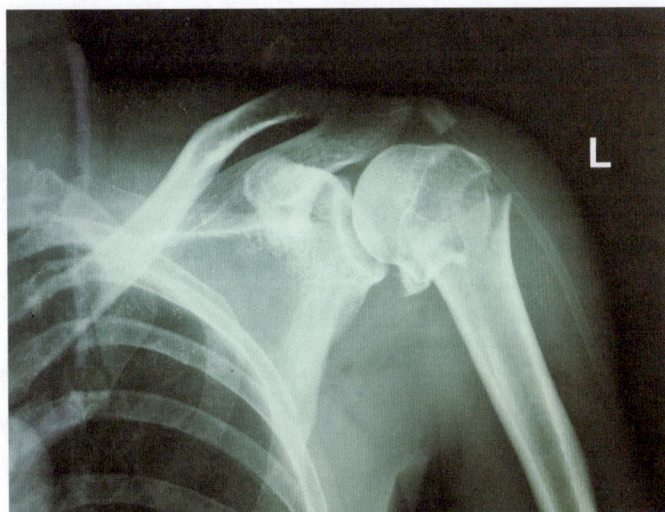

图 4-5　肱骨外科颈骨折(X 线)

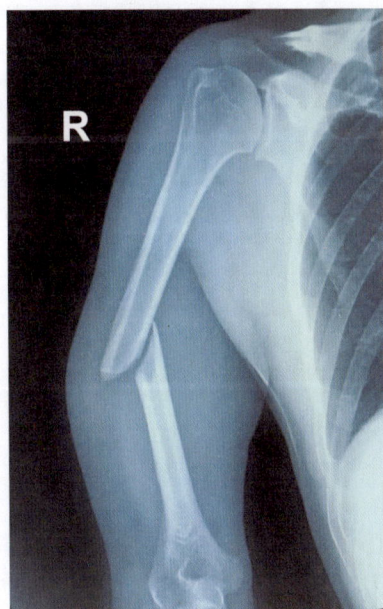

图 4-6　肱骨干骨折(X 线)

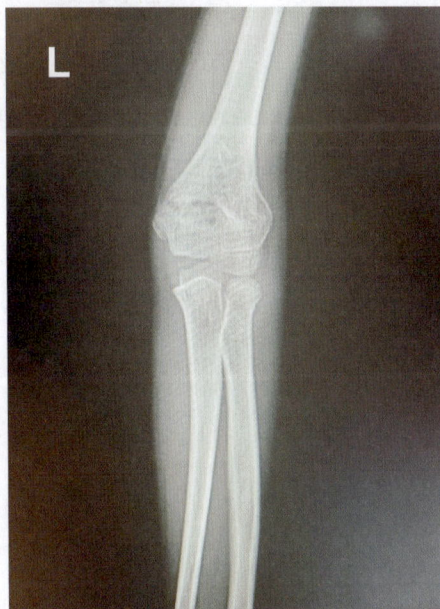

图 4-7　肱骨髁上骨折(X 线)

3.主要病因　多由直接暴力和间接暴力所引起,如重物撞击、挤压、打击及扑倒时手或肘部着地,暴力经前臂或肘部传至各部位。运动员、体力劳动者以及骨质疏松者易发。

4.疾病防治

(1)做好运动防护　普通人在进行高危的体育活动,如滑雪、骑车时,要佩戴好相应的护具,以免发生危险。对于从事剧烈运动的运动员,更要做好科学防护,尽量避免剧烈撞击等。

(2)当肱骨发生骨折时,根据骨折部位及病变程度,可以选择手法复位结合药物治疗,严重的需要进行手术治疗,其总的治疗原则是恢复骨折端对位对线,及时固定,早期合理的功能锻炼,使患侧功能尽早恢复。

(3)适当食补　骨质疏松患者,应多摄入富含钙质和维生素 D 等食物,纠正骨质疏松。骨折愈合期可以适当进食当归牛肉汤活血补血。

第三节　尺骨、桡骨的基本结构与常见疾病

一、形态与位置

桡骨居前臂外侧,分一体两端(图4-8)。上端膨大称桡骨头,头上面的关节凹与肱骨小头相关节,其周围的环状关节面与尺骨相关节。头下方略细,称桡骨颈。颈的内下侧有突起的桡骨粗隆,是肱二头肌肌腱的止点。桡骨体呈三棱柱形,内侧缘为薄锐的骨间缘(又称骨间嵴),与尺骨的骨间缘相对。桡骨远端外侧向下突出,称茎突;远端内面有关节面,称尺切迹,与尺骨头相关节;下面有腕关节面与腕骨相关节。体表可扪及桡骨茎突和桡骨头。

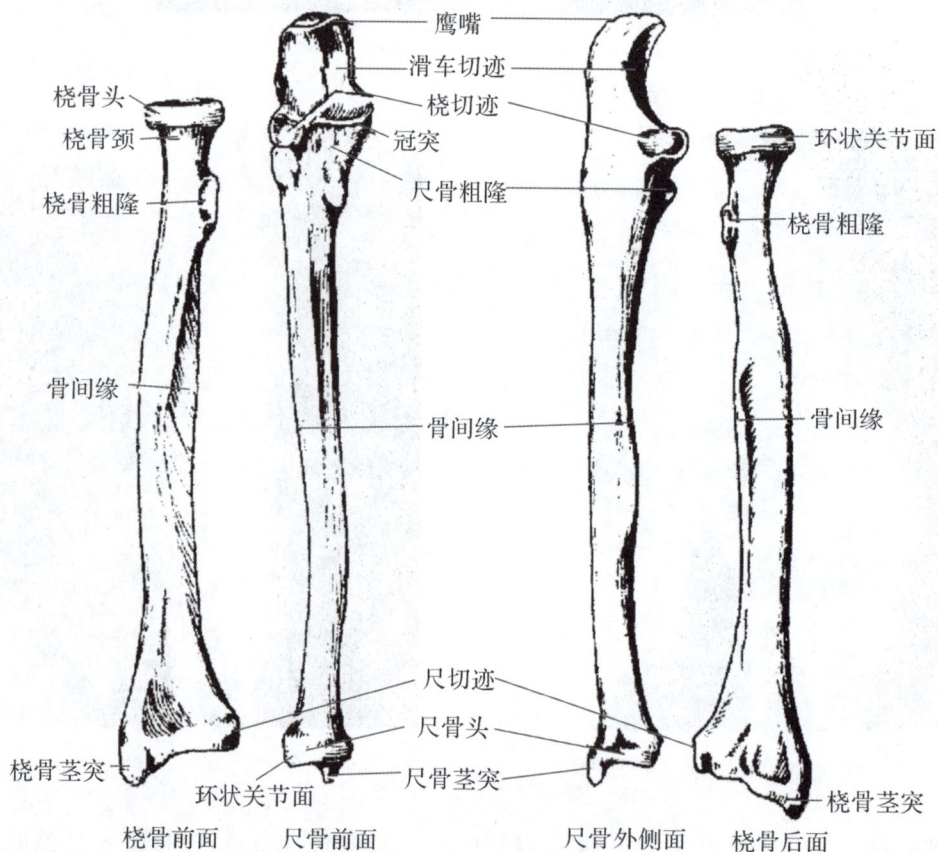

图4-8　桡骨、尺骨

尺骨居前臂内侧,分一体两端(图4-8)。上端粗大,前面有一半圆形深凹,称滑车切迹,与肱骨滑车相关节。切迹后上方的突起为鹰嘴,前下方的突起为冠突。冠突外侧面有桡切迹,与桡骨头相关节。冠突下方的粗糙隆起,称尺骨粗隆。尺骨体上段粗,下段细,外缘锐利,为骨间缘,与桡骨骨间缘相对。下端为尺骨头,其前、外、后有环状关节面与桡骨的尺切迹相关节,下面光滑,借三角形的关节盘与腕骨分隔。尺骨头后内侧的锥状突起,称尺骨茎突。在生理情况下,尺骨茎突较桡骨茎突高约1cm。鹰嘴、后缘全长、尺骨头和茎突均可在体表扪及。

二、常见疾病与防治

临床上最常见的为尺桡骨骨折。

1. 概念　尺桡骨骨折是指尺骨干和桡骨干同时发生的骨折。由于局部特殊的解剖结构，骨折后易出现骨折错位，且维持固定较为困难，任何年龄段人的尺桡骨都易发生骨折（图4-9）。

2. 临床表现　局部肿胀畸形及压痛，可有骨擦音及异常活动，前臂活动受限。儿童常为青枝骨折，有成角畸形而无骨端移位。当合并正中神经或尺神经桡神经损伤时，还会出现神经损伤的症状。

3. 主要病因

（1）直接暴力　多见打击或机器伤害。骨折多为横型或粉碎型，骨折线在同一平面。

（2）间接暴力　跌倒手掌触地，暴力向上传致桡骨中或上1/3骨折，残余暴力通过骨间膜转移到尺骨造成骨折。

（3）扭转暴力　受外力同时，前臂又受扭转外力，或跌倒时身体向一侧倾斜，前臂过度旋前或旋后发生双骨螺旋性骨折，多数由尺骨内上斜向桡骨外下，骨折线方向一致，尺骨骨折线在上，桡骨骨折线在下。

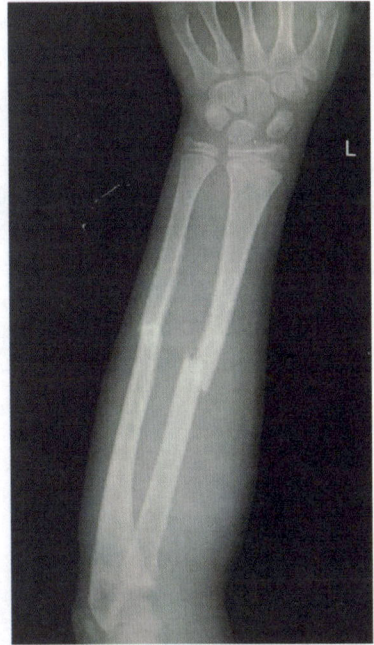

图4-9　尺桡骨骨折（X线）

4. 疾病防治

（1）一般治疗　儿童青枝骨折多有成角畸形，可在适当麻醉下，轻柔手法牵引纠正，石膏固定6～8周，亦可用石膏楔型切开法纠正成角畸形。有移位骨折，先纵向牵引纠正重叠和成角畸形，并在持续牵引下，将前臂置于旋转中立位，以纠正旋转畸形，然后在骨折处挤压分骨恢复骨间膜的紧张度和正常间隙，最后使骨折端完全对位。复位后用长臂石膏管型固定8～12周，成型后立即切开松解，固定期间要注意观察肢体感觉及肢端血循环，防止发生骨筋膜室综合征。如有怀疑骨筋膜室综合征，应采取及时切开减压，以免出现不可逆损害。肿胀消退后，及时调整外固定松紧度，注意观察和纠正骨折再移位。

（2）手术治疗　手法复位失败或复位后固定困难者，或粉碎性骨折患者，或开放性骨折伴有污染者，或骨不连畸形愈合且功能受限者，均需采用手术治疗法。

第四节　股骨的基本结构与常见疾病

一、形态与位置

股骨是人体最长最结实的长骨，其长度约为体高的1/4，分一体两端（图4-10）。上端有朝向内上的股骨头，与髋臼相关节。头中央稍下可见股骨头凹，为股骨头韧带的附着处。头下外侧的狭细部称股骨颈。颈与体的夹角称颈干角，男性平均132°，女性平均127°。颈与体连结处上外侧的方形隆起称大转子；内下方的隆起称小转子。大转子内侧面的凹陷称转子窝。大、小转子之间，前面有转子间线，后面有转子间嵴。两者连成环线的部位称股骨粗隆间，是骨折多发处。大转子是重要的体表标志，可在体表扪及。

股骨体略弓向前,体后面有纵行骨嵴,称粗线。此线上端分叉,向上外延续于粗糙的臀肌粗隆,粗线下端也分为内、外两线,两线间的骨面为腘面。下端有两个后突的膨大,为内侧髁和外侧髁。内、外侧髁的前面、下面和后面都是光滑的关节面。两髁前方的关节面彼此相连,形成髌面,与髌骨相接。两髁后份之间的深窝称髁间窝。两侧面最突起处,分别为内上髁和外上髁。

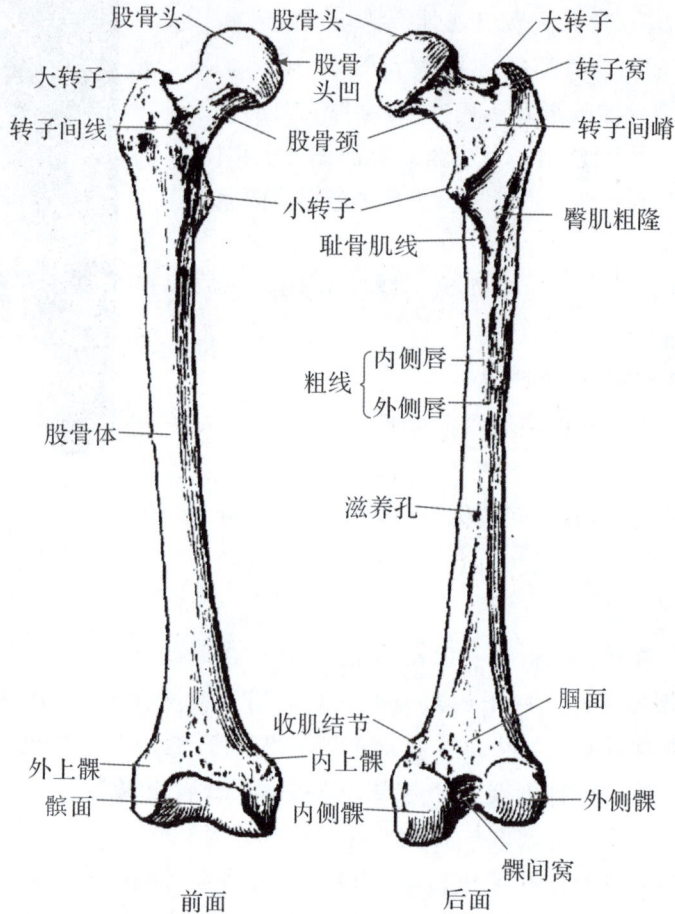

图 4-10　股骨

二、常见疾病与防治

临床上常见的疾病是股骨骨折。

1. 概念　股骨骨折一般是指股骨遭受直接或间接暴力后,导致股骨完整性破坏或连续性的中断。根据骨折发生部位,可分为股骨颈骨折、股骨干骨折、股骨远端骨折。

2. 临床表现　局部出现疼痛、肿胀、功能障碍等症状,以及患肢外形改变、活动异常等。疼痛剧烈、压痛明显,有骨摩擦音,功能障碍明显,部分患者还出现肢体短缩畸形,有的局部可出现大血肿、皮肤剥脱、开放伤及出血等。严重骨折或多发骨折者,可导致发热,甚至出现休克等,危及生命。

3. 主要病因　多由暴力所致。主要是直接外力,如汽车撞击、重物砸压、辗压或火器伤等。部分因间接外力所致,包括高处坠落、机器绞伤等。

4. 疾病防治　预防股骨骨折的方法有提高自我保护意识、及时补充钙和维生素 D 以及加强体育锻炼等。股骨骨折类型众多,治疗方式需依据疾病类型、病情急缓及严重程度等情况选择,主要的治疗方式包括手法复位、外固定治疗、手术切开复位及内固定治疗法等。

第五节

胫骨、腓骨的基本结构与常见疾病

一、形态与位置

胫骨居小腿内侧，属粗大长骨，为小腿主要承重骨（图4-11），分一体两端。上端膨大，向两侧突出，形成内侧髁和外侧髁。两髁上面各有上关节面，与股骨髁相关节。两上关节面之间的粗糙小隆起，称髁间隆起。外侧髁后下方有关节面与腓骨头相关节。上端前面的隆起称胫骨粗隆。胫骨体呈三棱柱形，较锐的前缘和平滑的内侧面直接位于皮下，外侧缘有小腿骨间膜附着，称骨间缘。胫骨下端稍膨大，其内下方的突起称内踝。下端的下面和内踝的外侧面有关节面与距骨相关节。下端的外侧面有腓切迹与腓骨相接。内、外侧髁、胫骨粗隆、内踝均可在体表扪及。

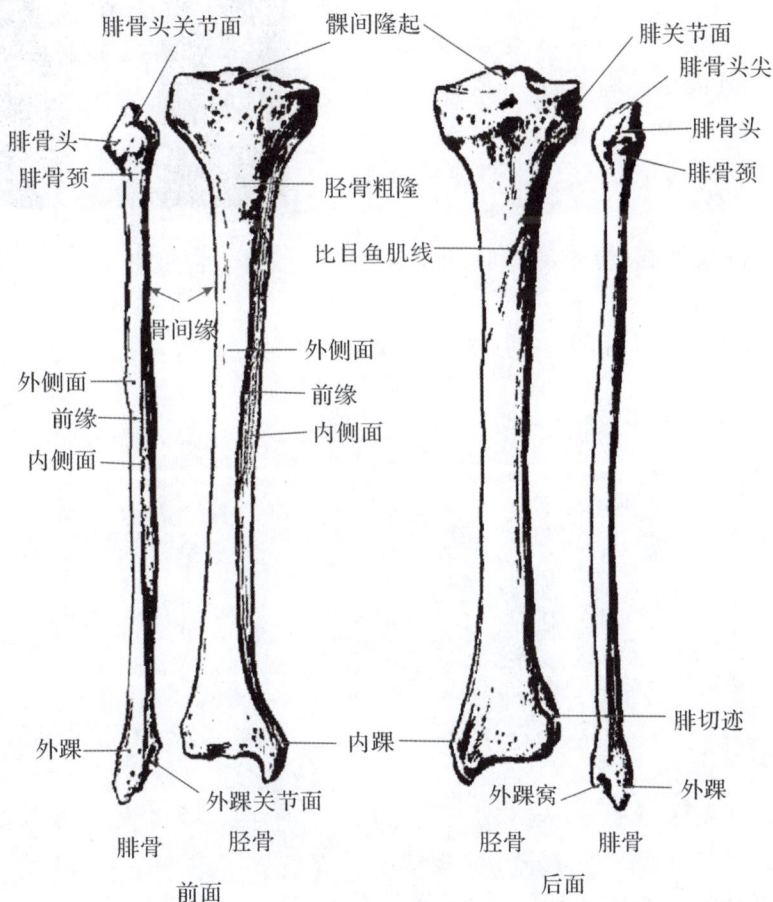

图4-11　胫骨、腓骨

腓骨细长，位于胫骨外后方，分一体两端（图4-11）。上端稍膨大，称腓骨头，有腓骨头关节面与胫骨相关节。头下方缩窄，称腓骨颈。体内侧缘锐利，称骨间缘，有小腿骨间膜附着。下端膨大，形成外踝。其内侧有外踝关节面，与距骨相关节。腓骨头和外踝可在体表扪及。

二、常见疾病与防治

临床上最常见的疾病为胫腓骨骨干骨折等。

1.概念　胫腓骨骨干骨折在全身骨折中最为常见（图4-12）。10岁以下儿童尤为多见。其中以胫骨干单骨折最多，胫腓骨干双骨折次之，腓骨干单骨折最少。

2.临床表现　局部疼痛、肿胀，畸形较显著，表现成角和重叠移位。当伴有腓总神经损伤时，还会出现神经损伤症状；当伴有胫前动脉、胫后动脉损伤时，还会失血性休克，甚至死亡。

3.主要病因　多由于暴力引起，直接暴力为主，如压砸、冲撞、打击等，骨折线为横断或粉碎型，若两骨同一平面折断，易造成开放性骨折，软组织损伤常较严重。间接暴力多见为高处跌下、跑跳扭伤或滑倒所致，骨折线常为斜型或螺旋型，胫骨与腓骨多不在同一平面骨折。

4.疾病防治

（1）手法复位和外固定　麻醉后，分别在膝部和踝部做对抗牵引，术者两手在骨折端根据透视下移位的方向，推压挤捏骨断端整复，复位后用小夹板或长腿石膏固定。

（2）骨牵引　斜形、螺旋、粉碎型等胫腓骨折因骨断端不稳定，复位后不易维持良好对位，且骨折部有伤

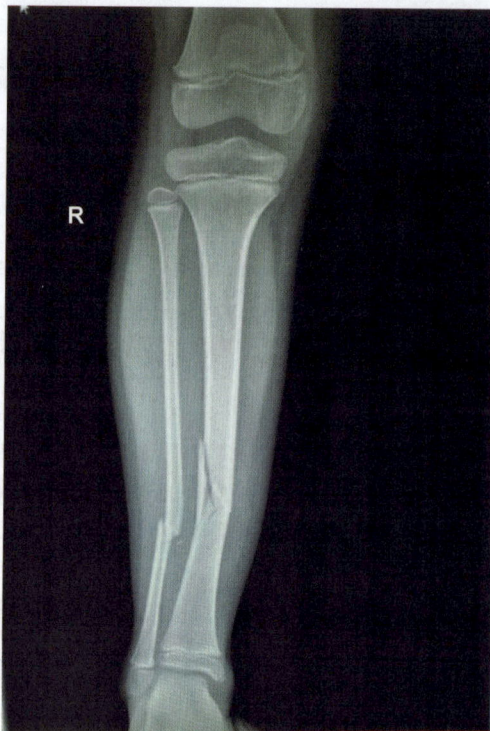

图4-12　胫、腓骨骨折（X线）

口，皮肤擦伤和肢体严重肿胀时，须密切观察肢体状况，不能立即以小夹板或石膏夹板固定，最好用跟骨持续牵引。

（3）其他　严重者，可采用骨外穿针固定法、切开复位内固定等方法。

❖ 知识拓展

骨折的固定

骨折常用的固定方式，包括：

1.外固定。包括小夹板固定、石膏固定、支具固定、牵引固定，牵引固定又包括皮牵引固定、骨牵引固定、布托牵引固定等。

2.内固定。常用的内固定方法有钢板固定、螺丝钉固定、钢针固定、克氏针固定、斯氏针固定、交叉钢针固定、螺钉固定、空心螺钉固定等。

3.骨外固定器固定。包括大腿骨外固定器固定、小腿骨外固定器固定、鹰嘴骨外固定器固定等。

思考题

1.锁骨、肱骨、尺骨、桡骨骨折常发生在什么部位？用上一章学过的方位术语举例描述上肢某一骨骨折。

2.从进化的观点区别肱骨和股骨形态结构的异同。

3.图 4-13 为下肢的 X 线片,对照学过的内容认识片中的具体结构。

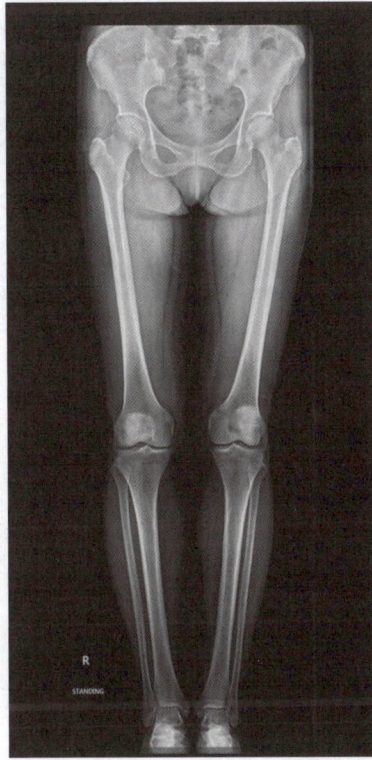

图 4-13　下肢 X 线片

学习要点

1. 脊柱的形态结构与疾病。
2. 肩关节的形态结构与疾病。
3. 肘关节的形态结构与疾病。
4. 髋关节的形态结构与疾病。
5. 膝关节的形态结构与疾病。
6. 踝关节的形态结构与疾病。
7. 颞下颌关节的形态结构与疾病。

骨与骨之间借纤维结缔组织、软骨或骨组织相连,形成骨连结。按照连结的不同方式,分为直接连结和间接连结。直接连结包括纤维连结、软骨连结和骨性结合三类。间接连结又称为关节,包括关节面、关节囊和关节腔三个基本结构。关节面为构成关节各骨的相对面。每一个关节包括两个或多个关节面,凸起的骨面称为关节头,凹者为关节窝。关节囊为附着于关节周围的纤维结缔组织,将关节连结起来且封闭关节腔。关节囊分为两层结构,外层为纤维膜,厚且坚韧;内层为滑膜层,由柔软的疏松结缔组织构成,富含血管网,可产生滑液。关节腔则是由关节囊与关节面共同围成的密闭性腔隙,内有少量滑液可减少关节面之间的摩擦,内部呈负压以维持关节的稳固。骨连结按照部位分为中轴骨连结和四肢骨连结,中轴骨连结分为躯干骨连结和颅骨连结,躯干骨连结构成脊柱和胸廓,四肢骨连结包括上肢骨连结和下肢骨连结。

第一节　脊柱的结构与疾病

一、脊柱的结构

(一)椎体之间的连结

1.椎间盘(intervertebral disc)　椎间盘是连结两个相邻椎体之间的纤维软骨盘。成年人有23个椎间盘。椎间盘包含两部,中央部为髓核,为柔软而富弹性的胶状物质,是胚胎时脊索的残留物;周围部为纤维环,由多层纤维软骨环按同心圆排列组成,保护髓核并限制其向周围膨出(图 5-1)。椎间盘既坚韧,又富弹性,承压时被压缩,去压力后又复原,具有弹性垫样作用,可缓冲外力对脊柱的冲击,亦可增加脊柱的运动幅度。

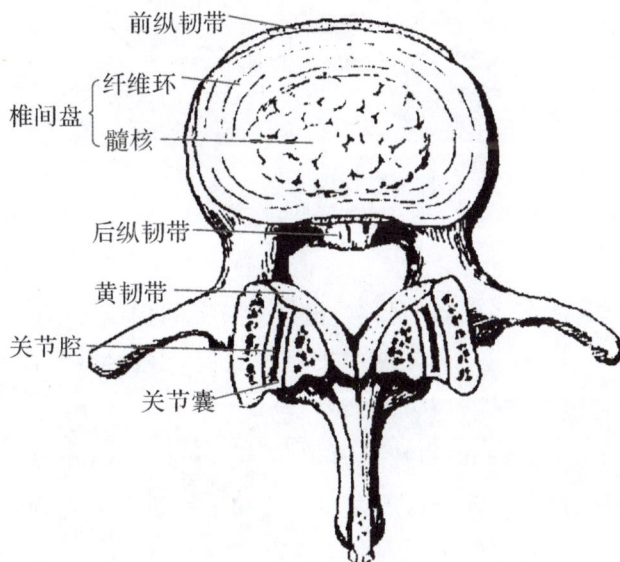

前纵韧带
纤维环
椎间盘
髓核
后纵韧带
黄韧带
关节腔
关节囊

图 5-1　椎间盘

椎间盘厚薄不均,其中胸部较薄,颈部较厚,腰部最厚,所以颈、腰椎的活动度较大。颈、腰部的椎间盘前厚后薄,胸部的则与此相反。其厚薄和大小可随年龄而有所差别。当纤维环破裂时,髓核容易向后外侧脱出,突入椎管或椎间孔,压迫相邻的脊髓或神经根引起牵涉性痛,临床称为椎间盘脱出症。

2.前纵韧带(anterior longitudinal ligament)　位于椎间盘与椎体的前面,上起自枕骨基底部,下至骶椎,有限制脊柱过伸和椎间盘向前脱出的作用(图 5-2)。

3.后纵韧带(posterior longitudinal ligament)　位于椎管内,贴于椎间盘与椎体的后面,上方起自枢椎体,下至第一骶椎。后纵韧带窄而强韧,有防止脊柱过度前屈和防止椎间盘向后脱出的作用(图 5-2)。

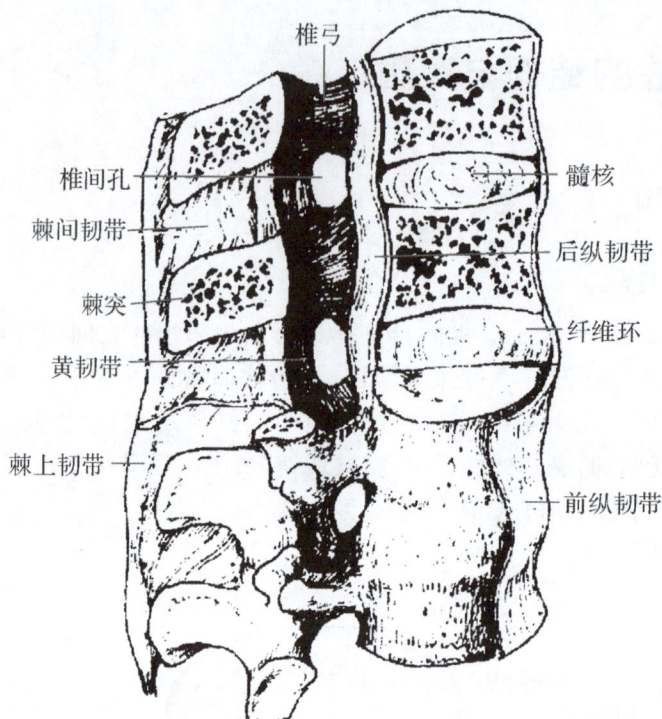

图 5-2　椎骨间的连结

（二）椎弓之间的连结

相邻椎弓板间、棘突间、横突间借韧带相连，相邻关节突间构成关节（图 5-2）。

1. 黄韧带（ligamentum flavum）　连于相邻椎弓板之间，由弹性纤维构成，坚韧有弹性，参与构成椎管后壁，可限制脊柱过度前屈。

2. 棘间韧带（interspinal ligament）和棘上韧带（supraspinal ligament）　前者连结相邻棘突，后者连结各棘突尖端。棘上韧带在项部扩展为矢状位的项韧带。以上韧带均有防止脊柱过屈的作用。

3. 横突间韧带（intertransverse ligament）　连于相邻椎骨的横突之间，有限制脊柱过度侧屈的作用。

4. 关节突关节（zygapophysial joint）　由相邻椎骨的上、下关节突构成，为平面关节，仅做轻微滑动。

（三）寰椎与枕骨及枢椎的关节

1. 寰枕关节（atlantooccipital joint）　由枕髁与寰椎上关节凹组成，为联合椭圆关节，在额状轴上可使头屈伸，在矢状轴上可使头侧屈，亦可做环转运动（图 5-3）。

2. 寰枢关节（atlantoaxial joint）　包括由枢椎齿突与寰椎前弓齿突凹及寰椎横韧带组成的寰枢正中关节，以及两骨相邻上下关节面组成的左右寰枢外侧关节（图 5-3）。寰枢关节沿齿突垂直轴运动，使头可以左右转动。寰枕、寰枢关节的联合运动，可使头做俯仰、侧屈和旋转等。

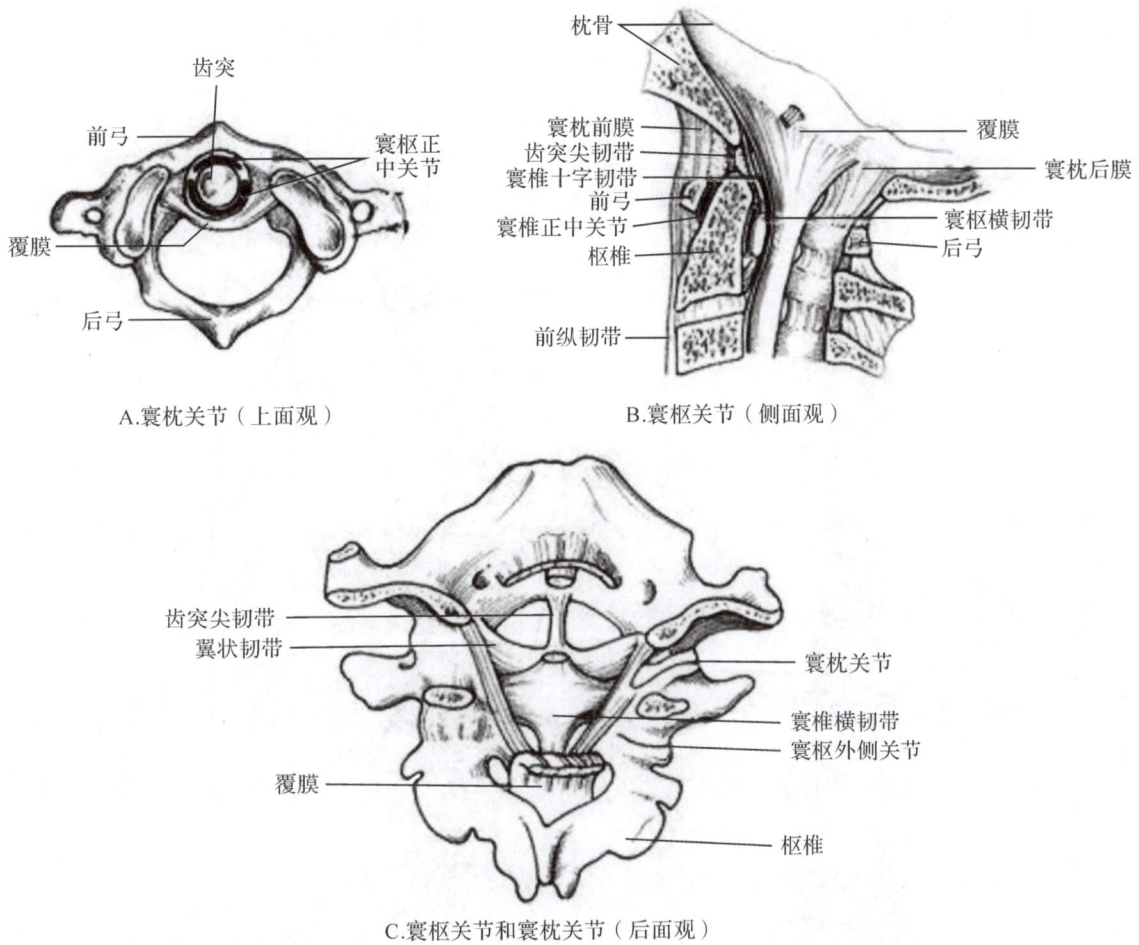

A.寰枕关节（上面观）

B.寰枢关节（侧面观）

C.寰枢关节和寰枕关节（后面观）

图 5-3　寰枕关节和寰枢关节

二、脊柱的整体观

一般成年男性的脊柱长约 70cm，女性和老人的脊柱略短。长时间卧床与长时间站立相比，脊柱长度可有 2～3cm 的差异，这是由于站立时椎间盘被压缩和脊柱弯曲增大的缘故。

从前面观察，脊柱的椎体从上而下逐渐加大，这是由于脊柱承担重力不断增加所致（图 5-4）。耳状面以下的骶骨和尾骨，因承重骤减，从上往下各椎体显著变小。正常人的脊柱有轻度的侧曲，惯用右手的人脊柱上部略倾向右侧，下部则代偿性地略倾向左侧。

从后面观察，所有椎骨棘突连贯形成纵嵴，其两侧有纵行的脊柱沟，容纳背深肌。颈部棘突短，近水平位，末梢有分叉（第 1、7 颈椎除外）。胸部棘突长，斜向后下方，呈叠瓦状。腰椎棘突宽且呈板状，水平伸向后方。

从侧面观察，成年人脊柱有颈、胸、腰、骶 4 个生理性弯曲。其中颈曲和腰曲凸向前，胸曲和骶曲凸向后。脊柱的这些弯曲增大了脊柱的弹性，对维持人体的身体平衡和减轻震荡有重要意义。骶曲凸向后方，在胚胎时已形成。婴儿出生后开始抬头、坐起及站立行走对颈曲和腰曲的改变产生重要影响。

脊柱的 4 个生理性弯曲具有重要意义,颈曲支持抬头,腰曲使身体重心垂线后移,有助于直立姿势的稳固,而胸曲和骶曲在一定程度上扩大了胸腔和盆腔的容积。

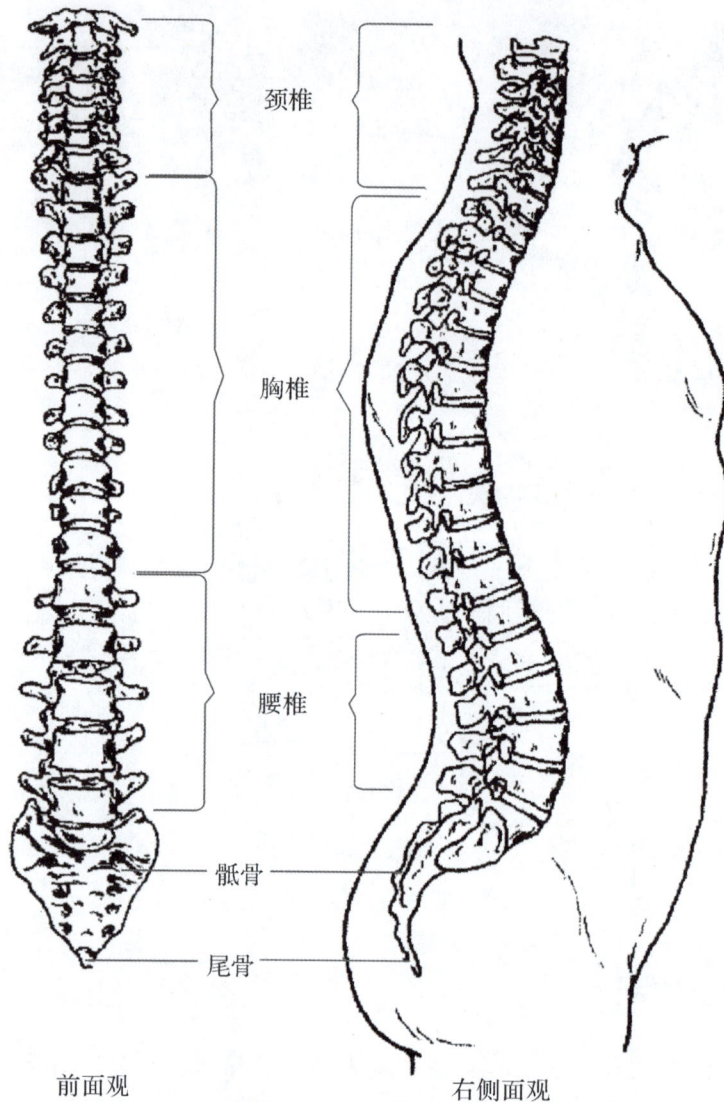

颈椎

胸椎

腰椎

骶骨

尾骨

前面观　　　　　　　　　右侧面观

图 5-4　脊柱的整体观

三、脊柱的运动

脊柱的运动在相邻两椎骨之间是有限的,但整个脊柱的活动幅度较大,可做屈、伸、侧屈、旋转和环转等运动。脊柱各部的运动性质和幅度不同,主要取决于关节突关节的方向和形状、椎间盘的厚度、韧带的位置及厚薄等,此外,也与年龄、性别和锻炼程度有关。在颈部,颈椎关节突的关节面略呈水平位,关节囊松弛,椎间盘厚度较大,故可做较大幅度的屈伸及旋转运动。在胸部,胸椎与肋骨相连,椎间盘厚度较小,关节突的关节面呈冠状位,棘突呈叠瓦状,上述因素限制了胸椎的运动幅度。在腰部,椎间盘厚度较其他部位大,屈伸运动灵活,关节突的关节面几乎呈矢状位,限制了旋转运动。由于颈、腰部运动幅度大,故损伤也较多见。

四、常见疾病与防治

(一)脊柱骨折

1.概念 脊柱骨折为单个或多个椎骨发生骨折,多见于男性青壮年,临床上常见。其发生率占骨折的 5%～6%,下胸段、上腰段多发,常可并发脊髓或马尾神经损伤。

2.临床表现 局部疼痛。检查时脊柱可有畸形,棘突有明显浅压痛,脊背部肌肉痉挛,骨折部有压痛和叩击痛。棘突骨折,可见皮下淤血;颈椎骨折,屈伸运动或颈部回旋运动受限;胸椎骨折,躯干活动受限,当合并肋骨骨折时可出现呼吸受限;腰椎骨折,腰部有明显压痛,屈伸下肢感腰痛。脊椎骨折还常合并脊髓损伤,可有不全或完全瘫痪的表现,如感觉、运动功能丧失,大小便障碍等,严重者甚至危及生命。

3.主要病因 多由间接外力引起,由高处跌落时臀部或足着地,冲击性外力向上传至胸腰段,易发生骨折;少数由直接外力引起,如压伤、压撞伤等。

4.疾病防治 损伤轻微,一般采用非手术治疗,主要是卧床、加强腰背肌功能锻炼;手术治疗适用于脊柱压缩近Ⅱ/Ⅲ度、脊柱后凸成角大于 30°、有神经症状患者,主要是复位、减压、固定和植骨融合术等。

(二)腰椎间盘突出症

1.概念 腰椎间盘突出症是临床较为常见的疾患之一,是指因外力因素或退行性病变所致的椎间盘纤维环破裂,髓核组织从破裂之处突出(或脱出)压迫脊髓或脊神经,出现下肢麻木、疼痛等一系列临床症状。

5-1 腰椎间盘
突出症

2.临床表现

(1)腰痛 是大多数腰椎间盘突出症患者最先出现的症状,多表现为下腰部疼痛,有时可伴有臀部疼痛。

(2)下肢放射痛 是从下腰部向臀部、大腿后方、小腿外侧直到足部的放射痛。绝大多数患者为椎间盘在 $L_{4\sim5}$、$L_5\sim S_1$ 间隙突出压迫脊神经,故常表现为典型坐骨神经痛。

(3)马尾神经症状 主要表现为大、小便障碍,会阴和肛周感觉异常。多因向正后方突出的髓核或脱垂的椎间盘压迫马尾神经所致。

3.主要病因

(1)腰椎间盘的退行性改变 包括髓核的退变和纤维环的退变。髓核的退变主要表现为含水量的降低,因失水引起椎节失稳、松动等小范围的病理改变;纤维环的退变主要表现为坚韧程度的降低。

(2)损伤 长期反复的外力造成椎间盘的损害,加重椎间盘退变的程度。

(3)椎间盘自身解剖因素 椎间盘在成年之后逐渐缺乏血液循环,导致修复能力差。当某些因素导致椎间盘所承受压力突然升高时,即容易使弹性较差的髓核穿过坚韧性不足的纤维环,造成髓核突出。

(4)腰骶先天异常 腰椎骶化、骶椎腰化、半椎体畸形、小关节畸形和关节突不对称等使下腰椎承受的应力发生改变,导致椎间盘内压升高,从而易发生退变及损伤。

(5)诱发因素 在椎间盘退行性变的基础上,增加腹压、腰姿不正、突然负重、妊娠、受寒和受潮等可诱发椎间隙压力突然升高的因素均可致髓核突出。

4.疾病防治

（1）非手术治疗

1）卧床休息　初次发作时,应严格卧床休息,强调大、小便均不应下床或坐起,以保证有比较好的效果。卧床休息3周后,可以在佩戴腰围等的保护下起床活动,且在3个月内不做弯腰持物等动作。

2）牵引治疗　采用骨盆牵引以增加椎间隙宽度,减少椎间盘内压,使得椎间盘突出部分回纳,减轻对神经根的刺激和压迫。

3）理疗和推拿　理疗和推拿可缓解肌肉痉挛,减轻椎间盘内压力,但切忌暴力推拿。推拿按摩处理不当可能导致病情加重。

4）支持治疗　使用硫酸氨基葡萄糖和硫酸软骨素等进行抗炎抗软骨分解作用的支持治疗。

5）皮质激素硬膜外注射　皮质激素是一种长效抗炎剂,可以减轻神经根周围炎症和粘连。

6）髓核化学溶解法　胶原酶,注入椎间盘内或硬脊膜与突出的髓核之间,选择性溶解髓核和纤维环,不损害神经根,以降低椎间盘内压力而缓解症状。

（2）手术治疗　经腰背部切口,切除部分椎板和关节突,或经椎板间隙切除椎间盘。中央型椎间盘突出,行椎板切除后,经硬脊膜外或硬脊膜内行椎间盘切除。合并腰椎不稳、腰椎管狭窄者,需要同时行脊柱融合术。

预防的重点在于减少积累性损伤。平时保持良好的坐姿,床不宜过软。长期伏案工作者需调整桌、椅的合适高度,定期改变姿势。如需较长时间弯腰劳作,应定时伸腰、挺胸,并尽量使用宽的腰带;如需弯腰取物,建议采用屈髋、屈膝下蹲等以减少对腰椎间盘后方的压力。

（三）神经根型颈椎病

1.概念　单侧或双侧脊神经根受压引起的在脊神经根分布区内表现出感觉、运动及反射障碍性疾病。

2.临床表现

（1）颈部疼痛　疼痛的轻重视引起根性受压的原因不同而不同。髓核突出所致者,多有明显的颈部痛、椎旁肌肉压痛、颈椎棘突或棘突间肌肉压痛或叩痛。

（2）根性痛　最常见,疼痛分布范围与相应脊神经根分布区域一致。神经根分布区的感觉障碍,多表现为手指麻木、指尖感觉过敏及皮肤感觉弱化。

（3）根性肌无力　脊神经前根先受压者症状明显,早期肌张力增高,但迅即减弱且出现肌萎缩,手部以大、小鱼际肌及骨间肌最为显著。

（4）腱反射改变　受损脊神经根所参与构成的反射弧出现异常。初期亢进,中、后期则减弱,检查时应与对侧相比较。单纯根性受累不出现病理反射,若有病理反射,则表明脊髓受到累及。

3.主要病因　髓核的突出或脱出,后方小关节的骨质增生或创伤性关节炎,钩椎关节的骨刺形成,以及相邻关节的松动与移位等均可对脊神经根造成刺激与压迫。

4.疾病防治

（1）非手术疗法　非手术疗效显著,尤其是头颈持续（或间断）牵引、颈围制动及纠正不良体位等手段。

（2）手术疗法　经正规非手术疗法3个月仍无明显疗效,或肌肉萎缩及疼痛剧烈持续一个月以上者,考虑手术治疗。临床上常采用颈前路侧前方减压术,不仅疗效佳,且对颈椎的稳定性影响不大。对伴有椎节不稳或根管狭窄者,亦可同时选用椎节间界面内固定术,将椎节撑开,再行固定融合。

第二节　颞下颌关节的结构与疾病

一、颞下颌关节的结构

颞下颌关节(temporomandibular joint)又称下颌关节,由下颌骨的下颌头与颞骨的下颌窝及关节结节构成。此关节有纤维软骨覆盖关节面,且关节囊松弛,上附着于下颌窝关节结节的周围,下附着于下颌颈。关节腔内有关节盘,由纤维软骨构成,其周缘附着于关节囊,将关节腔分隔成上、下两部分(图5-5)。

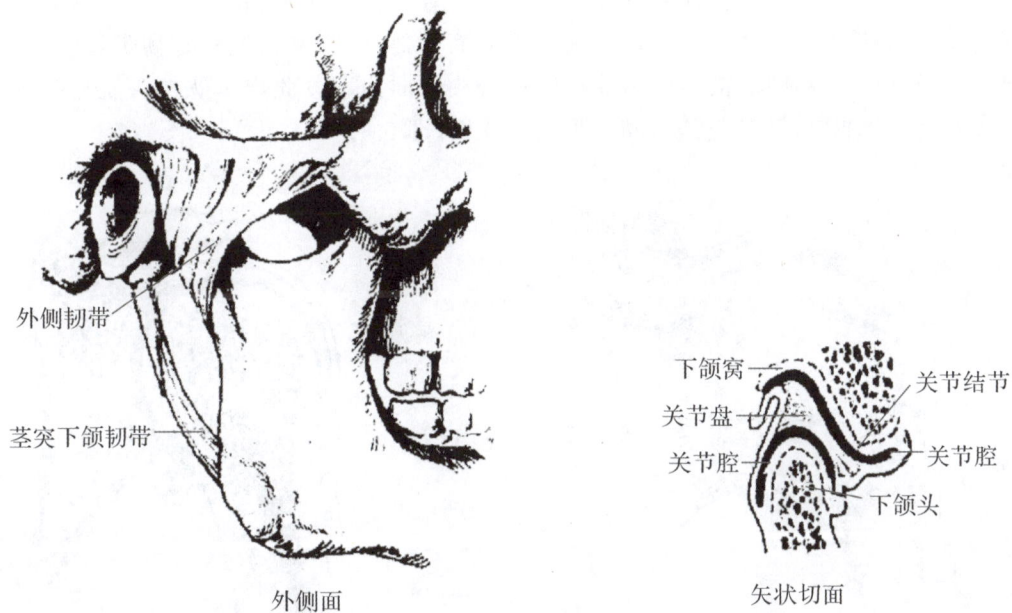

外侧韧带

茎突下颌韧带

外侧面

下颌窝
关节盘
关节腔
关节结节
关节腔
下颌头

矢状切面

图 5-5　颞下颌关节的结构

二、颞下颌关节的运动

下颌运动时,两侧下颌关节同时进行,属于联合关节。可使下颌骨做上提、下降、前进、后退以及侧方运动,参与完成咀嚼功能。

三、常见疾病与防治

临床上常见的疾病为颞下颌关节脱位。

1.概念　由于开口过大导致髁突脱出关节窝,越过关节结节,且不能自行复回原位,称颞下颌关节脱位,老年人常见。

2.临床表现　下颌运动异常,患者不能闭口,唾液外溢,语言含混,咀嚼和吞咽均困难。耳屏前方触摸有凹陷,在颧弓下可触到脱位的髁突。

3.主要病因　老年人常因颞下颌关节周围韧带松弛、大笑、打哈欠、唱歌、咬大块食物等情况时,翼外肌过度收缩把髁突拉过关节结节。闭口肌群收缩时,髁突脱位后不能越过关节结节回到关节窝。

4.疾病防治 下颌关节急性脱位后,应及时复位,否则在脱位周围逐渐形成纤维组织增生后则难以复位。行复位术时,手深入患者口腔,拇指压下颌骨后缓慢上推,直至复位。复位后应固定下颌 3 周左右,限制开口运动。临床上,颞下颌关节周围针刺或热灸,也有很好的促进局部血液循环,防治脱位的功效。老年人,尤其曾发生颞下颌关节脱位者,平时需注意避免张口过大。

第三节 肩关节的结构与疾病

一、肩关节的结构

肩关节(shoulder joint)由肱骨的肱骨头与肩胛骨的关节盂构成,属球窝关节。肱骨头圆且较大,关节盂浅,且周缘有盂唇加深关节窝。关节囊薄而松弛,关节囊的上壁有韧带,上方有喙肩弓防肩关节向上脱位,下方薄弱,故肩关节脱位时肱骨头常向前下方脱出。肱二头肌长头腱走行在关节囊内,滑膜包绕肌腱,并延至结节间沟形成滑膜鞘(图 5-6)。

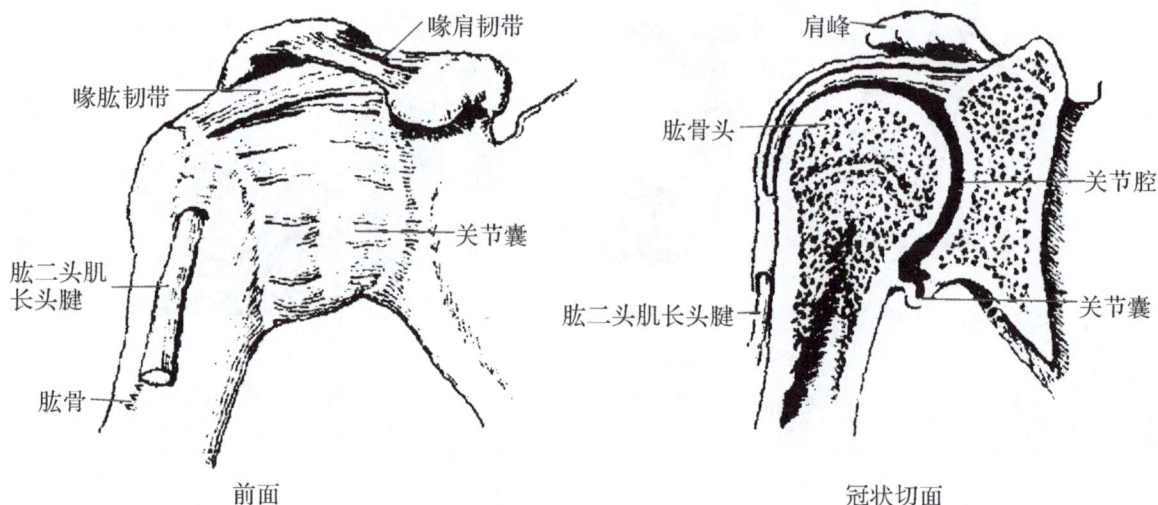

图 5-6 肩关节的结构

二、肩关节的运动

肩关节是人体最灵活的关节,可沿 3 个轴做运动,即围绕冠状轴做屈伸运动,围绕矢状轴做收展运动,围绕垂直轴做旋内、旋外和环转运动。

三、常见疾病与防治

(一)肩周炎

1.概念 肩周炎又称肩关节周围炎,俗称凝肩、五十肩,患侧肩部逐渐疼痛,夜间明显,进行性加重,为肩关节囊及其周围结构的慢性特异性炎症。好发年龄在 50 岁左右,女性发病略高于男性。

2.临床表现

(1)肩部疼痛 起初肩部呈阵发性疼痛,多数为慢性发作,以后疼痛逐渐加剧或钝痛,或痛似刀割样,且呈持续性,昼轻夜重。多对气候变化敏感,气候变化或劳累后疼痛常加重,可向颈部及上肢扩散;当肩部偶然受到牵拉时,可引起撕裂样剧痛。

(2)肩关节活动受限　肩关节向各方向活动均可受限,以外展、上举、内旋外旋最明显,故当梳头、穿衣、洗脸时,常会遇到很大的困难。严重时肘关节功能也可受影响,导致屈肘时手不能触及同侧肩部。

3.主要病因　致病因素多,主要为软组织退行性病变,对各种外力的承受能力减弱;长期过度活动,姿势不良等所致的慢性损伤;或上肢外伤后肩部固定过久,肩周组织继发萎缩、粘连;抑或肩部急性挫伤、牵拉伤后因治疗不当等。

4.疾病防治　若疼痛明显,可以口服消炎镇痛药,或在痛点局部封闭治疗,也可以通过小针刀、按摩推拿、物理治疗等缓解症状。此外,日常进行关节功能锻炼也非常重要,具体可以开展主动与被动的肩关节外展、旋转、伸屈及环转等运动。当肩痛明显减轻而关节仍然僵硬时,可在全麻下手法松解,以恢复关节活动范围。

(二)肩关节脱位

1.概念　受到外力作用,肱骨头从关节盂内脱出,导致肩关节功能障碍的疾病。按肱骨头所处位置分为肩关节前脱位和肩关节后脱位,临床上以前脱位多见。

2.临床表现　伤肩肿胀,疼痛,无法正常活动,患肢呈轻度外展位,常以健手托患臂,头和躯干多向患侧倾斜。三角肌塌陷,呈方肩畸形。在腋窝、喙突下或锁骨下可触及移位的肱骨头,关节盂空虚。

3.主要病因　常因间接暴力所致,如跌倒时上肢外展外旋,手掌或肘部着地,外力沿肱骨纵轴向上冲击,肱骨头自肩胛下肌和大圆肌之间薄弱部撕脱关节囊,向前下脱出,形成前脱位。

4.疾病防治　脱位后应尽快复位。为了使肩部肌肉松弛以达到更好的复位效果,可选择适当麻醉(臂丛麻醉或全麻),在无痛下进行复位。复位手法要轻柔,禁用粗暴手法以免发生骨折或损伤神经等次生损伤。常用复位手法包括手牵足蹬法、俯卧位旋转肩胛骨复位技术、上举胳膊法等。

第四节　肘关节的结构与疾病

一、肘关节的结构

肘关节(elbow joint)是由肱骨下端和桡骨、尺骨上端构成的复合关节,包括肱尺关节、肱桡关节和桡尺近侧关节等三个关节(图5-7)。

肱尺关节由肱骨滑车和尺骨滑车切迹共同构成,属滑车关节。肱桡关节由肱骨小头和桡骨头关节凹共同构成,属球窝关节。桡尺近侧关节由桡骨环状关节面和尺骨桡切迹共同构成,属车轴关节。以上3个关节被包裹在一个关节囊内。关节囊的前后壁薄而松弛,内外侧分别有尺侧副韧带和桡侧副韧带加强。在桡骨环状关节面周围有桡骨环状韧带,附着于尺骨桡切迹的前后缘,与尺骨桡切迹共同构成上大下小的骨纤维环,容纳桡骨头,使其在环内旋转而不致脱位。由于肘关节囊后壁薄弱,加以尺骨冠突较鹰嘴低小,常见桡尺骨两骨向后脱位。

二、肘关节的运动

肘关节以肱尺关节为主,与肱桡关节一起,能做屈伸运动。桡尺近侧关节与肱桡关节一起参与前臂的旋前和旋后运动。肱桡关节虽属于球窝关节,但受肱尺关节的限制,不能做收展动作。

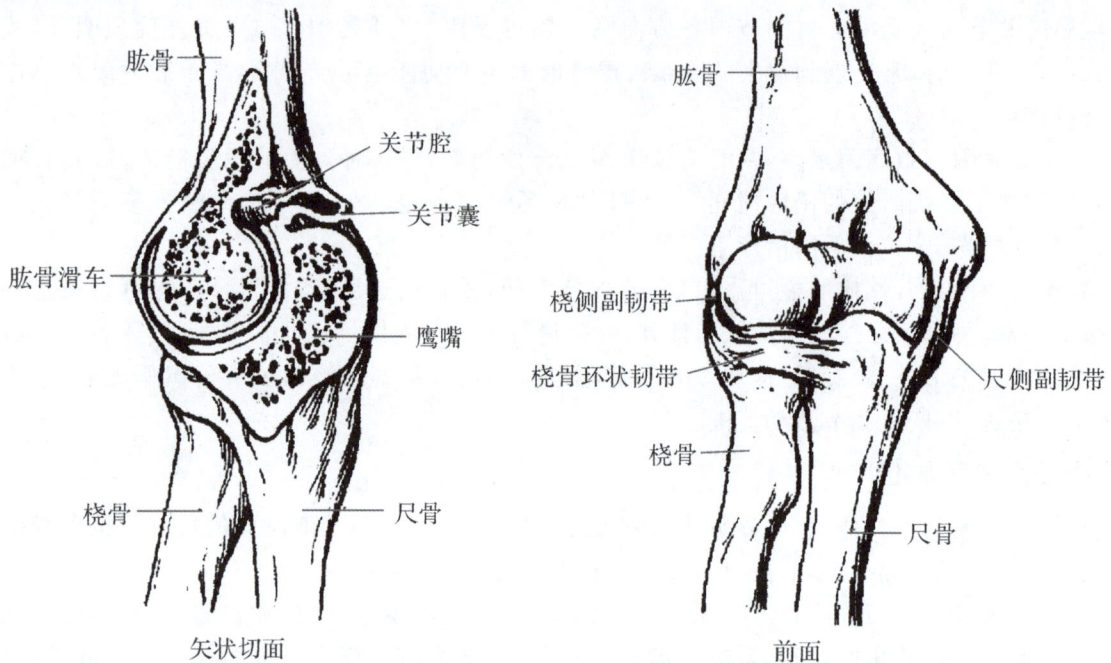

图 5-7　肘关节(矢状切面及前面)

三、常见疾病与防治

(一)肘关节后脱位

1.概念　由于间接暴力导致肘关节肱骨头和滑车切迹发生脱离,尺骨鹰嘴向后方移动,引起肘关节功能丧失。肘关节后脱位是最多见的一种脱位类型。

2.临床表现　肘关节肿痛,关节置于半屈曲状,伸屈活动受限。如肘后脱位,则肘后方空虚,鹰嘴部向后明显突出;肱骨内、外髁及鹰嘴构成的等腰三角形关系改变。

3.主要病因　当跌倒时手掌着地,肘关节完全伸展,前臂呈旋后位,由于人体重力和地面反作用力引起肘关节过伸,尺骨鹰嘴的顶端猛烈冲击肱骨下端的鹰嘴窝,即形成力的支点。外力继续加强,引起附着于尺骨冠突的肱前肌和肘关节囊的前侧部分撕裂,则造成尺骨鹰嘴向后移位,肱骨下端向前移位。

4.疾病防治

(1)非手术治疗　新发肘关节脱位的主要治疗方法为手法复位,对某些陈旧性单纯肘关节脱位,为期较短者亦可先试行手法复位。取坐位,局部麻醉或臂丛麻醉,如损伤时间短(30 分钟内)亦可不施麻醉。令助手双手紧握患肢上臂,术者双手紧握腕部,着力牵引将肘关节屈曲 60°～90°,并可稍加旋前,常可听到复位响声或复位的振动感。复位后用上肢石膏将肘关节固定在功能位。3 周后拆除石膏,做主动的功能锻炼,必要时辅以理疗,但不宜做强烈的被动活动。

(2)手术治疗　肘关节陈旧脱位、软骨面已经破坏者,或肘部损伤后关节僵直者,常采用关节成形术。臂丛麻醉,取肘后侧切口,切开肱三头肌腱,暴露肘关节各骨端,将肱骨下端切除,保留肱骨内、外侧髁一部分,关节间衬以阔筋膜。术后用上肢石膏托将肘关节固定于 90°,前臂固定于半旋前位。三周左右拆除固定,加强伤肢功能锻炼,并辅以理疗。关节成形术,对于骨性强直的肘关节有良好作用。

(二)桡骨小头半脱位

1.概念　肱桡关节和上尺桡关节的桡骨头异常脱出所导致的肘关节功能障碍,又称牵拉肘,是婴幼儿常见的肘部损伤之一。发病年龄1~4岁,其中2~3岁发病率最高,占60%以上。临床上发病者男孩比女孩多见。

2.临床表现　肘部疼痛明显,患儿多因疼痛而哭闹,肘部半屈曲,前臂呈中度旋前,不敢旋后和屈肘,不肯举起和活动患肢,桡骨头部位压痛,X线片检查阴性,肱桡关系正常。

3.病因　当肘关节伸直,前臂旋前位忽然受到纵向牵拉,容易引起桡骨小头半脱位;有时幼儿翻身时上臂被压在躯干下,也容易引起脱位。当大人牵拉小儿前臂或手部,双方发生相互拉扯时最易发生。

4.疾病防治　桡骨小头半脱位时主要依靠手法复位。复位时不用麻醉,将肘关节从伸到屈的过程中旋转前臂,复位成功时可感觉到肱骨桡关节处的弹跳感。复位后肘部及前臂可活动自如,前臂上举无任何障碍,复位后用三角巾悬吊1周,无需石膏固定。为了避免桡骨小头半脱位,大人牵拉小儿时建议牵拉其臂部。

第五节　髋关节的结构与疾病

一、髋关节的结构

髋关节(hip joint)由髋臼与股骨头构成,属球窝关节。其构造特点是髋臼的周缘有髋臼唇,增加髋臼深度;股骨头关节面为较完整球面,几乎全部纳入髋臼内;关节囊阔而坚韧,上端附着于髋臼周围的骨面,下端附着于股骨颈;关节囊下壁较薄弱,髋关节脱位时,股骨头易从下方脱出。关节囊有韧带加强,其中以髂股韧带最强,此韧带防止髋关节过伸,参与维持人体直立(图5-8)。

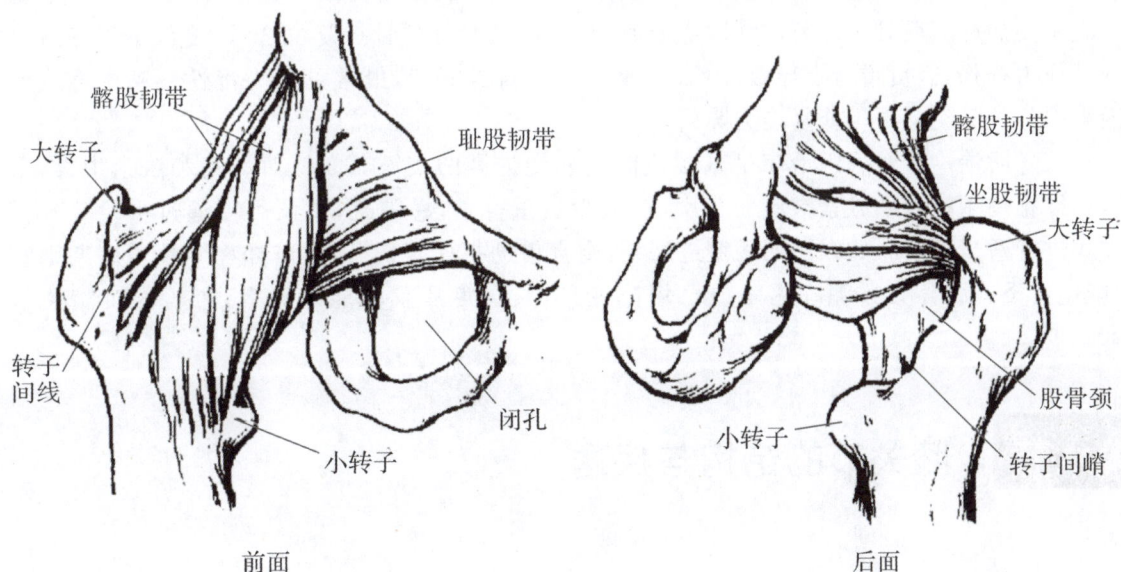

图5-8　髋关节的结构

二、髋关节的运动

髋关节可做3个方向的运动，即沿冠状轴做屈、伸运动，沿矢状轴做收、展运动，沿垂直轴做旋转运动。运动幅度不如肩关节大，但它具有较大的稳固性，有利于支撑体重和行走。

三、常见疾病与防治

（一）股骨颈骨折

1.概念　受外力或自身骨组织退变引起的股骨头下方至股骨颈基底部之间的骨折称股骨颈骨折，老年人多发。

2.临床表现　患肢多有轻度屈髋屈膝及外旋畸形；髋部除有自发疼痛外，活动患肢时疼痛较明显。移位骨折患者在伤后就不能坐起或站立；但也有部分无移位的线状骨折或嵌插骨折患者，在伤后仍能走路或骑车。移位骨折患者出现患肢变短。

3.主要病因　老年人股骨颈骨折主要有两个因素：一是骨质疏松，骨强度下降，股骨颈生物力学结构削弱，股骨颈变得脆弱；二是老人髋周肌群退变，无法有效抵抗髋部有害应力。青壮年股骨颈骨折往往由于直接暴力所致。

4.疾病防治　股骨颈骨折的最佳治疗方法是手法复位内固定，只要有满意复位，大多数内固定方法均可获得愈合，不愈合病例日后需手术处理者占比很小。因此，股骨颈骨折的治疗原则是早期无创伤复位，合理多枚钉固定，早期康复。人工关节置换术一般适用于65岁以上，GardenⅢ、Ⅳ型骨折且能耐受手术麻醉及创伤的伤者。

（二）股骨头坏死

1.概念　股骨头坏死是股骨头的负重区在应力作用下骨小梁结构发生损伤，之后修复-损伤反复进行，从而导致股骨头结构改变、塌陷、变形，关节炎症，功能障碍的一种疾病。

2.临床表现　疼痛为最常见的症状，疼痛部位在髋关节、腹股沟附近，可延至膝部，可表现为持续痛、静息痛。此外，还表现出髋部活动受限，特别是旋转活动受限，或有痛性和短缩性跛行。

3.主要病因　股骨头坏死的病因主要有两种：一是股骨颈骨折复位之后，复位不当导致出现股骨颈应力损伤，因负重行走导致坏死；二是骨组织自身病变，最常见的为慢性酒精中毒或糖皮质激素引起的骨组织再生修复能力障碍。

4.疾病防治　针对病因治疗是减缓或防止病变进展的关键。如针对酒精和激素中毒，采取戒酒和终止使用糖皮质激素措施。其次，需减少负重行走，忌蹦跳，建议可以通过少量分次行走等方式进行适当运动。如在坏死病变进展期，则宜借助拐杖等扶持助行；如在急性进展期则宜卧床，避免负重。股骨头如濒临塌陷或已塌陷变形，长久疼痛且功能障碍者，可行人工髋关节置换术。

第六节　膝关节的结构与疾病

一、膝关节的结构

膝关节（knee joint）是人体最大、最复杂的关节，由股骨下端、胫骨上端和髌骨构成。股骨的内、外侧髁分别与胫骨的内、外侧髁相对,髌骨与股骨的髌面相对。

膝关节囊宽而松弛,附着于3块骨的关节面周围,有韧带加强(图5-9)。前方的髌韧带为股四头肌肌腱的延续,其两侧为髌内、外侧支持带。在膝关节内侧有连结股骨内上髁和胫骨内侧髁,并与关节囊及内侧半月板紧密连结的胫侧副韧带。在膝关节外侧有连结股骨外上髁和腓骨头的腓侧副韧带。胫侧副韧带和腓侧副韧带分别从胫、腓侧加强膝关节的稳定性。

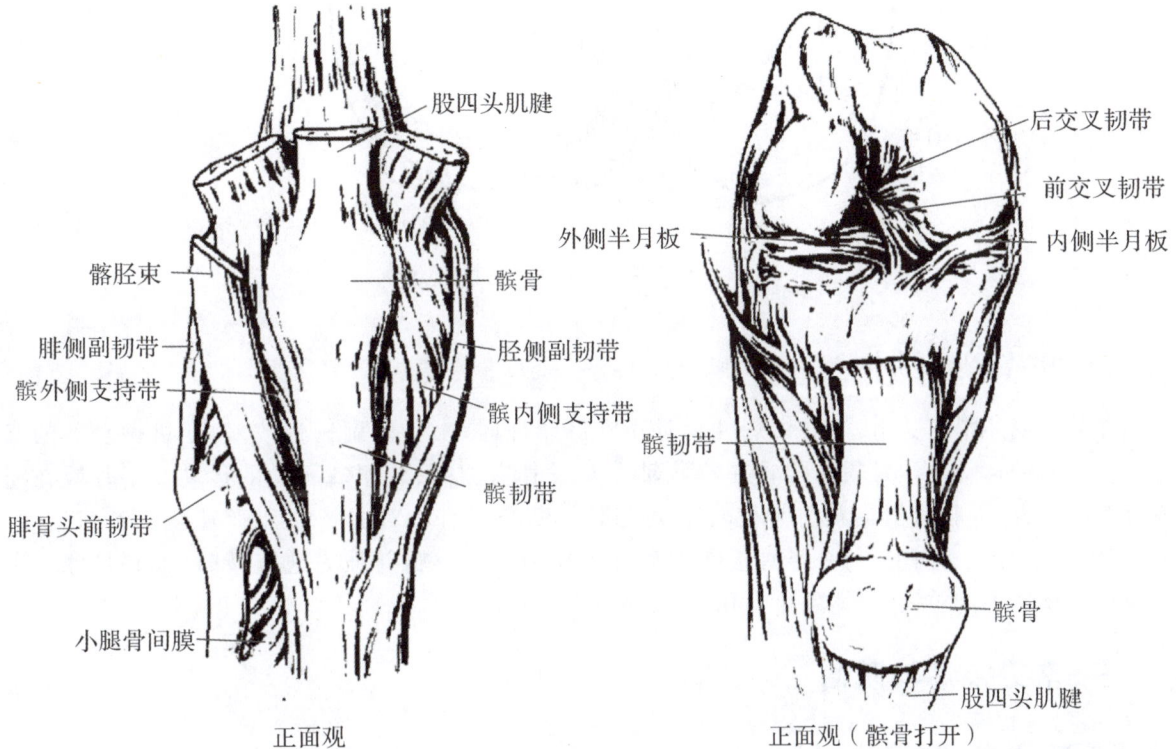

正面观

正面观(髌骨打开)

股四头肌腱

髂胫束

腓侧副韧带

髌外侧支持带

腓骨头前韧带

小腿骨间膜

髌骨

胫侧副韧带

髌内侧支持带

髌韧带

后交叉韧带

前交叉韧带

外侧半月板

内侧半月板

髌韧带

髌骨

股四头肌腱

图 5-9　膝关节

膝关节囊内有交叉韧带和半月板(图5-10)。膝交叉韧带有前后两条,将股骨和胫骨紧密连结在一起。前交叉韧带下端起自胫骨髁间隆起的前方,斜向后外上,附着于股骨外侧髁的内侧面,伸膝时被拉紧,使其处于紧张状态,以防止胫骨过度前移。后交叉韧带下端起自胫骨髁间隆起的后方,斜向前内上,附着于股骨内侧髁的外侧面,屈膝时被拉紧,使其处于紧张状态,具有防止胫骨过度后移的作用。

半月板是膝关节内成对的纤维软骨板,垫在股骨和胫骨之间,周缘厚,内缘薄,下面平坦,上面凹陷,前后端借韧带附着于胫骨髁间隆起。两半月板的前端借膝横韧带相连。内侧半月板较大,呈"C"形,前窄后宽,其周缘中份和胫侧副韧带紧密相连,因而内侧半月板损伤机会较多;外侧半月板较小,近"O"形。半月板加深关节窝,使两骨的关节面相互适应,从而使关节的稳固性增加。半月板可同股骨髁一起对胫骨髁做旋转运动。另外,半月板有缓冲运动对骨面冲击的作用。

膝关节的滑膜层宽阔,它向上突至髌骨以上股四头肌肌腱的深面,形成髌上囊。在髌骨下方,滑膜被覆脂肪突入关节腔,形成翼状襞,具有防止肌腱与骨面直接摩擦的作用。

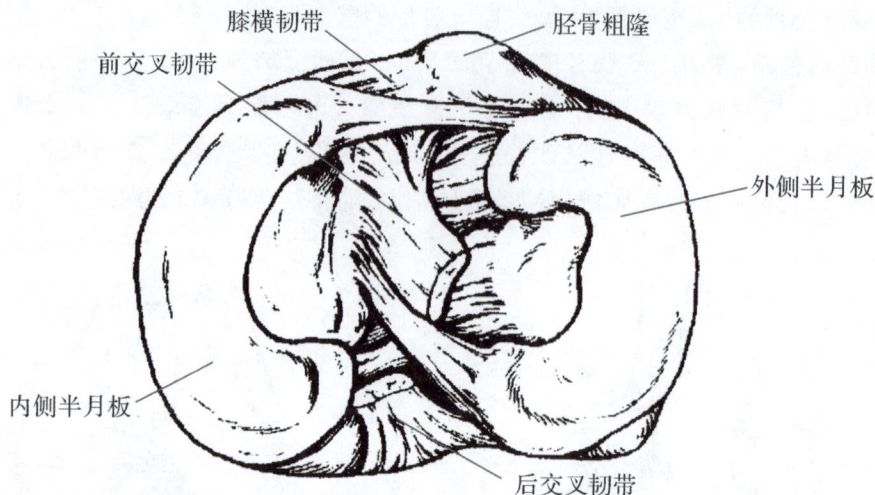

图 5-10　右膝关节半月板及交叉韧带(上面)

二、膝关节的运动

　　膝关节属于滑车关节,主要做屈伸运动。在膝半屈时,由于侧副韧带放松,还可做轻度的旋转运动。屈伸运动是半月板和胫骨在冠状轴上对股骨内侧髁、外侧髁所做的运动。半月板在屈膝时滑向后方,伸膝时滑向前方。旋转运动是胫骨髁绕垂直轴对股骨髁和半月板所做的运动。旋转时,一半月板滑向前,另一半月板滑向后。当猛力地伸小腿并强力地旋转时(如踢足球),半月板受到揉搓力度较大,可能发生损伤,甚至破裂。

三、常见疾病与防治

(一)骨关节炎

　　1.概念　骨关节炎是一种以关节软骨的变性、破坏及骨质增生为特征的慢性关节病,又称增生性膝关节炎、老年性膝关节炎。临床上以中老年发病最常见。

　　2.病因　长期姿势不良、负重用力、体重过重等,均易引起膝关节软组织损伤,从而引起骨关节炎。

　　3.临床表现　膝关节疼痛,初起疼痛为阵发性,后为持续性,活动时、劳累后及夜间更甚,上下楼梯时疼痛明显;膝关节活动受限,甚至跛行;关节活动时可有弹响、摩擦音,极少数患者可出现交锁现象,部分患者膝关节肿胀,日久可见关节畸形。

　　4.疾病防治　开展科学合理的运动是预防膝关节退行性变的有效手段。当膝关节发炎时,可以采用理疗、封闭注射以及针灸等中医疗法治疗,以促进关节腔内积液的吸收,减少关节肿胀和疼痛等。严重者,也可以采用膝关节镜下探查清理术,甚或人工膝关节置换术,将病损的膝关节部分或全部由人工制造的关节部件所代替。

(二)膝关节滑膜炎

　　1.概念　膝关节滑膜炎是一种无菌性炎症,是由于膝关节扭伤和多种关节内损伤引起的。滑膜的功能异常会导致关节液无法正常生成和吸收,膝关节就会产生积液。

　　2.临床表现　膝关节肿胀、疼痛、活动困难、走路跛行,关节腔内有积液,关

5-2 膝关节交叉
韧带损伤

节局部皮肤温度增高等。

3.主要病因　膝关节受到暴力打击、关节扭转、长期负重引起慢性劳损、剧烈或超强度体育活动、不正确的运动姿势，以及关节退行性变等均可引起滑膜损伤、滑膜充血、肿胀，滑膜细胞活跃产生大量积液。

4.疾病防治　做好运动时膝关节的防护，是预防膝关节滑膜炎的有效方法，具体可以采取体育活动时戴好护膝、运动前做好热身准备运动，以及日常加强膝关节周围肌肉力量练习和韧带柔韧性练习等措施。当膝关节滑膜炎发作时，可以通过口服消炎类药物或向关节腔注射药物等进行处理，也可以采用中药外敷、膏药贴敷以及针灸推拿等方法。

❖ 知识拓展

痛　风

痛风（gout）是由单钠尿酸盐在关节腔处异常沉积所致的急性疼痛性关节病。各个年龄段均可能罹患本病，男性发病率高于女性。痛风患者经常会在夜晚出现突然性的关节疼，发病急，关节部位出现疼痛、水肿、红肿和炎症，疼痛感慢慢减轻直至消失，持续几天或几周不等。

高尿酸血症是痛风发生的基础。食用富含大量嘌呤的食物，易导致尿酸过高，并在关节腔内沉积。因此，减少食用高嘌呤食物、高脂类食物，如肉类、海鲜、含酵母食物和饮料等是预防痛风发作的有效方法，特别需要严格限制饮酒，啤酒尤甚，因为酒精在发酵过程中会消耗人体大量水分并产生大量嘌呤。此外，临床上主要采用非甾体抗炎药、糖皮质激素等药物治疗痛风。

第七节　踝关节的结构与疾病

一、踝关节的结构

踝关节（ankle joint）又称距小腿关节，由胫、腓两骨的下端与距骨滑车构成（图 5-11）。关节

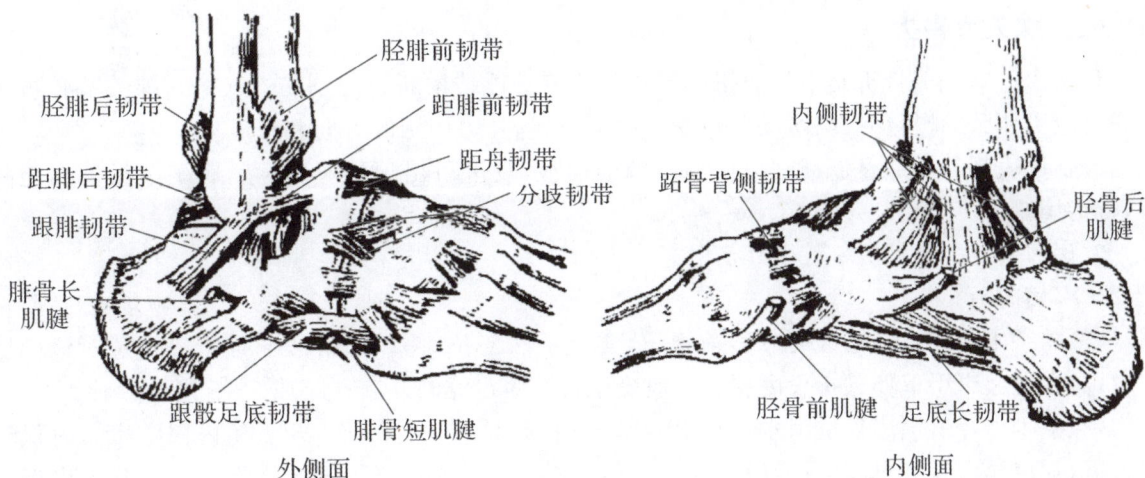

图 5-11　踝关节及其韧带

囊附着于各关节面周围,两侧有韧带加强。内侧有内侧韧带,自内踝呈扇形向下展开,分别连于足舟骨、距骨和跟骨。外侧有3条韧带,自前向后依次是距腓前韧带、跟腓韧带、距腓后韧带,从外踝分别向前、向下、向后内,连结于距骨和跟骨之间。距小腿关节可做屈伸运动,其中足尖朝上为背屈,足尖朝下为跖屈。距骨滑车前宽后较窄,跖屈时较窄的后部进入关节窝较宽大的部分,此时可做轻微的侧方(收展)运动,但此时关节稳定性随之下降,故踝关节扭伤多发生于屈踝关节时。

二、常见疾病与防治

(一)踝关节扭伤

1.概念　踝关节扭伤包括外踝的距腓前韧带、跟腓韧带、内踝三角韧带、下胫腓横韧带等的损伤,在关节及韧带损伤中是发病率最高的疾病,多在运动时发生。损伤姿势不同,伤及韧带亦不同,若足底朝内扭损踝关节,则引起外侧韧带损伤,称为足内翻;若足底朝外扭损踝关节,则引起内侧韧带损伤,称为足外翻。临床上以足内翻最常见。

2.临床表现　伤后迅即出现扭伤部位的疼痛、肿胀,随后出现皮肤瘀斑。严重者患足因为疼痛肿胀而不能活动。外侧韧带扭伤时,足内翻则疼痛加剧。内侧三角韧带损伤时,足外翻则疼痛加剧。

3.主要病因　踝关节在跖屈位稍松动,其解剖和生理特点决定踝关节在跖屈时比较容易发生内翻或外翻扭伤。

4.疾病防治　发生踝关节扭伤后应立即至医院就诊,明确扭伤程度,采取相应措施。如有条件,就诊前可按RICE原则[即Rest(休息)、Ice(冰敷)、Compression(加压包扎)、Elevation(抬高患肢)]进行处理。

一般较轻微的外踝韧带损伤可进行保守治疗,保守治疗的方案一般为用石膏或支具将踝关节于轻度外翻中立位固定,时间为3~6周。固定期间尽量避免负重。拆除石膏或支具后应立即进行相应的康复训练,以防止肌肉萎缩与关节粘连的发生。经过康复一般3个月后可恢复肌肉力量并进行体育活动。

对于较严重的外踝韧带损伤,出现踝关节不稳及关节囊撕裂者,需进行手术治疗。术后需要进行石膏固定3~6周,拆石膏后可负重行走。一般术后3个月至半年可恢复体育活动。

此外,日常增强踝关节周围肌肉力量锻炼,进行高危运动时佩戴合适的护具,熟练掌握所进行活动的技术动作等,均可较好地起到防止踝关节扭伤的发生或降低踝关节扭伤的严重程度。

(二)踝关节骨折

1.概念　踝关节骨折是指外力扭曲导致踝关节骨性结构断裂的创伤性疾病。踝关节骨折多为联合应力所致,骨折移位与踝关节在受伤时的位置、外力作用的方向和程度有关。

2.临床表现　局部疼痛、肿胀,压痛及畸形明显,皮下可出现瘀斑、青紫,踝关节活动功能障碍,行走困难。

3.病因　踝关节骨折一般由外伤引起。

4.疾病防治

(1)非手术治疗　在充分的麻醉前提下,实施手法复位,并以远折段向近折段对位对线。操作时,需在持续牵引下使远折段内旋。一般应用石膏固定控制外旋和跖屈6~8周。

(2)手术治疗　手法复位困难,或不能成功维持复位者,可采取切开复位内固定术。内踝移位骨折,常用拉力螺钉内固定;若后踝骨折的移位骨折大于矢状面胫骨下关节面的1/4,难以保持稳定,须手术固定;外踝移位骨折的复位固定时,将接骨板塑形紧贴骨面内固定。

　　(3)疾病预防　在生活中,下坡、下楼梯、走不平的路时,可穿高帮鞋以加强保护。为防止踝关节受伤,日常可在柔软的草地、土地或厚垫上进行一些辅助性的足部运动,足部锻炼最好能赤足进行。

❖ 知识拓展

踝关节扭伤的紧急处理

损伤后 48 小时内尽早实施以下措施。

1.保护:可以使用石膏或支具保护,使受伤部位避免进一步伤害。

2.休息(制动):停止活动,避免患侧下肢负重。

3.冷敷:肿痛部位冷敷(冰块、冰袋、冷制品等)10~15 分钟,每天数次(可每 2 小时一次)。不要让冰块直接接触皮肤,可用毛巾隔离,避免冻伤皮肤。

4.加压:可使用弹力绷带加压。它可以阻止继续出血、预防严重的踝关节肿胀,踝关节在肿胀消退前不建议使用粘胶支持带包扎固定。

5.抬高患肢:尽量将小腿和踝关节抬起高过心脏水平。

思考题

1.椎间盘有什么作用? 腰椎间盘脱出可能出现的症状有哪些?

2.如何分辨肘关节脱位与肱骨髁上骨折?

3.为了避免踝关节损伤,请制订一份科学合理的运动方案。

第六章 | 骨骼肌的结构与疾病

学习要点

1. 骨骼肌的形态、构造和分类。
2. 全身主要骨骼肌的结构与作用。
3. 多发性肌炎的病因、症状及防治。
4. 肌肉萎缩的病因、症状及防治。
5. 横纹肌溶解综合征的病因、症状及防治。
6. 腰肌劳损的病因、症状及防治。

骨骼肌(skeletal muscle)在人体分布广泛,约占体重的 40%。每块肌都具有一定的位置、形态和结构,并有一定的血管、淋巴管和神经分布,故每块肌都可视为一个器官。

第一节 骨骼肌的形态、构造和分类

一、骨骼肌的构造

骨骼肌由肌腹和肌腱构成。肌腹色红、柔软而富有弹性,有收缩功能,主要由肌纤维构成。每条肌纤维周围包有薄层结缔组织构成的肌内膜。肌纤维集合成肌束,周围包有肌束膜。肌束集合成整块肌的肌质,外面包被肌外膜。肌外膜常与周围的筋膜融合构成结缔组织,内有神经、血管进入肌肉。

肌腱色白、强韧、无收缩能力,主要由胶原纤维构成。肌腱多位于肌腹的两端,也有的插入肌腹之中。肌腹与肌腱相连续,并借肌腱附着于骨、关节囊。

二、骨骼肌的配布和作用

肌在关节周围的配布方式与关节的运动轴密切相关,即在一个运动轴的相对侧至少配布两组作用相反的肌或肌群,这些在作用上相互对抗的肌或肌群称为拮抗肌;而位于关节运动轴同侧并具有相同作用的两块或多块肌,称为协同肌。各关节运动轴数目不同,因而其周围配置的肌组数量也不相同。单轴关节通常配置两组肌,如肘关节前方的屈肌和后方的伸肌组;双轴关节周围通常有四组肌,如桡腕关节除有屈伸肌组外,还配置内收和外展肌组;三轴关节周围配备六组肌,如肩关节等除有屈、伸、内收和外展肌组外,还有旋内和旋外两组肌。这些肌在神经系统的支配下,彼此协调,相互配合,共同完成关节各种运动。

三、骨骼肌的形态和分类

肌的形态不一,大致可分为 4 类(图 6-1)。

1.长肌　多见于四肢,呈梭形、带状或羽毛状,其收缩部称肌腹。肌束通常与肌的长轴平行,收缩时肌腹明显缩短,引起大幅度运动。长肌的肌腱多在肌端,呈索状。四肢长肌近侧端在骨面上的附着部称肌头。有些长肌有两个或两个以上的头,合成一个肌腹,分别称二头肌、三头肌或四头肌。有的长肌有两个或数个肌腹,其间以中间腱或腱划相连,分别称二腹肌和多腹肌。

2.短肌　多见于躯干的深层,呈短小的束状,收缩时运动的幅度不大,但能持久。

3.扁肌　多见于胸腹壁和背浅层,扁薄宽大,既能全肌收缩,又能部分收缩,参与不同的运动,并兼有保护内脏活动的作用。呈片状的肌腱称腱膜。

4.环形肌　主要由环形肌纤维构成,位于孔、裂周围,收缩时闭合孔、裂。

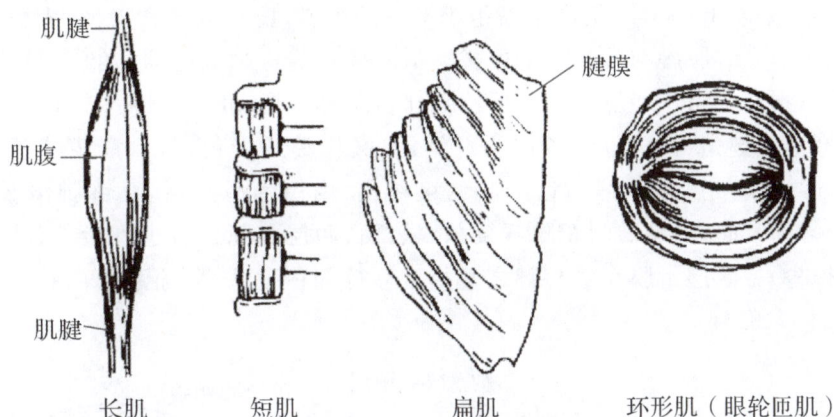

图 6-1　肌的各种形态

四、肌的辅助装置

骨骼肌的辅助装置有筋膜、滑膜囊、腱鞘和籽骨等,可协助肌的活动。

1.筋膜　由结缔组织构成,分为浅筋膜和深筋膜两种(图 6-2)。

(1)浅筋膜(superficial fascia)　又称皮下筋膜,位于真皮下方,包裹全身各部,主要成分为疏松结缔组织。该处脂肪含量较大,其含量与所在身体的部位、性别及营养状态有关。浅筋膜内还有浅动脉、浅静脉、皮神经及淋巴管,有些部位还有特殊结构,如胸部浅筋膜内有乳腺,头颈部浅筋膜内还有皮肌。下腹部及会阴部浅筋膜可分两层,浅层富含脂肪组织,深层呈膜状,富含弹性组织。

(2)深筋膜(deep fascia)　又称固有筋膜,由致密结缔组织构成,在浅筋膜的深面,包裹体壁及四肢的肌、血管和神经等。深筋膜与肌的关系密切,可随肌的分层而分层。在四肢部位,深筋膜插入各肌群之间,并附着在骨上,分隔不同功能的肌群。肌间隔与包被肌群的深筋膜构成筋膜鞘,可保证肌群能单独进行活动;在腕部和踝部,深筋膜增厚形成支持带,可对深部的肌腱活动起到约束作用。此外,深筋膜包裹血管、神经形成血管神经鞘。在有炎症或创伤时,深筋膜可潴留脓液、限制炎症扩散,临床上可根据深筋膜的层次和配布推测积液的蔓延方向。

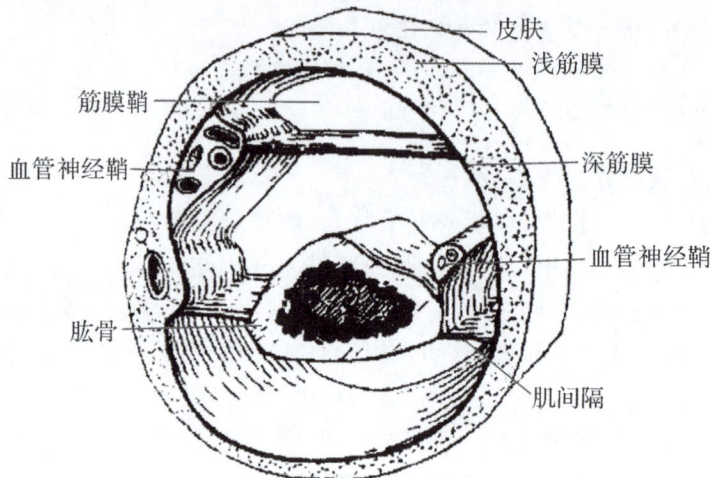

图 6-2　肱骨中部横切面(筋膜结构展示)

2.滑膜囊(synovial bursa)　是由结缔组织形成的小囊,扁窄且内含滑液,多位于肌腱和骨面相接触处,可减少运动时肌腱与骨之间的摩擦。滑膜囊炎症可影响运动功能。

3.腱鞘(tendon sheath)　为套在手、足长肌腱表面的鞘管,可将肌腱固定于一定部位,并减少肌腱与骨面的摩擦。腱鞘可分两层,外层为纤维层,又称腱纤维鞘,是深筋膜的延续,较厚,与骨面共同构成骨纤维性管道,对肌腱的运动起约束作用;内层为滑膜层,又称腱滑膜鞘,是双层结构,内层贴附于腱的表面,外层贴附于腱纤维鞘内表面,两层之间含有少许滑液,减少肌腱与腱鞘之间的摩擦(图 6-3)。两层滑膜在骨与腱之间相互移行部称腱系膜,而系膜内有供应肌腱的血管通过。

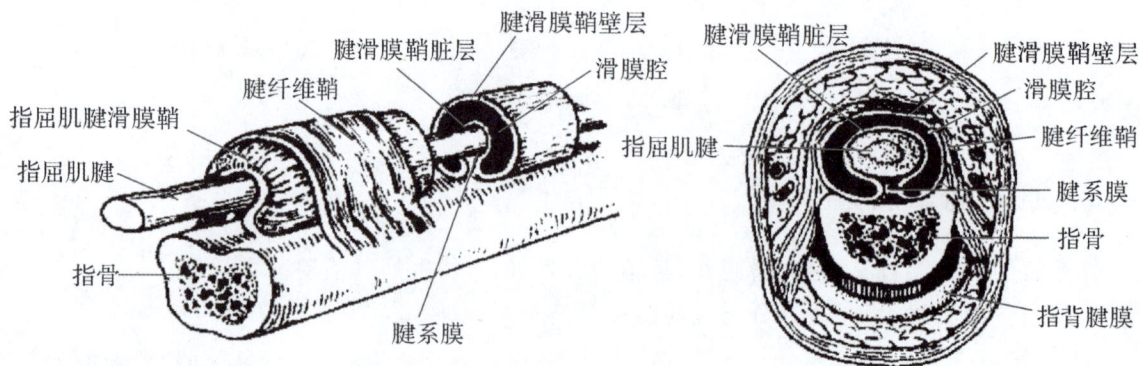

图 6-3　腱鞘结构

五、全身主要骨骼肌的结构与作用

(一)头肌

1.咬肌(masseter)　起自颧弓的下缘和内面,肌纤维斜向后止于咬肌粗隆。收缩时上提下颌骨,同时向前牵引下颌骨。

2.颞肌(temporalis) 起自颞窝,肌束如扇形向下汇聚,通过颧弓的深面,止于下颌骨的冠突。收缩时上提下颌骨,同时向后牵引下颌骨。

(二)颈肌

胸锁乳突肌(sternocleidomastoid) 位于颈部两侧,起自胸骨柄前面和锁骨的胸骨端,二头会合斜向后上方,止于颞骨的乳突,一侧收缩使头向同侧倾斜,脸转向对侧,两侧同时收缩可使头后仰(图6-4)。

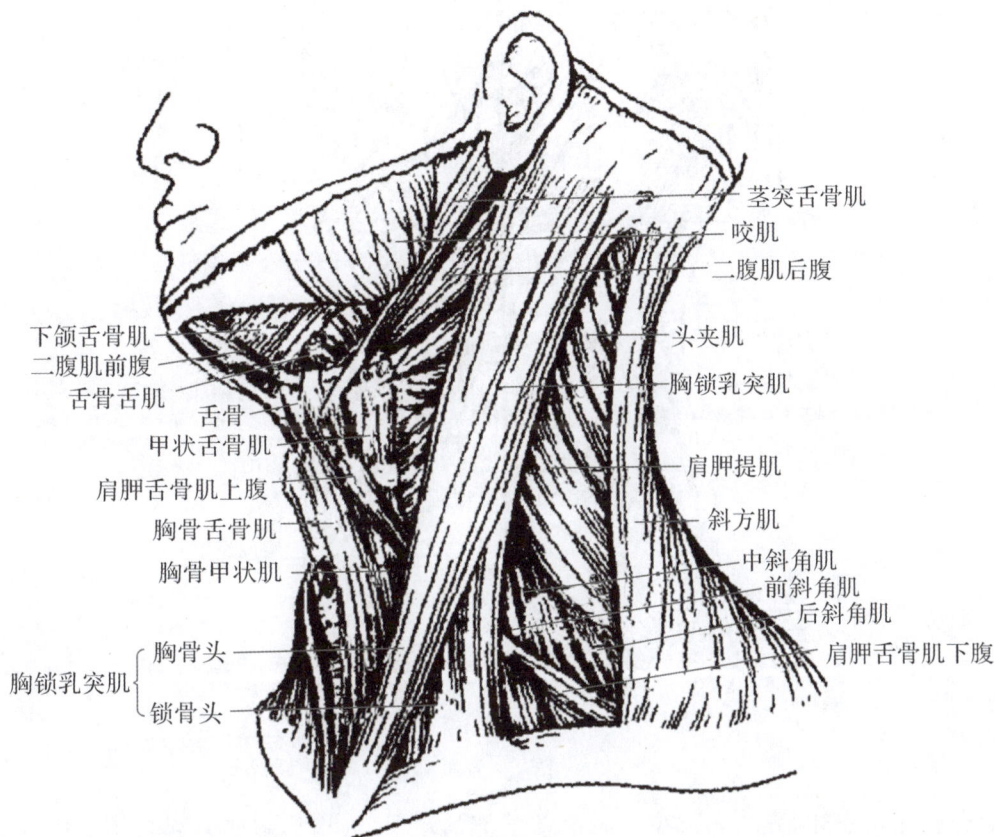

图 6-4 头颈部肌

(三)躯干肌

1.斜方肌(trapezius) 位于项部和背上部的浅层,为三角形的扁肌。以腱膜起自上项线、枕外隆凸、项韧带、第 7 颈椎棘突及全部胸椎棘突,上部纤维斜向外下方,中部纤维平行向外侧,下部纤维斜向外上方,止于锁骨外侧 1/3、肩峰和肩胛冈。作用为拉肩胛骨向脊柱靠拢,上部肌束可上提肩胛骨,下部肌束使肩胛骨下降;如果肩胛骨固定,一侧肌收缩使颈向同侧屈、脸转向对侧,两侧同时收缩可使头后仰。该肌瘫痪时,产生"塌肩"。

2.背阔肌(latissimus dorsi) 为全身最大的扁肌,位于背的下半部及胸的后外侧,以腱膜起自下 6 个胸椎棘突、全部腰椎棘突、骶正中嵴及髂嵴后部等,肌纤维向外上方集中,止于肱骨小结节嵴。收缩时,使肩关节后伸、内收及旋内;当上肢上举固定时,可引体向上。

3.竖脊肌(erector spinae) 位于脊柱两侧,斜方肌和背阔肌深面,起自骶骨背面,髂嵴后部和腰椎棘突肌纤维向外上分为 3 组,沿途止于肋骨、椎骨和颞骨乳突等。其一侧收缩可使脊柱向同侧屈,两侧同时收缩使脊柱后伸和仰头(图 6-5)。

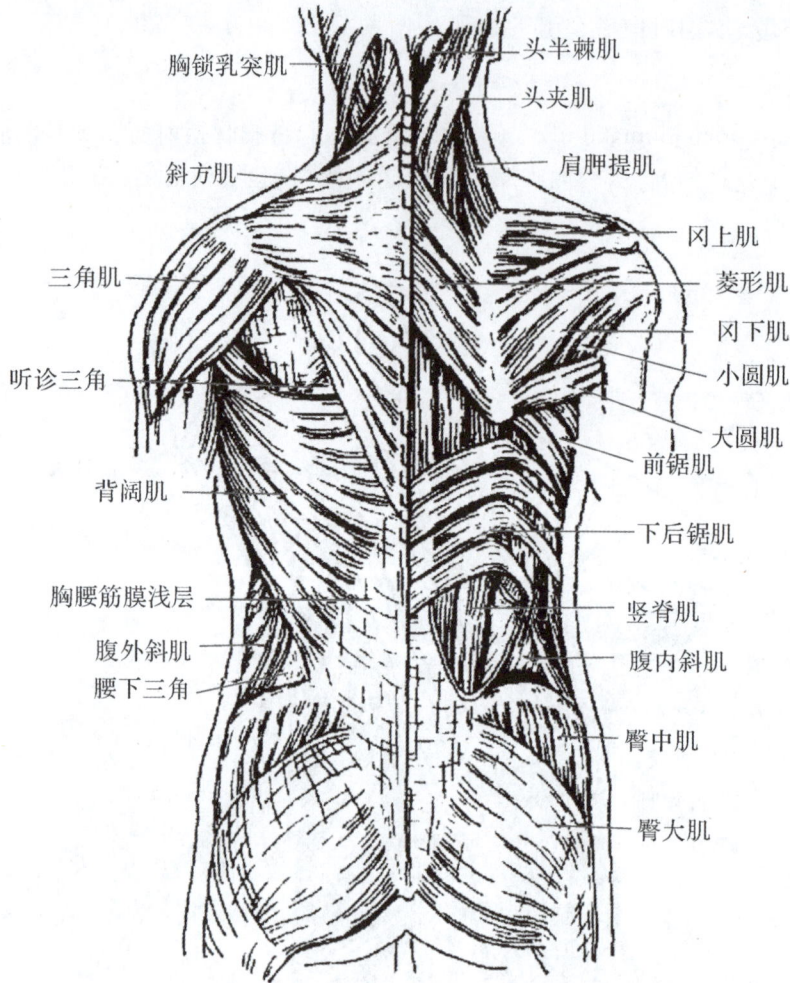

图 6-5　背肌

4.胸大肌(pectoralis major)　位于胸廓前上部的浅层,为扇形扁肌。起自锁骨内侧 2/3 段、胸骨和第 1~6 肋软骨等,各部肌束向外侧聚合,以扁腱于肱骨大结节嵴。收缩时,使肩关节内收、旋内和前屈;当上肢固定时,可牵引躯体向上,与背阔肌一起完成引体向上的动作,也可提肋助吸气(图 6-6)。

5.腹外斜肌(obliquus externus abdominis)　位于腹前外侧部浅层,为宽阔扁肌。以 8 个肌齿起自下 8 位肋骨的外面,与背阔肌及下部前锯肌的肌纤维交错,肌纤维斜向前下,后部肌束向下止于髂嵴前部,其余部位向前下移行为腱膜,经腹直肌前面,参与构成腹直肌鞘前层,止于白线。该肌可保护腹腔脏器,维持腹内压,协助排便、呕吐、咳嗽及分娩等活动。

6.腹直肌(rectus abdominis)　位于腹前壁正中线两侧,居腹直肌鞘中,上宽下窄。起自耻骨联合和耻骨嵴,肌束向上止于胸骨剑突和第 5~7 肋软骨的前面。肌的全长被 3~4 条横行的腱划分割为 4~5 部分肌腹。腱划为肌节愈合的痕迹,由结缔组织构成,与腹直肌鞘的前层紧密结合,在腹直肌的后面腱划不明显,不与腹直肌鞘的后层愈合,因而腹直肌的后面是游离的(图 6-7)。

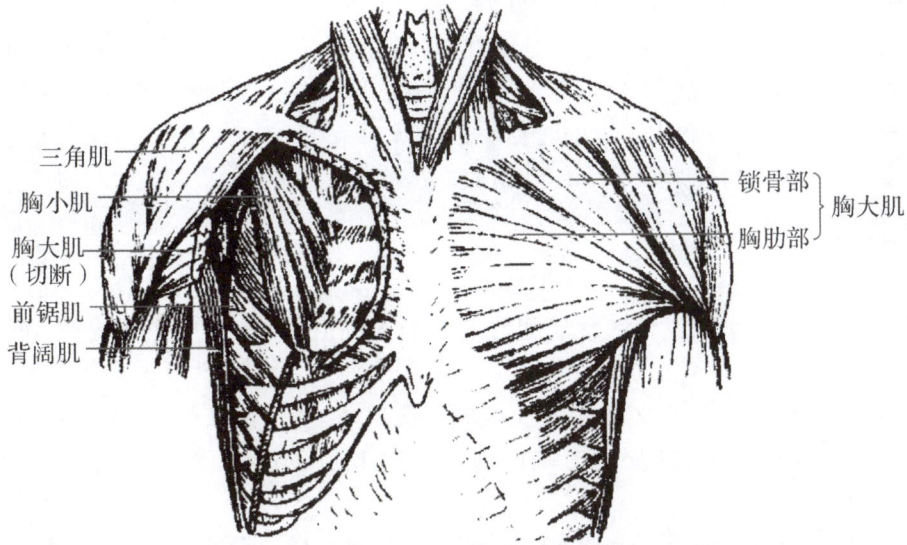

图 6-6　胸肌

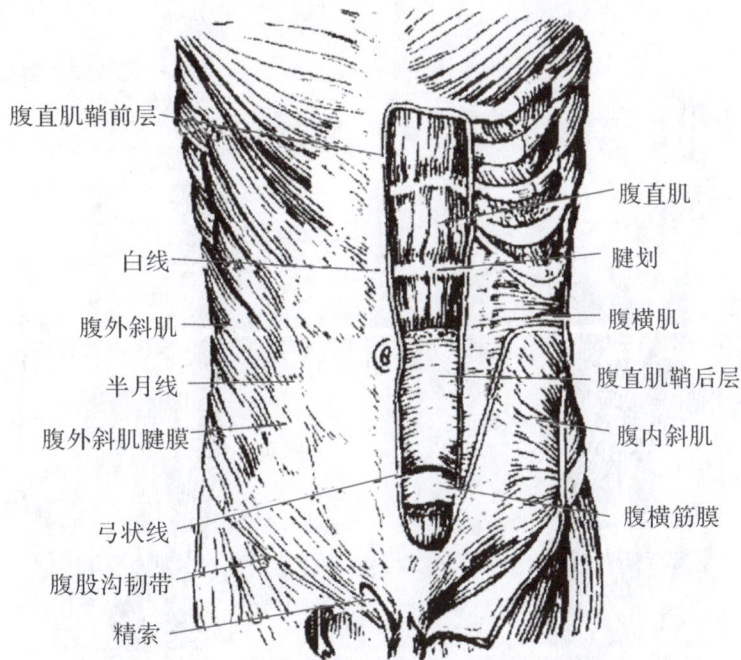

图 6-7　腹前外侧壁肌

（四）上肢肌

1. 三角肌（deltoid）　位于肩部，呈三角形。其起点与斜方肌的止点相对应，即锁骨外侧 1/3、肩峰和肩胛冈，肌束逐渐向外下方集中，止于肱骨体外侧的三角肌粗隆。该肌包绕肩关节的前、后和对侧面，形成肩部的圆隆外形，若此肌瘫痪萎缩，则肩峰突出于皮下，使肩部呈方形。主要作用是使肩关节外展，前部肌束可以使肩关节屈和旋内，后部肌束能使肩关节伸和旋外。

2. 肱二头肌（biceps brachii）　为臂的前群肌，呈梭形。近侧端有长、短两个头，长头以长腱起自肩胛骨盂上结节，通过肩关节囊，经肱骨结节间沟下降，周围包以结节间腱鞘；短头位于长头内侧，起自肩胛骨喙突。两头在臂下部合并成一个肌腹，向下移行为肌腱，止于桡骨粗隆。此肌收缩时,屈肘关节,当前臂在旋前位时能使其旋后。

3.肱三头肌(triceps brachii) 为臂的后群肌。近侧端有三个头,即长头、内侧头和外侧头,长头以扁腱起自肩胛骨盂下结节,向下于外侧头内侧、内侧头浅面下降;外侧头与内侧头分别起自肱骨后面桡神经沟外上方和内下方的骨面。三个头向下会合,以一坚韧的肌腱止于尺骨鹰嘴。作用是伸肘关节,长头还可使肩关节后伸和内收。

(五)下肢肌

1.臀大肌(gluteus maximus) 位于臀部肌的浅层,大而肥厚。起自髂骨翼外面和骶骨背面,肌束斜向下外,止于髂胫束和股骨的臀肌粗隆。此肌收缩时,使髋关节伸和旋外;下肢固定时能伸直躯干,防止躯干前倾。

2.缝匠肌(sartorius) 位于大腿前面及内侧面浅层,是全身最长的肌,呈扁带状。起自髂前上棘,经大腿前面斜向下内,止于胫骨上端的内侧面。此肌的作用是屈髋关节和膝关节,并使已屈的膝关节旋内。

3.股四头肌(quadriceps femoris) 位于大腿前面,是全身最大的肌,有四个头,即股直肌、股内侧肌、股外侧肌和股中间肌。股直肌起自髂前下棘;股内侧肌和股外侧肌分别起自股骨粗线内、外侧唇;股中间肌位于股直肌深面和股内、外侧肌之间,起自股骨体前面。四个头向下构成髌腱,包绕髌骨的前面和两侧,向下续为髌韧带,止于胫骨粗隆。此肌的作用是屈髋关节和伸膝关节(图6-8)。

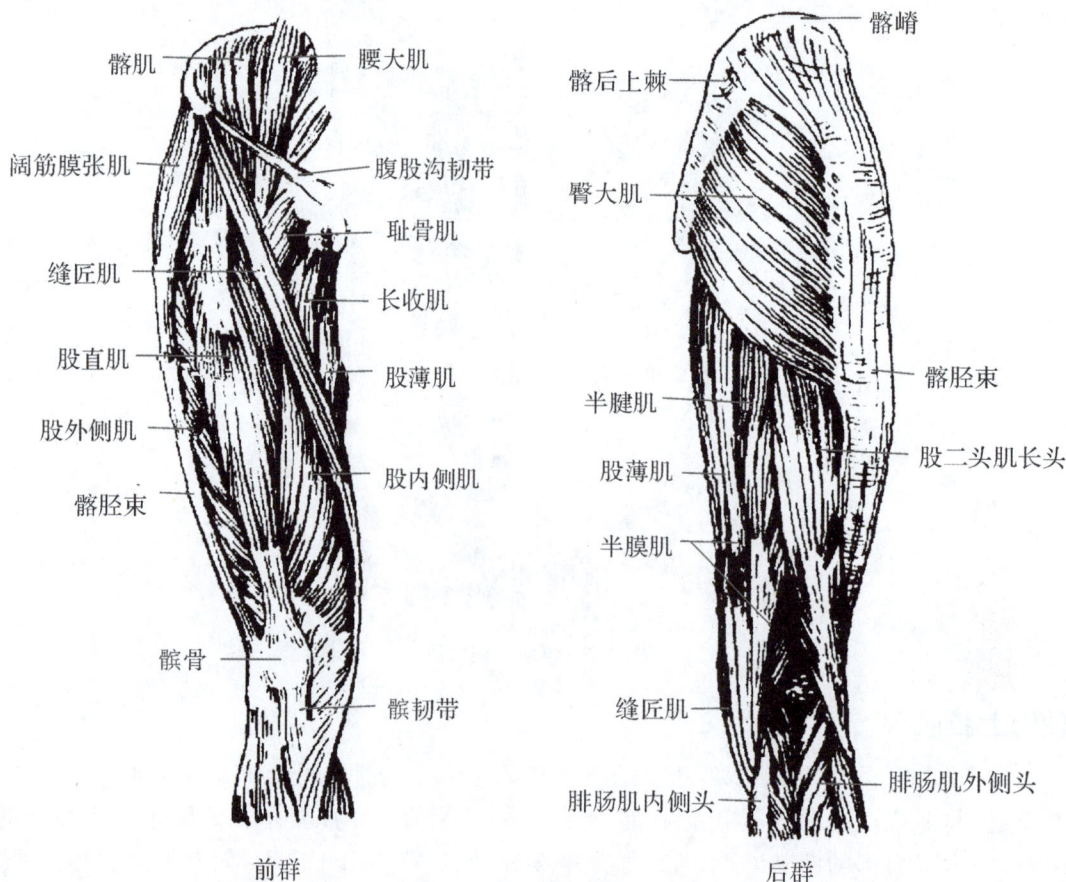

图 6-8　髋肌及大腿肌

4.股二头肌(biceps femoris) 位于股后部外侧。有长、短两个头,长头起自坐骨结节,短头起自股骨粗线,两头会合后,以长腱止于腓骨头。

5.半腱肌（semitendinosus）　位于股后部的内侧。肌腱细长，约占肌的下半，止于胫骨上端内侧。半腱肌是一块适合作转移肌瓣或肌皮瓣的供肌，临床常用来覆盖修补坐骨部压疮或外伤缺损。

6.半膜肌（semimembranosus）　位于半腱肌深面。上部是扁薄的腱膜，几乎占肌的一半，肌的下端以腱止于胫骨内侧髁的后面。后群肌的作用是屈膝关节和伸髋关节；屈膝时股二头肌可以使膝关节旋外，而半腱肌和半膜肌使膝关节旋内。

7.小腿三头肌（triceps surae）　由浅层的腓肠肌和深层的比目鱼肌构成。腓肠肌有内、外侧两个头，分别起自股骨内、外上髁后面，两头会合，约在小腿中点移行为腱性结构。比目鱼肌位置较深，起自腓骨和胫骨后面的上部，肌束向下移行为肌腱。两肌腱合成粗大的跟腱止于跟骨。小腿三头肌收缩时，屈踝关节和膝关节；站立时可固定上述二关节，防止身体前倾（图 6-9）。

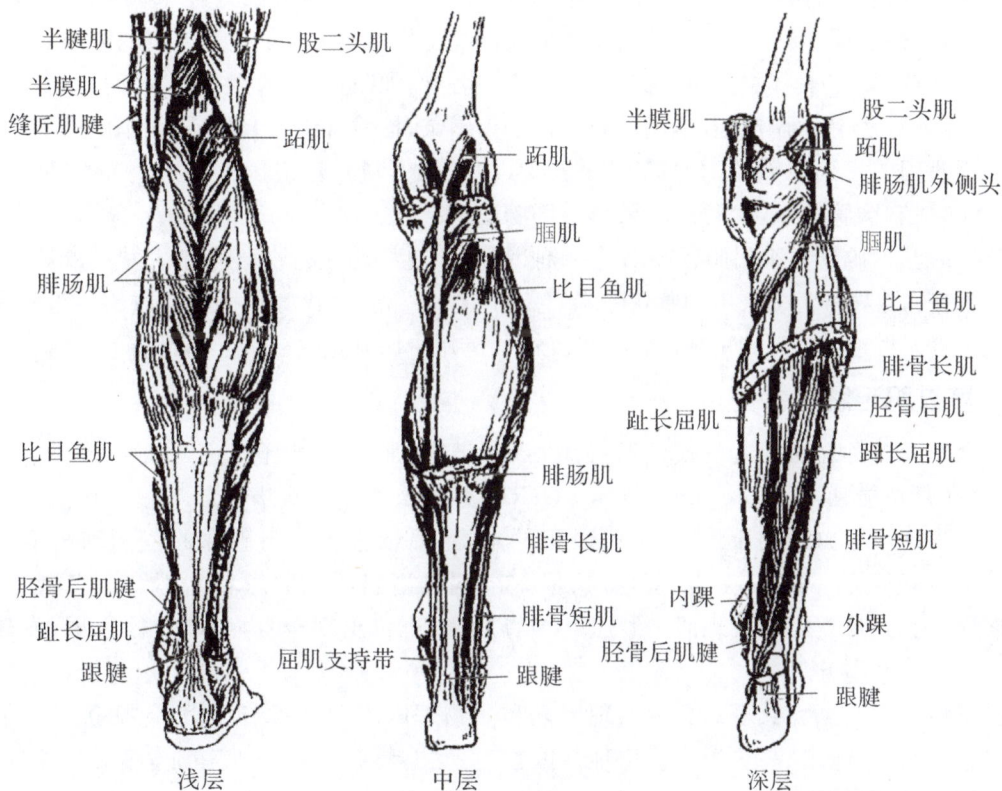

图 6-9　小腿后群肌

第二节　骨骼肌的常见疾病与防治

临床上，骨骼肌相关的疾病诸多，主要有多发性肌炎、重症肌无力、肌强直、先天性肌营养不良、肌萎缩等。当身体感到不适时，应及时到医院进行检查，并予以相应治疗。

（一）多发性肌炎

1.概念　多发性肌炎是一种以肌无力、肌痛为主要症状的自身免疫性疾病。

2.临床表现　病前多有感染或低热，主要表现为进展速度快慢不一的对称性近端肌无力，在数周至数月内逐渐出现上肢带肌、髋肌、四肢近端无力。蹲位站立和双臂上举困难，常伴有肌肉关节部疼痛、酸痛和压痛；颈肌无力者抬头困难，咽喉部肌无力者出现吞咽困难和发音障碍；若呼吸肌无力,可表现为胸闷甚至呼吸困难。

3.主要病因　感染病毒、细菌、寄生虫等病原微生物可导致多发性肌炎。

4.疾病防治　疾病发作时,需避免重体力活动,注意休息。也可采用糖皮质激素等治疗,以抑制炎症反应,改善症状。当激素治疗无显著疗效时,还可以给予免疫抑制剂,病情严重时也可采用静脉滴注丙种球蛋白或血浆置换疗法。

(二)重症肌无力

1.概念　由神经-肌接头处传递功能障碍所引起的自身免疫性疾病。患病率为$(77\sim150)/100$万,女性患病率大于男性,各年龄段均有发病,儿童 $1\sim5$ 岁居多。

2.临床表现　部分或全身骨骼肌无力和易疲劳,活动后症状加重,经休息后症状减轻。发病初期往往感到眼或肢体酸胀不适,或视物模糊,容易疲劳,天气炎热或月经来潮时疲乏加重。随着病情发展,骨骼肌明显疲乏无力,尤其在下午或傍晚劳累后肌无力加重,晨起或休息后减轻,此种现象称为"晨轻暮重"。具体根据累及部位不同,表现各异,如眼皮下垂、视物模糊、眼球转动不灵活、苦笑面容,咀嚼无力、饮水呛咳、吞咽困难,颈软、抬头困难,抬臂、梳头、上楼梯、上车困难等。

3.主要病因　发病原因尚不明确,普遍认为与感染、药物、环境因素有关。重症肌无力患者中,$65\%\sim80\%$ 有胸腺增生,$10\%\sim20\%$ 伴发胸腺瘤。

4.疾病防治　临床常采用胆碱酯酶抑制剂、免疫抑制剂、血浆置换、静脉注射免疫球蛋白等进行治疗。伴有胸腺异常者多采用胸腺切除术,患者胸腺切除后症状可获得明显改善。近年来,中医药治疗重症肌无力越来越得到重视,诸多研究发现,运用中医理论,整体调节,可有效改善该病症状。

(三)横纹肌溶解综合征

1.概念　由各种原因引起的横纹肌细胞溶解、破坏,肌内容物释放进入血液循环,可引起高钾血症、急性肾功能衰竭(acute renal failure,ARF)等危及生命的疾病。

2.临床表现　可以无临床症状,也可以很严重,主要依赖于肌肉破坏的范围和程度,典型的横纹肌溶解三联征为肌痛、肌无力、茶色尿,但是出现典型三联征的患者并不多。患者一般主诉为肌肉疼痛、无力,检查时可发现肌肉肿胀并伴有触痛,也可出现全身症状,如棕色尿、发热、全身不适、腹痛、恶心和呕吐等。

3.主要病因　病因大致可划分为物理因素和非物理因素,其中物理因素包括挤压与创伤、运动及肌肉过度活动、电击、高热等。非物理性因素有药物、毒物、感染、电解质紊乱、自身免疫性疾病、内分泌及遗传代谢性疾病等。

4.疾病防治　目前公认的治疗原则包括尽快去除病因,及早给予大量补液,防治危重并发症。尽早大量静脉补液,是横纹肌溶解首要的治疗措施,补液的同时应监测患者的生命体征、出入量,避免补液过多。此外,还可以通过渗透性利尿和碱化尿液,使尿 pH>6.5 以减少肌红蛋白对肾小管的毒性,并增强肾小管对肌红蛋白管型的净化。若合并严重的高钾血症、严重代谢性酸中毒时,应考虑进行血液透析治疗。

思考题

1.肌的形态有哪些,分别分布在什么位置?

2.以大腿部肌肉为例,解释何谓拮抗肌、何谓协同肌?

3.骨骼肌萎缩的病因有哪些,萎缩时一般会出现哪些临床表现,如何防止骨骼肌萎缩的发生或进展?

学习要点

1. 心脏的形态、位置及体表投影。
2. 心脏的各腔及血流方向。
3. 心壁的结构及心的传导系统。
4. 心脏常见病的防治。

心(heart)属于心血管系统中的动力器官,其通过节律性地收缩和舒张,像"泵"一样不停地将血液从静脉吸入,由动脉射出,推动血液不停地循环流动。

一、形态

心是一个中空的肌性器官,形似倒置的、前后略扁的圆锥体,大小与本人拳头相似。在中国,成年男性正常心重为(284±50)g,女性为(258±49)g,但心重可因年龄、身高、体重和体力活动等因素的不同而有差异。

心可分为一尖、一底、两面、三缘,表面尚有三条沟。

1. 心尖 朝向左前下方,由左心室构成,圆钝而游离。其体表投影在左侧第5肋间隙、锁骨中线内侧1~2cm处。活体上在此处可扪及心尖的搏动。

2. 心底 朝向右后上方,主要由左心房和小部分右心房构成,与出入心的大血管干相连,故心底比较固定。

3. 两面 胸肋面又称前面,朝向前上方,大部分由右心房和右心室构成(图7-1)。膈面又称下面,朝向后下方,邻接膈,大部分由左心室、小部分由右心室构成(图7-2)。

4. 三缘 右缘垂直向下,由右心房构成,向上延续为上腔静脉。左缘钝圆,斜向左下,主要由左心室构成。下缘接近水平位,由右心室和心尖构成。

5. 三条沟 心表面有三条浅沟,沟内有血管走行并被脂肪组织覆盖,可作为心腔在心表面的分界线。冠状沟靠近心底处,呈冠状位,近似环形,前方被肺动脉干所中断,是心房与心室在心表面的分界线。在心室的胸肋面和膈面各有一条自冠状沟延伸至心尖右侧的浅沟,分别称为前室间沟和后室间沟,前、后室间沟是左、右心室在心表面的分界线。

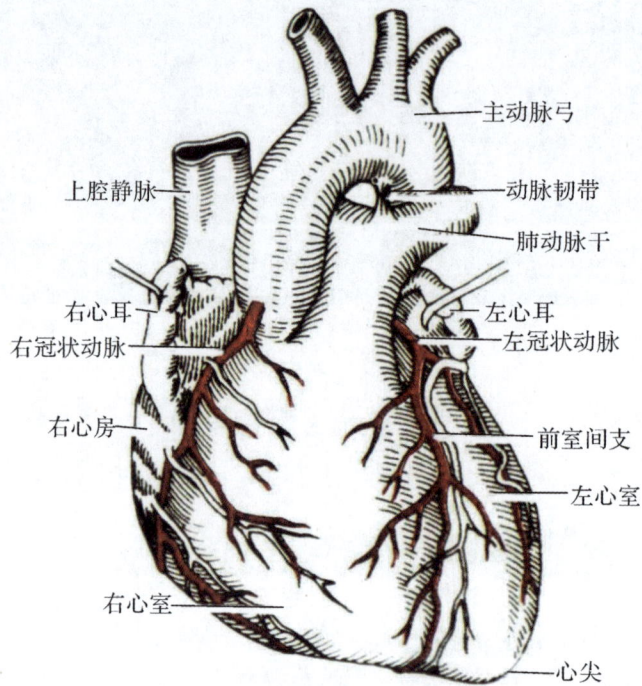

图 7-1　心的外形和血管(胸肋面)

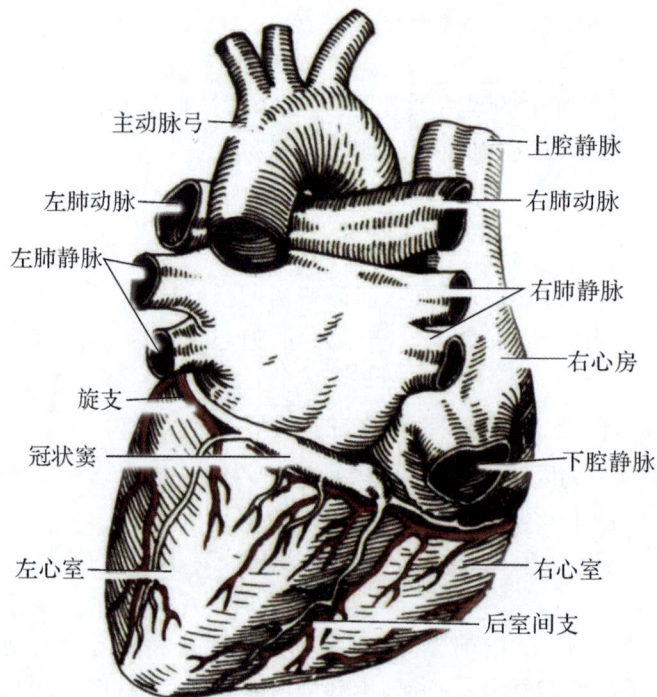

图 7-2　心的外形和血管(膈面)

二、位置和体表投影

心位于胸腔纵隔内,外裹以心包,约 2/3 位于正中线的左侧,1/3 位于正中线的右侧。前方对向胸骨体和第 2～6 肋软骨,后方平对第 5～8 胸椎,两侧与胸膜腔和肺相邻,上方连接出入心的大血管,下方邻膈(图 7-3)。

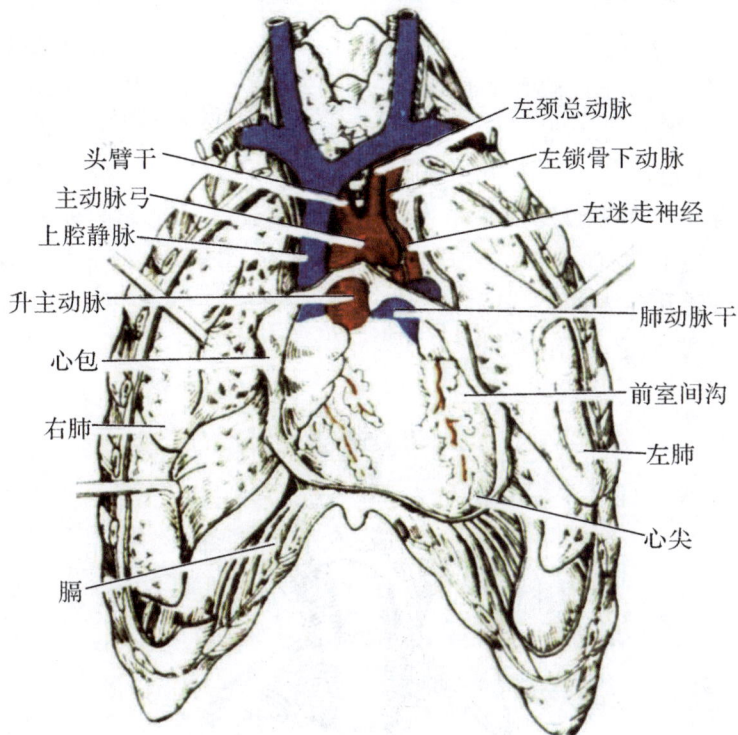

图 7-3 心的位置

心在胸前壁的体表投影可用四点及连线来确定(图 7-4)。

1.左上点 在左侧第 2 肋软骨下缘,距胸骨左缘 1.2cm 处。

2.右上点 在右侧第 3 肋软骨上缘,距胸骨右缘 1.0cm 处。

3.左下点 在左侧第 5 肋间隙,距前正中线 7～9cm(或左锁骨中线内侧 1～2cm)处。

4.右下点 在右侧第 6 胸肋关节处。

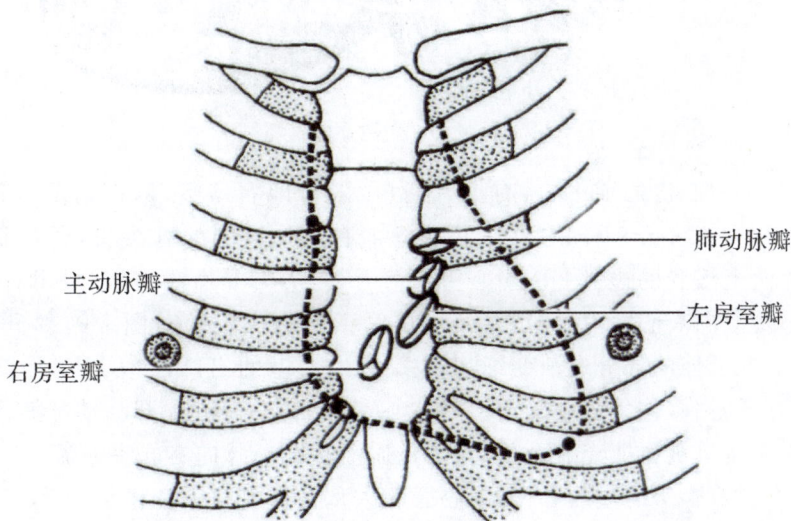

图 7-4 心的体表投影

三、心的各腔

心内部被房间隔和室间隔分为互不相通的左、右两半,每半又分为上方的心房和下方的心室,故有左心房、右心房、左心室和右心室 4 个心腔。同侧心房与心室之间借房室口相通,左、右心房之间有房间隔,左、右心室之间有室间隔。

1. 右心房　位于心的右上方,壁薄腔大,其向左前方突出的部分称为右心耳。右心房有 3 个入口和 1 个出口:上方有上腔静脉口,下方有下腔静脉口,下腔静脉口与右房室口之间有冠状窦口,它们分别引导人体上、下半身和心壁的血液汇入右心房;出口是右房室口,右心房的血液由此流入右心室。

在房间隔右侧面的下部有一卵圆形浅窝,称为卵圆窝。胎儿时期此处为卵圆孔,左、右心房借此孔相通。出生后此孔逐渐封闭,遗留的凹陷称为卵圆窝。如果出生后 1 年左右此孔仍未封闭,是常见的先天性心脏病之一(图 7-5)。

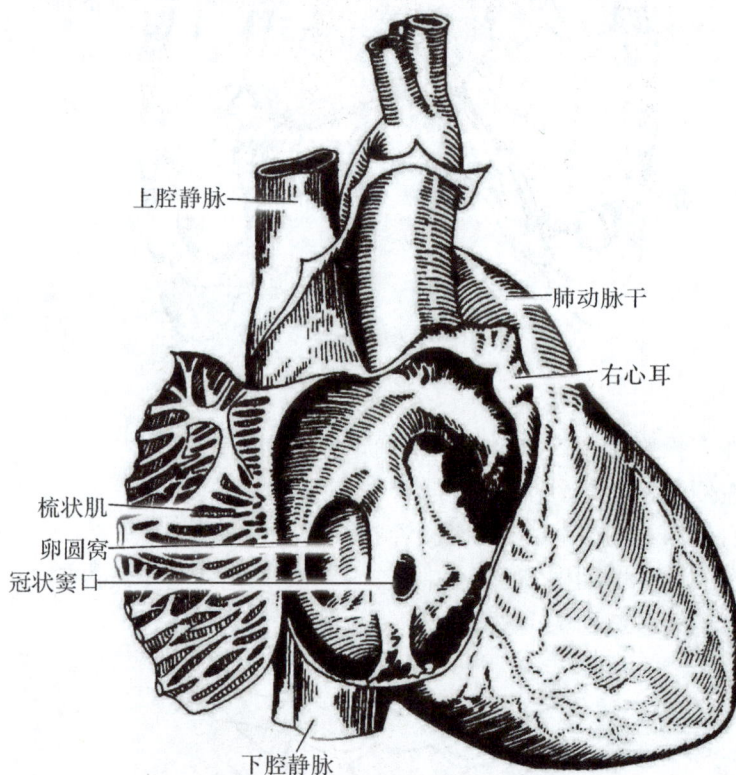

上腔静脉

肺动脉干

右心耳

梳状肌
卵圆窝
冠状窦口

下腔静脉

图 7-5　右心房

2. 右心室　位于右心房的前下方,有出入两口:入口即右房室口,口周围的纤维环上附有 3 片三角形的瓣膜,称为三尖瓣,垂向右心室。室壁上有 3 个突起的乳头肌,乳头肌尖端有数条腱索,分别连于相邻两个瓣膜的边缘上。当心室收缩时,三尖瓣受血流推挤,封闭右房室口,由于腱索的牵引,瓣膜不致翻向右心房,可防止血液从右心室向右心房逆流(图 7-6)。

右心室向左上方延伸的部分逐渐变细,其上端即右心室的出口,称为肺动脉口,口周围附有 3 个袋口向上的半月形瓣膜,称为肺动脉瓣。当右心室收缩时,血流冲开肺动脉瓣,进入肺动脉;当右心室舒张时,瓣膜袋口被血液充盈而关闭,防止血液从肺动脉向右心室逆流。

3. 左心房　位于右心房的左后方,构成心底的大部。左心房有 4 个入口和 1 个出口:入口均为肺静脉口,即左上、左下肺静脉口和右上、右下肺静脉口;出口是前下方的左房室口,左心房的血液由此流向左心室(图 7-7)。

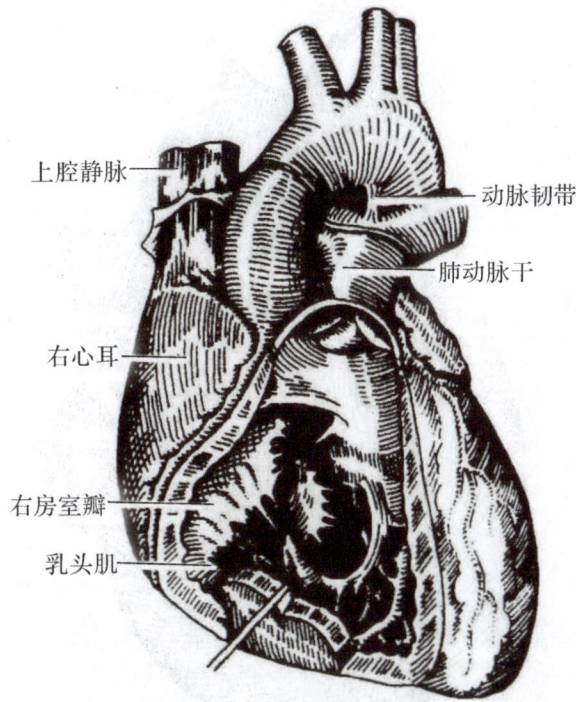

图 7-6　右心室

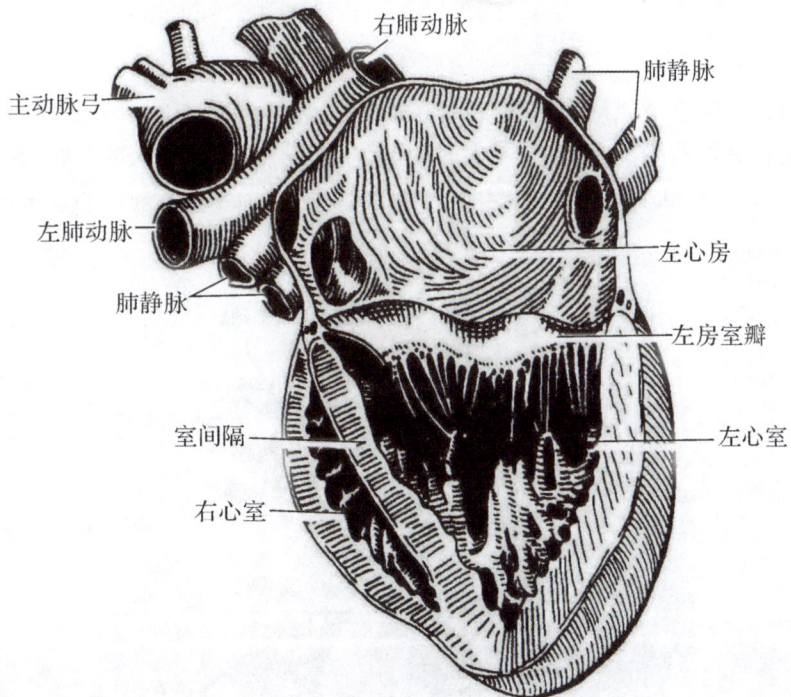

图 7-7　左心房

4.左心室　位于右心室的左后方,构成心尖及心左缘。左心室有出入两口:入口即左房室口,口周围的纤维环上有两片近似三角形的瓣膜,称为二尖瓣,防止血液从左心室向左心房逆流。出口位于前内侧部,称为主动脉口,口周围也有 3 个半月形瓣膜,称为主动脉瓣,防止血液从主动脉向左心室逆流(图 7-8)。

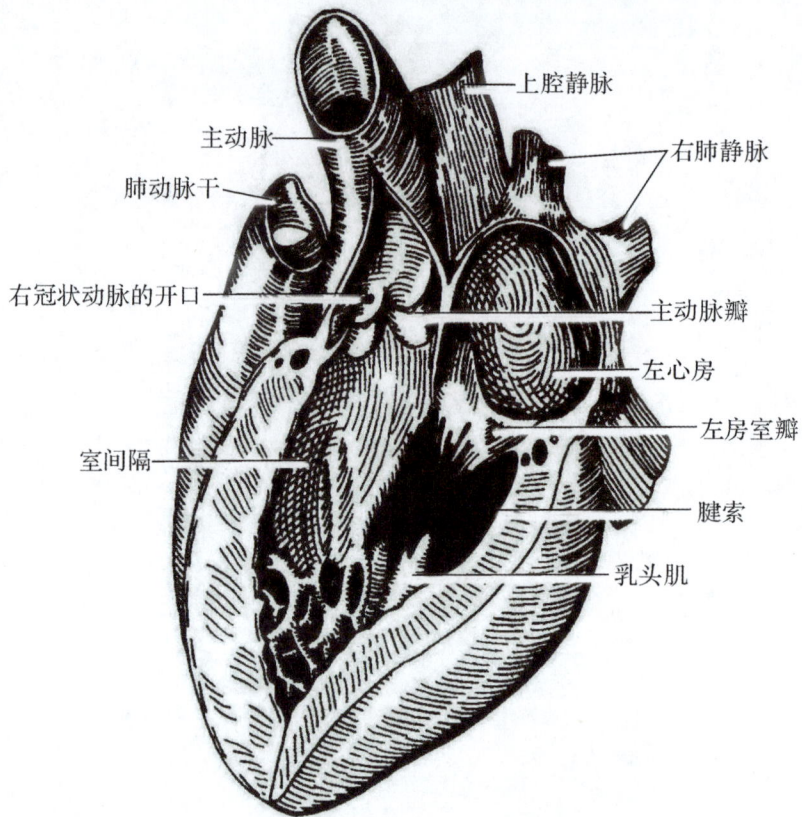

图 7-8　左心室

　　心像一个"血泵"，瓣膜类似闸门，它们保证了心内血液的定向流动。两侧的心房和心室分别同步收缩与舒张，当心室收缩时，二尖瓣和三尖瓣关闭，主动脉瓣和肺动脉瓣开放，血液由心室射入动脉；当心室舒张时，二尖瓣和三尖瓣开放，主动脉瓣和肺动脉瓣关闭，血液由心房流入心室（图 7-9）。

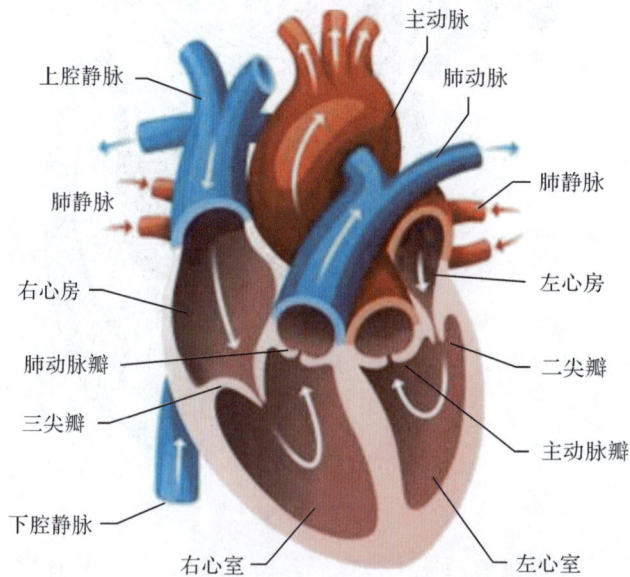

图 7-9　心各腔的血流方向

四、心壁的结构

心壁的结构分三层，从内到外依次为心内膜、心肌膜和心外膜。

1.心内膜　可分为内皮、内皮下层和心内膜下层。内皮薄而光滑，与出入心脏的大血管内皮相连续；内皮下层主要由细密的结缔组织构成；心内膜下层为较疏松的结缔组织，其中含有小血管和神经。在心室的心内膜下层内有浦肯野纤维。

2.心肌膜　主要由心肌构成，是心壁三层结构中最厚的一层。心房肌较薄，心室肌较厚，左心室最厚。心肌纤维呈螺旋状排列，大致可分内纵行、中环行和外斜行三层（图7-10）。

在部分心房肌纤维内，可见分泌颗粒，称心房特殊颗粒。此种颗粒含有心钠素，具有利尿、排钠、扩张血管和降血压、改善心律失常和调节心功能的作用。此外，心肌纤维还能产生和分泌多种激素和生物活性物质。因此，心脏不仅是循环系统的动力器官，而且还具有重要的内分泌功能。

3.心外膜　是浆膜性心包的脏层，表面由间皮覆盖，间皮下面是薄层结缔组织，与心肌膜相连。

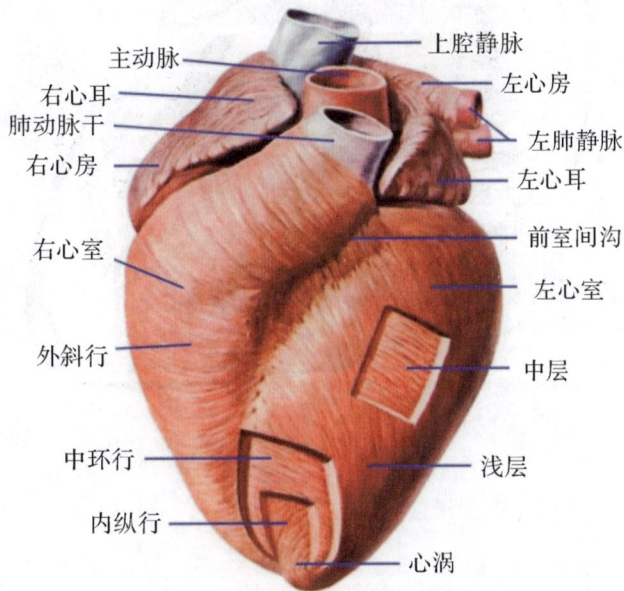

图 7-10　心壁结构模式图

五、心的传导系统

心壁含有由特殊分化的心肌细胞组成的传导系统，包括窦房结、房室结、房室束及其各级分支，其功能为产生兴奋、传导冲动和维持心的正常节律性搏动（图7-11）。

1.窦房结　位于上腔静脉与右心耳之间心外膜的深面，呈椭圆形，是心的正常起搏点。

2.房室结　位于冠状窦口与右房室口之间心内膜的深面，呈扁椭圆形，从前下方发出房室束，进入室间隔。房室结的主要功能是将窦房结传来的冲动传向心室，保证心房收缩后再开始心室的收缩，是重要的次级起搏点，许多复杂的心律失常在该处发生。

3.房室束　自房室结发出后进入室间隔膜部，至室间隔肌部上缘分为左、右束支。房室束是连接心房和心室的唯一通路。

4.左、右束支　分别沿室间隔左、右侧心内膜深面下行至左、右心室。左、右束支在心室的心内膜深面分散成许多细小的分支,交织成网,称为浦肯野纤维网,与心室的心肌细胞相连。

心的自动节律性兴奋由窦房结开始,借纤维传到左、右心房,使心房肌收缩;同时兴奋又借结间束传到房室结,再经房室束、左右束支、浦肯野纤维网至心室肌,使心室肌也开始收缩。如果心传导系统功能失调,就会导致心律失常。

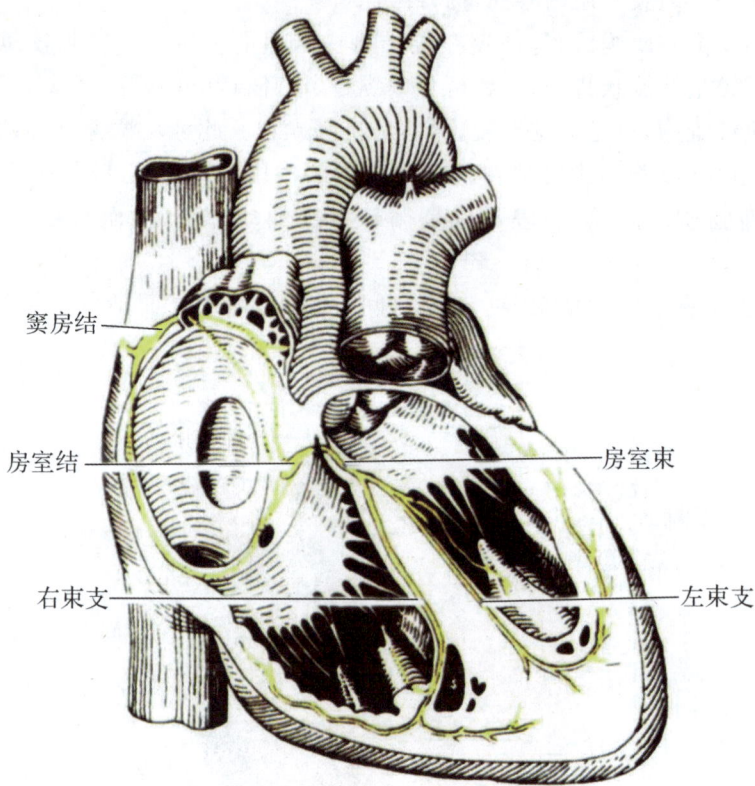

图 7-11　心的传导系统

六、心的血管

心的血液供应来自左、右冠状动脉,血液的回流绝大多数经冠状窦汇入右心房,一部分直接流入右心房,极少部分流入左心房和左、右心室。心本身的循环称为冠状循环。虽然心仅占体重的约 0.5%,但其总的冠脉血流量占心输出量的 4%~5%(图 7-1)。

(一)冠状动脉

1.左冠状动脉　起自升主动脉起始部的左侧壁,在肺动脉干与左心耳之间左行,随即分为前室间支和旋支。前室间支沿前室间沟下行,绕过心尖右侧,至后室间沟下部与右冠状动脉的后室间支吻合。旋支,又称左旋支,沿冠状沟左行,绕过心左缘至左心室膈面。左冠状动脉分支分布于左心房、左心室、室间隔前 2/3 和右心室前壁一部分。

2.右冠状动脉　起自升主动脉起始部的右侧壁,经右心耳与肺动脉干之间进入冠状沟向右行,绕过心右缘至冠状沟后部分为后室间支和右旋支。后室间支沿后室间沟下行,至其下部与前室间支末梢吻合。右旋支较细小,继续向左行。右冠状动脉分支分布于右心房、右心室、室间隔后 1/3 和左心室膈面一部分,此外还分布于窦房结和房室结。

(二)心的静脉

心的静脉大部分都汇集于冠状窦(coronary sinus),再经冠状窦口注入右心房;小部分直接注入心腔。冠状窦位于心膈面的冠状沟内,左心房和左心室之间,其主要属支有三条。

1.心大静脉　起自心尖,沿前室间沟上行至冠状沟,向左行绕至心膈面,注入冠状窦左端。

2.心中静脉　起自心尖,沿后室间沟上行至冠状沟,注入冠状窦右端。

3.心小静脉　在冠状沟内与右冠状动脉伴行,向左注入冠状窦右端。

七、心包

心包(pericardium)为包裹心和出入心大血管根部的纤维浆膜囊,可分为纤维心包和浆膜心包两部分(图7-12)。

纤维心包为心包外层,是坚韧的结缔组织囊,上方与出入心的大血管外膜相移行,下方与膈的中心腱愈着。纤维心包可防止心过度扩张,以保持血容量相对恒定。浆膜心包薄而光滑,位于纤维心包的内面,可分为脏、壁两层。脏层紧贴在心肌的表面,即心外膜;壁层贴在纤维心包的内面。脏、壁两层在出入心的大血管根部相互移行,两层之间的潜在性腔隙称为心包腔,内含少量浆液,起润滑作用,可减少心搏动时的摩擦。

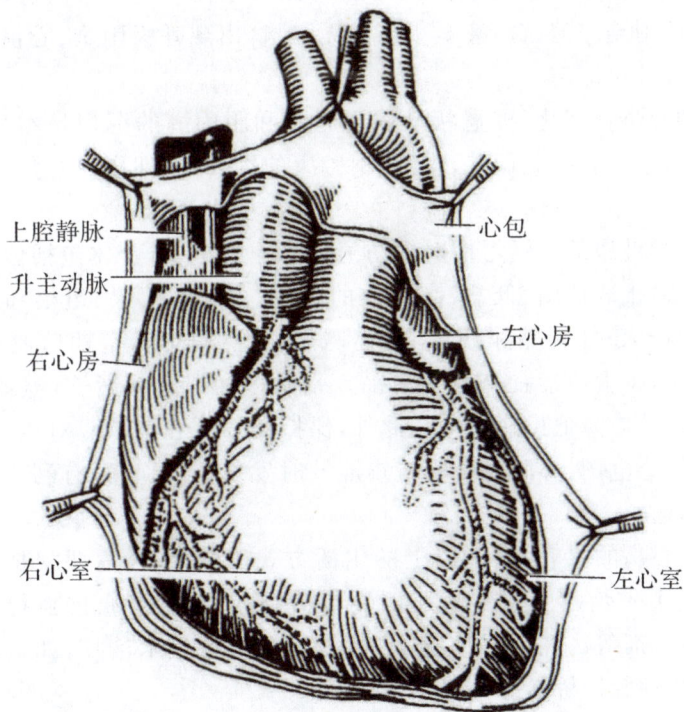

图7-12　心包

八、常见疾病与防治

(一)心律失常

1.概念　心律失常是由于窦房结激动异常或激动产生于窦房结以外,激动的传导缓慢、阻滞或经异常通道传导,即心脏活动的起源和(或)传导障碍导致心脏搏动的频率和(或)节律异常。

2.临床表现　心慌、心悸、头晕、头痛、呼吸急促、胸闷、胸痛、恶心、出汗、易疲劳,严重者可出现晕厥,甚至猝死。具体表现因人而异。有些心律失常可能没有明显的症状,这与失常类型、严重程度以及患者的个体差异等相关。

3.主要病因　先天性心脏病或心脏结构异常、各种器质性心脏病(冠心病、心肌梗死、心肌炎、心肌病等)、电解质失衡(如钾、钙、镁等离子水平异常)、高血压、内分泌失调(如甲状腺功能亢进)、过度饮酒、吸烟、咖啡因摄入以及精神心理因素均可导致该病发生。

4.疾病防治　心律失常的治疗取决于失常的类型、严重程度和患者的整体健康状况。常见的防治方法有以下几种。

(1)药物治疗　使用抗心律失常药物,如β受体阻滞剂、钙通道阻滞剂等。

(2)电击复律　对于某些严重的心律失常,如心房颤动或心室颤动,可以使用电击复律来恢复正常心律。

(3)心脏导管消融术　对于某些类型的心律失常,如室性心动过速或房性心动过速,可以通过导管消融术去除异常的心脏组织,恢复正常的心律。

(二)冠状动脉粥样硬化性心脏病

1.概念　冠状动脉血管发生动脉粥样硬化病变,引起血管腔狭窄或阻塞,造成心肌缺血、缺氧或坏死而导致的心脏病,简称为"冠心病"。

2.临床表现　胸痛,通常表现为心前区疼痛,胸部压迫感、紧绷感或憋闷感。疼痛从胸骨后或心前区开始,向上放射至左肩、臂,甚至小指和无名指,出现呼吸困难、心慌、心律不齐、乏力、疲劳,休息或含服硝酸甘油可缓解。

3.主要病因　动脉粥样硬化,即冠状动脉内脂肪和胆固醇的沉积是本病的主要病因。其他如高血压、高胆固醇水平、糖尿病、肥胖、吸烟、不健康的饮食、长期压力及焦虑等都是引起该病的因素。

4.疾病防治　科学健康的生活习惯对预防冠心病非常重要,具体包括健康的饮食、适当的体育锻炼等。建议日常多摄入低脂、低盐、高纤维的食物,如新鲜蔬果、粗粮和鱼类等,减少饱和脂肪酸和反式脂肪酸的摄入;如为糖尿病患者,还需严格控制血糖,定期监测血糖;如为高血压患者,还需定期监测血压,少食或禁食腌制类食品。平常多加强运动锻炼,养成饭后散步或定期运动的良好习惯,防止肥胖以降低患病风险。此外,保持良好的心态以应对压力和定期开展心脏相关的检查也非常重要,心电图、心脏超声等检查能及时发现心脏隐患,有利于尽早治疗潜在的心脏问题。

对于已经患有冠心病的患者,除了以上的生活方式改变外,还需要根据医生的建议进行药物或手术治疗。药物治疗可能包括硝酸酯类药物、抗血栓药物、降脂药、钙通道阻断剂等。在某些情况下,可能需要进行手术治疗,如冠状动脉支架植入术、冠状动脉搭桥术等。

7-1 冠状动脉
狭窄及治疗

❖ 知识拓展

房间隔缺损

房间隔缺损(ASD)是指原始房间隔在胚胎发育过程中出现异常,致左、右心房之间遗留孔隙,造成左右心房血流异常交通的先天性疾病。房间隔缺损是先天性心脏病的常见类型,占先天性心脏病的10%～15%。

　　房间隔缺损分为原发性和继发性两种,继发性房间隔缺损较常见。根据缺损出现的部位,继发性房间隔缺损分为中央型(卵圆窝型)、上腔型(静脉窦型)、下腔型和混合型四种类型。

　　房间隔缺损的症状与缺损大小有关。缺损大的,出现症状早;缺损小的(缺损小于 5mm),可长期无症状,或到成年后才出现症状,表现为活动后心悸、气急,有咳嗽等呼吸道感染症状。若病变未及时矫正,长期右心负担加重可使症状加重,出现活动后昏厥、右心衰竭、咯血、发绀等,发展成为艾森门格综合征。

　　一般根据患者的典型体征,结合心电图、胸部 X 线和心脏超声检查可诊断房间隔缺损。超声心动图和彩色多普勒检查可确立诊断。缺损小于 5mm 的房间隔缺损,一般不会对患儿心脏功能及生长发育产生不良影响,可以无需治疗。对于缺损大于 5mm 的房间隔缺损,一般采取手术治疗,手术方法多在体外循环下行直视修补术。继发性房间隔缺损的,手术效果明显,多数患者术后症状消失,能正常参加工作和学习。

思考题

　　1.心脏的内腔包括哪些,各有哪些结构特点?

　　2.正常时血液在心内的流向是怎样的? 保证血液正常定向流动的结构有哪些?

　　3.什么是心的传导系统,各有什么功能?

　　4.心的体表投影及心脏的听诊部位分别在何处?

第八章 | 脉管的结构与疾病

根据功能不同血管分动脉、静脉和毛细血管,均为中空性器官,内含血液。通过血液循环,运送营养物质、氧气,以及二氧化碳等代谢产物,维持全身各器官、组织的生理活动。

第一节 动脉的结构与疾病

动脉(artery)是运送血液离心的管道。动脉由心室发出,在行程中不断分支,越分越细,最后移行为毛细血管。动脉根据管径大小和管壁结构特点,分为大动脉、中动脉、小动脉和微动脉四种。大动脉管壁富有弹性膜和弹性纤维,弹性回缩力强,又称弹性动脉。当心室收缩向动脉内射血时,大动脉的管腔扩大;当心室舒张时,管壁弹性回缩,推动血液继续向前流动。中、小动脉管壁平滑肌发达,在神经体液调节下,通过平滑肌的收缩或舒张改变其管腔大小,从而影响局部血流量和血流阻力,以维持和调节血压。

一、肺循环的动脉

肺动脉干位于心包内,系一粗短的动脉干,起自右心室,在主动脉的前方向左后上方斜行,至主动脉弓的下方分为左、右肺动脉。左肺动脉较短,在左主支气管的前方横行,而后分上、下两支分别进入左肺上叶和下叶。右肺动脉较长且粗,经升主动脉和上腔静脉的后方向右横行,至右肺门处分为上、中、下三支分别进入右肺的上叶、中叶和下叶。肺动脉干分叉处稍左侧至主动脉弓下缘有一纤维性结缔组织索,称动脉韧带,是胚胎时期动脉导管闭锁的遗迹。动脉导管若在出生后 6 个月尚未闭锁,则称为动脉导管未闭,是常见的先天性心脏病。

二、体循环的动脉

(一)主动脉

主动脉为体循环的动脉主干,由左心室发出,按行程可分为升主动脉、主动脉弓和降主动脉三部分(图 8-1)。

1.升主动脉　起自左心室主动脉口,向右前上方斜行,至右侧第 2 胸肋关节后方移行为主动脉弓。升主动脉起始部发出左、右冠状动脉。

2.主动脉弓　续于升主动脉,呈凸向上的弓形,弯向左后方,至第 4 胸椎体下缘水平向下移行为降主动脉。从主动脉弓上发出的分支由右向左分别为头臂干、左颈总动脉和左锁骨下动脉。头臂干为一粗短的动脉干,向右上斜行至右胸锁关节后方,分为右颈总动脉和右锁骨下动脉。

3.降主动脉　为主动脉最长的一段,续于主动脉弓,沿脊柱左前方下行,逐渐转至其前方,至第 12 胸椎高度穿过膈的主动脉裂孔至腹腔,在第 4 腰椎体下缘水平分为左、右髂总动脉。以膈为界,降主动脉位于主动脉裂孔以上的部分称为胸主动脉,位于主动脉裂孔以下的部分称为腹主动脉。

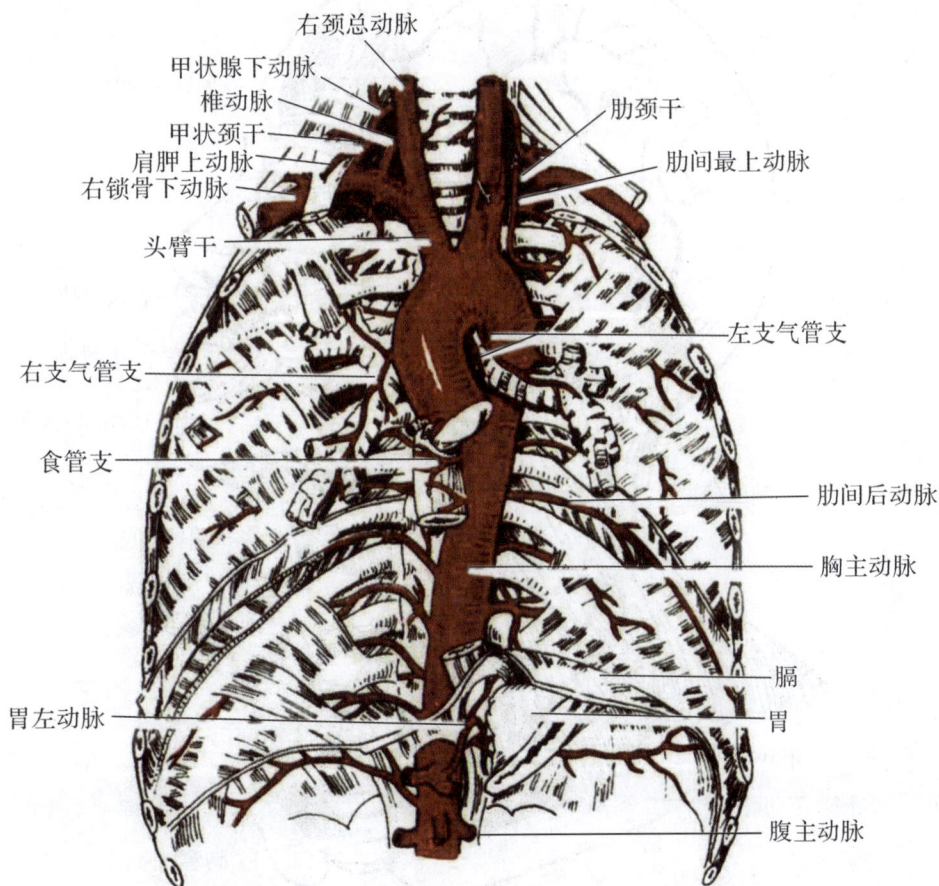

图 8-1　主动脉及其分支

(二)头颈部的动脉

1.颈总动脉　是头颈部的动脉主干,左右各一。左颈总动脉起自主动脉弓,右颈总动脉起自头臂干。它们均经胸锁关节后方,沿食管、气管、喉的外侧上升,至甲状软骨上缘水平分为颈内动脉和颈外动脉(图 8-2)。

在颈总动脉分叉处,有颈动脉窦和颈动脉小球两个重要结构。颈动脉窦为颈总动脉末端和颈内动脉起始部的膨大部分,窦壁内含有丰富的感觉神经末梢,可感受血压的变化,称为压力感受器。颈动脉小球是一个扁椭圆形的小体,位于颈内动脉与颈外动脉分叉处的后方,借结缔组织连于动脉壁上,球内含有化学感受器,能感受血液中二氧化碳和氧浓度的变化。

2.颈外动脉　自颈总动脉发出后,先行于颈内动脉内侧,后从前方跨至其外侧,上行穿腮腺达下颌颈处,分为颞浅动脉和上颌动脉两终支。颈外动脉的主要分支有甲状腺上动脉、舌动脉、面动脉、颞浅动脉、上颌动脉。

3.颈内动脉　由颈总动脉发出后,在颈部无分支,向上经颅底颈动脉管进入颅腔,分支分布于脑和视器(图 8-2)。

4.锁骨下动脉　左锁骨下动脉起自主动脉弓,右锁骨下动脉起自头臂干,分别经胸锁关节的后方斜向外至颈根部,呈弓形经胸膜顶的前方,穿斜角肌间隙,至第 1 肋外缘移行为腋动脉。锁骨下动脉的主要分支有椎动脉、胸廓内动脉、甲状颈干。

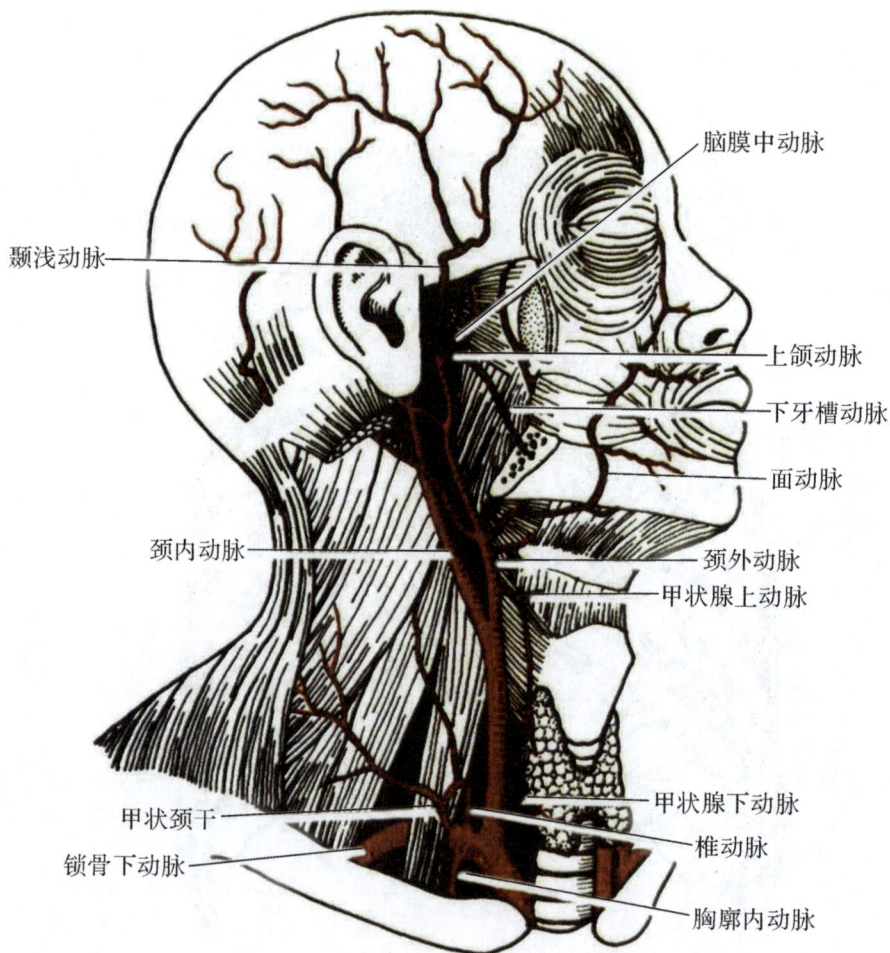

图 8-2　颈外动脉及其分支

(三)上肢的动脉

1.腋动脉　在第 1 肋外缘续于锁骨下动脉,在腋窝深部下行,至背阔肌下缘移行为肱动脉。

腋动脉的主要分支有胸肩峰动脉、胸外侧动脉、肩胛下动脉和旋肱后动脉等,分布于肩关节、胸肌、背阔肌和乳房等。

2.肱动脉 在背阔肌下缘续于腋动脉,与正中神经伴行,沿肱二头肌内侧沟下行至肘窝,平桡骨颈水平分为尺动脉和桡动脉。在肘窝稍上方,肱二头肌腱内侧,肱动脉的位置表浅,可作为测量血压时的听诊部位。肱动脉行程中最主要的分支为与桡神经伴行的肱深动脉。

3.桡动脉 由肱动脉发出后,先行于肱桡肌和旋前圆肌之间,继而在肱桡肌腱和桡侧腕屈肌腱之间下行,位置表浅,可摸到其搏动,为临床最常用的诊脉点。桡动脉在桡腕关节处,绕桡骨茎突至手背,继而穿第1掌骨间隙至手掌深面,末端与尺动脉掌深支吻合成掌深弓(图8-3)。桡动脉在行程中除分支分布于前臂桡侧肌和桡骨外,还发出以下主要分支。

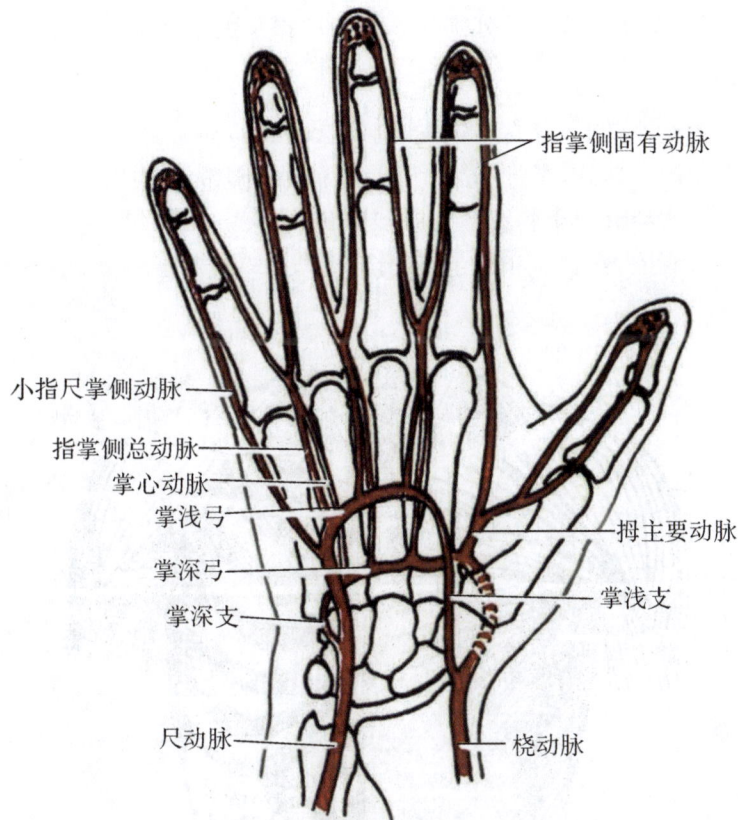

A.手掌的动脉

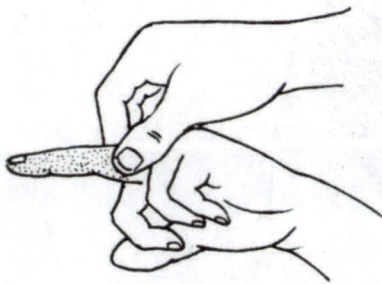

B.压迫手指两侧止血   C.同时压迫尺、桡动脉止血

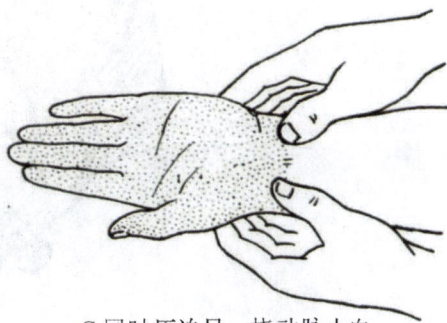

图 8-3　手的动脉

（1）掌浅支　在桡腕关节处发出，穿鱼际肌或沿其表面至手掌，与尺动脉终支吻合成掌浅弓。

（2）拇主要动脉　在第 1 掌骨间隙内由桡动脉发出，分为 3 个分支，分布于拇指两侧和示指桡侧。

4.尺动脉　在尺侧腕屈肌与指浅屈肌之间下行，经豌豆骨桡侧至手掌。其终支与桡动脉掌浅支吻合成掌浅弓。尺动脉除在行程中分支分布于前臂尺侧肌和尺骨外，进入手掌后发出掌深支，穿小鱼际肌至手掌深面，与桡动脉终支吻合成掌深弓。

5.掌浅弓　由尺动脉终支与桡动脉掌浅支吻合而成，位于掌腱膜的深面。掌浅弓凸侧缘主要发出 3 条指掌侧总动脉，其下行至掌指关节附近，每支再分为 2 条指掌侧固有动脉，分别分布于第 2～5 指的相对缘。

6.掌深弓　由桡动脉终支和尺动脉掌深支吻合而成，位于指深屈肌腱的深面。掌深弓凸侧发出 3 条掌心动脉，行至掌指关节附近分别注入相应的指掌侧总动脉。

（四）胸部的动脉

胸部的动脉主干为胸主动脉，分支有壁支和脏支（图 8-4）。

1.壁支　有 9 对肋间后动脉，走行于第 3～11 肋间隙相应的肋沟内，还有 1 对沿第 12 肋下缘走行的肋下动脉。壁支主要分布于胸腹壁的肌和皮肤。

2.脏支　包括支气管支、食管支和心包支，分布于气管、支气管、肺、食管和心包。

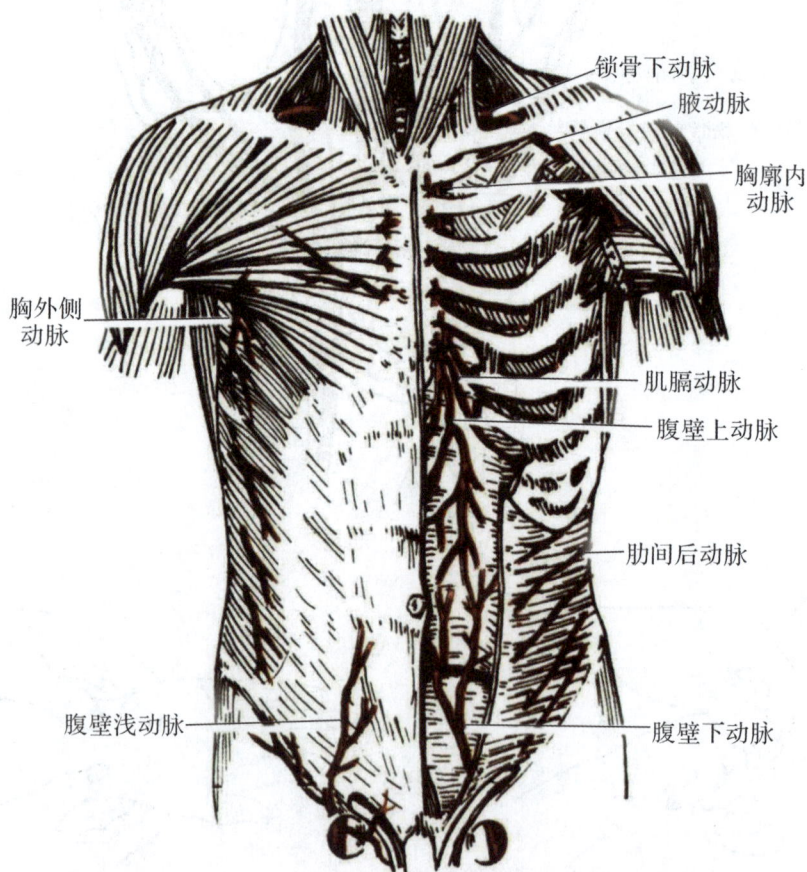

图 8-4　胸壁的动脉

(五)腹部的动脉

腹部的动脉主干是腹主动脉(图 8-5),分支有壁支和脏支。

1.壁支 主要有腰动脉(4 对)、膈下动脉、骶正中动脉等,分布于腹后壁、脊髓、膈和盆腔后壁等处。

2.脏支 包括成对的和不成对的两种。成对的脏支有肾上腺中动脉、肾动脉、睾丸动脉(女性为卵巢动脉);不成对的脏支有腹腔干、肠系膜上动脉和肠系膜下动脉。

(1)肾上腺中动脉 约平第 1 腰椎体高度起自腹主动脉的侧壁,分布于肾上腺。

(2)肾动脉 约在第 1 腰椎下缘起自腹主动脉的侧壁,横行向外,至肾门分为 4~5 支入肾。

(3)睾丸动脉 细而长,在肾动脉起始处下方起自腹主动脉前壁,沿腰大肌表面斜行向外下,经腹股沟管进入阴囊,参与组成精索,分布于睾丸和附睾。该动脉在女性为卵巢动脉,经卵巢悬韧带下行进入盆腔,分布于卵巢和输卵管。

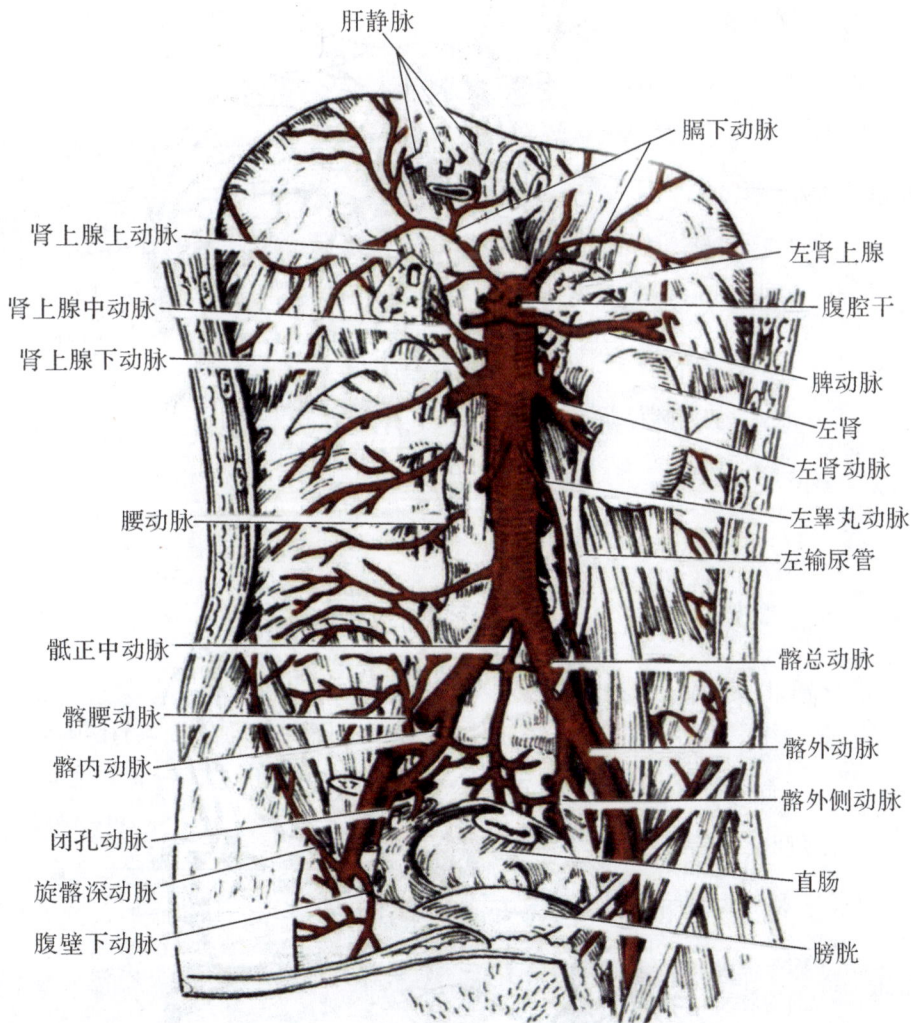

图 8-5 腹主动脉及其分支

(4)腹腔干 为一粗短干,在膈主动脉裂孔稍下方起自腹主动脉的前壁,旋即分为胃左动脉、肝总动脉和脾动脉三大分支(图 8-6、图 8-7)。

1)胃左动脉 较细,先向左上方行至贲门附近,再沿胃小弯向右行,最后与胃右动脉吻合,沿途分支分布于食管腹部、贲门和胃小弯附近的胃壁。

2）肝总动脉 向右行至十二指肠上部的上缘，进入肝十二指肠韧带，分为肝固有动脉和胃十二指肠动脉。肝固有动脉在肝十二指肠韧带内沿胆总管左侧上行，至肝门附近分左支、右支入肝；右支在进入肝门前还发出胆囊动脉，分布于胆囊；在肝固有动脉起始部还发出胃右动脉，经幽门上方进入胃小弯向左行，分布于胃小弯侧的胃壁，与胃左动脉相吻合。胃十二指肠动脉经幽门后方至幽门下缘，分为胃网膜右动脉和胰十二指肠上动脉；胃网膜右动脉沿胃大弯向左行，沿途分支分布于胃大弯侧的胃壁和大网膜，末端与胃网膜左动脉吻合；胰十二指肠上动脉行于十二指肠降部与胰头之间，分支分布于胰头和十二指肠。

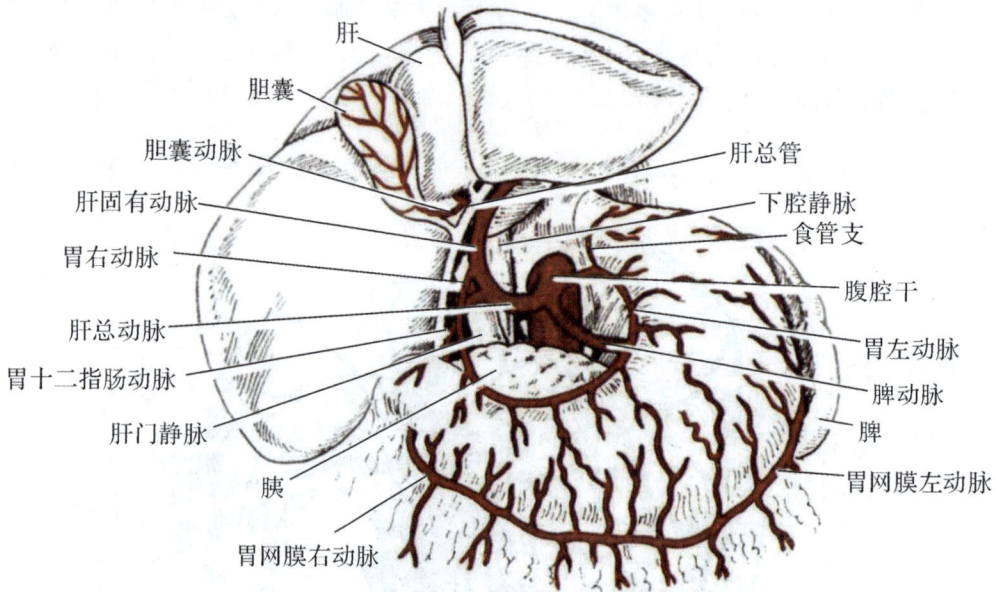

图 8-6　腹腔干及其分支（胃前面）

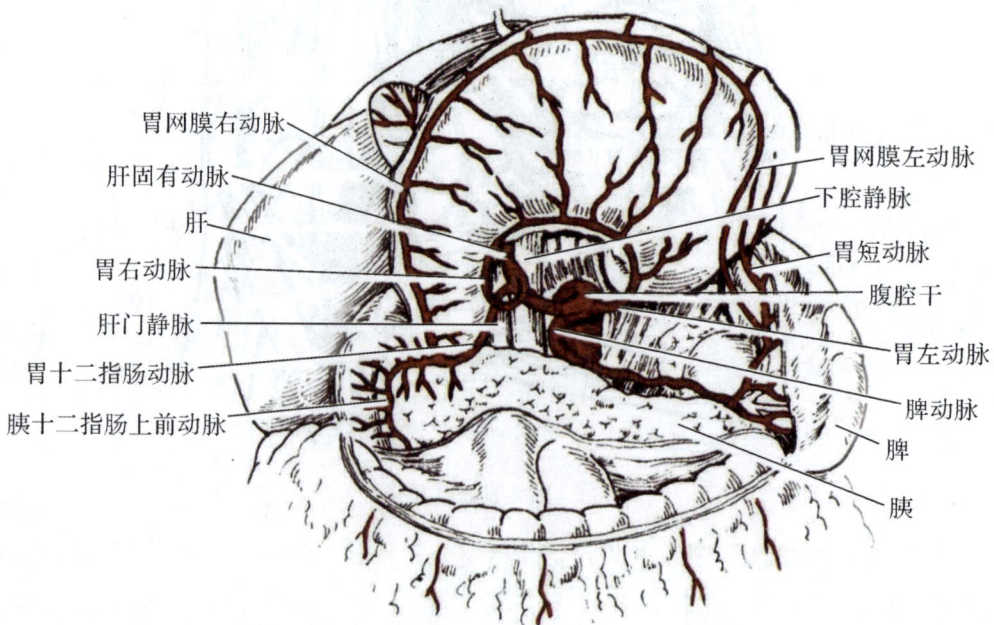

图 8-7　腹腔干及其分支（胃后面）

3）脾动脉 较粗大，沿胰上缘左行至脾门，发出数条脾支入脾。行程中发出胰支，分布于胰体和胰尾。在进入脾门前还发出胃网膜左动脉和胃短动脉。胃网膜左动脉沿胃大弯向右行，末端与胃网膜右动脉吻合。胃短动脉有 3~5 支，经脾胃韧带至胃底。

（5）肠系膜上动脉 在腹腔干稍下方，约平第 1 腰椎体高度起自腹主动脉的前壁，经胰头和胰体交界处的后方下行，跨过十二指肠水平部前面进入肠系膜根部。肠系膜上动脉的主要分支有（图 8-8）：

1）胰十二指肠下动脉 行于胰头与十二指肠水平部之间，分支分布于胰和十二指肠，并与胰十二指肠上动脉吻合。

2）空肠动脉和回肠动脉 共有 13~18 支，由肠系膜上动脉的左侧壁发出，行于肠系膜内，反复分支并吻合成多级动脉弓。回肠的动脉弓吻合级数多于空肠的动脉弓，最后一级弓发出直支进入肠壁，分布于空肠和回肠。

3）回结肠动脉 为肠系膜上动脉的右侧壁发出的最下一条分支，斜向右下行至盲肠附近，分数支营养回肠末端、盲肠、阑尾和升结肠。其中，至阑尾的分支称为阑尾动脉，该动脉经回肠后方进入阑尾系膜，分布于阑尾。

4）右结肠动脉 在回结肠动脉上方起自肠系膜上动脉的右侧壁，横行向右至升结肠附近。分支分布于升结肠，并与回结肠动脉和中结肠动脉吻合。

5）中结肠动脉 在胰下缘起自肠系膜上动脉的右侧壁，横行向右至升结肠附近，分支分布于横结肠，并与右结肠动脉和左结肠动脉吻合。

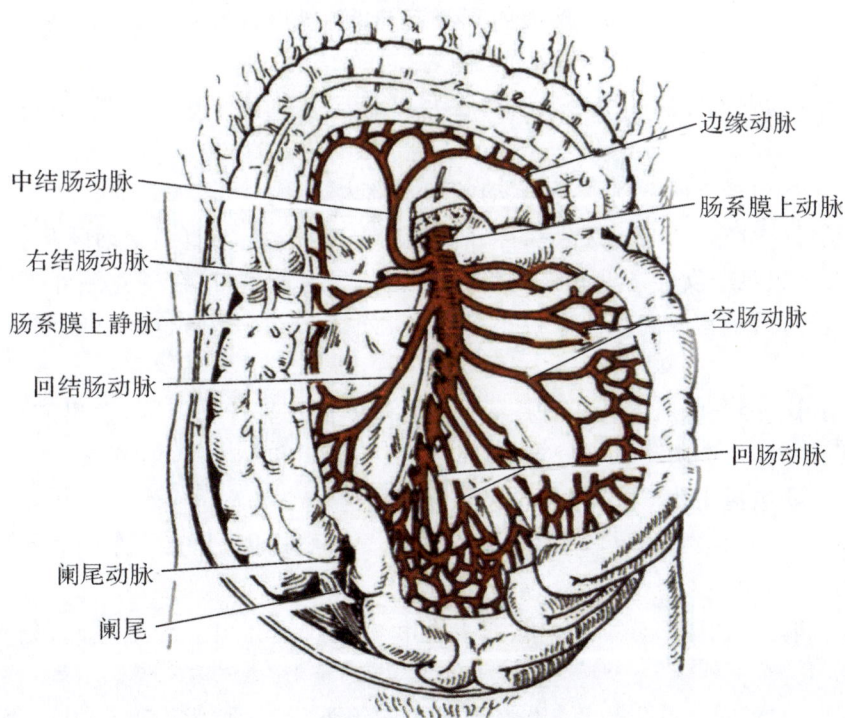

图 8-8 肠系膜上动脉及其分支

（6）肠系膜下动脉 约在第 3 腰椎体水平起自腹主动脉的前壁，沿腹后壁行向左下，分支分布于降结肠、乙状结肠和直肠上部。肠系膜下动脉的主要分支有左结肠动脉、乙状结肠动脉、直肠上动脉，分别分布于降结肠、乙状结肠和直肠上部（图 8-9）。

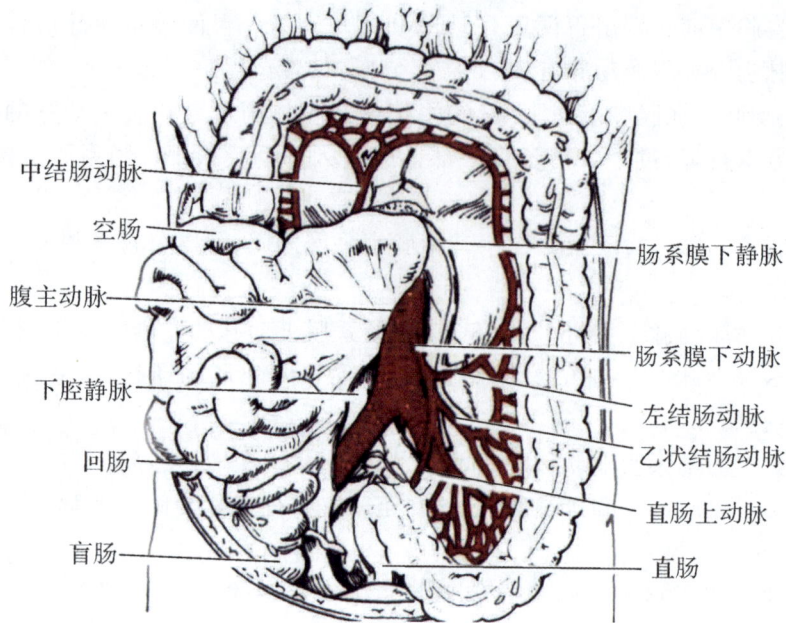

图 8-9　肠系膜下动脉及其分支

（六）盆部的动脉

1.髂总动脉　左右各一,于第 4 腰椎体下缘起自腹主动脉,沿腰大肌内侧斜向外下,至骶髂关节前方分为髂内动脉和髂外动脉(图 8-10、图 8-11)。

2.髂内动脉　为盆部动脉的主干。该动脉为一短干,斜向内下进入盆腔,其分支有脏支和壁支两种。

（1）脏支　主要包括直肠下动脉、子宫动脉和阴部内动脉。

1）直肠下动脉　分布于直肠下部、肛管、前列腺(阴道)等处,与直肠上动脉和肛动脉吻合。

2）子宫动脉　仅见于女性。沿盆腔侧壁下行,进入子宫阔韧带,在子宫颈外侧约 2cm 处从前上方跨过输尿管,再沿子宫两侧迂曲上行至子宫底,分支分布于子宫、卵巢、输卵管和阴道,与卵巢动脉吻合。

3）阴部内动脉　经梨状肌下孔出盆腔,再经坐骨小孔入坐骨肛门窝,发出肛动脉、阴茎背动脉(女性为阴蒂背动脉)、会阴动脉等分支,分布于肛门、会阴和外生殖器等。

（2）壁支　主要包括闭孔动脉、臀上动脉和臀下动脉。

1）闭孔动脉　沿盆腔侧壁前行,穿闭孔膜出盆腔至大腿内侧,分支分布于大腿内侧群肌和髋关节。

2）臀上动脉和臀下动脉　分别经梨状肌上孔和梨状肌下孔出盆腔至臀部,分支分布于臀肌和髋关节。

3.髂外动脉　自髂总动脉发出后,沿腰大肌内侧缘下行,经腹股沟韧带中点深面入股三角,移行为股动脉。髂外动脉在腹股沟韧带稍上方发出腹壁下动脉,进入腹直肌鞘,分布于腹直肌,与腹壁上动脉吻合。

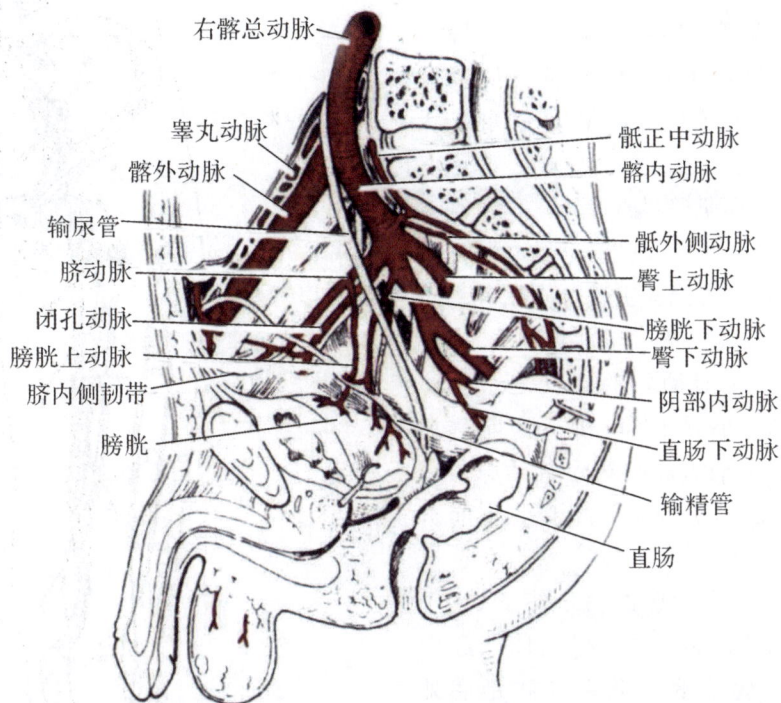

图 8-10　髂内、外动脉及其分支（男性）

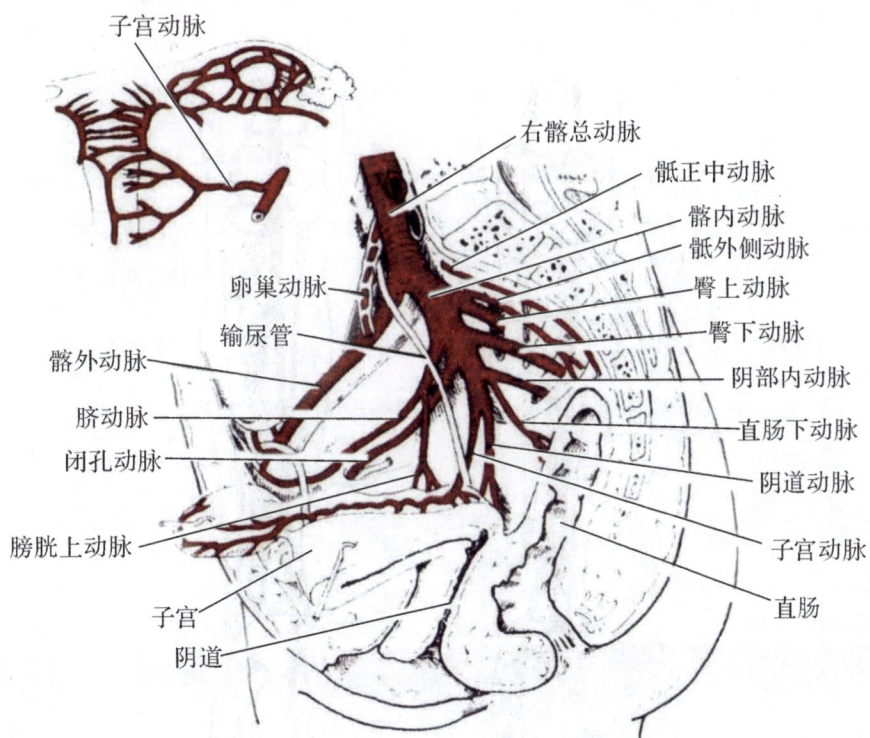

图 8-11　髂内、外动脉及其分支（女性）

（七）下肢的动脉

1.股动脉　是下肢动脉的主干，在腹股沟韧带中点深面续自髂外动脉。在股三角底部，其内侧有股静脉，外侧有股神经伴行，向下经收肌管下行入腘窝，移行为腘动脉。股动脉的主要分支有股深动脉，该动脉自股动脉起始部下方 2～5cm 处发出，分支分布于大腿诸肌（图 8-12）。

2.腘动脉　在收肌管续于股动脉，在腘窝深面下行至腘窝下角处分为胫前动脉和胫后动脉（图 8-13）。腘动脉的分支主要分布于膝关节及附近肌。

3.胫前动脉　为腘动脉的终支之一。穿小腿骨间膜上方至小腿前面，在小腿前群肌之间下行，至踝关节前方移行为足背动脉。胫前动脉在行程中发出分支，分布于小腿前群肌和足背。

4.胫后动脉　为腘动脉的另一终支，在小腿后面浅、深两层肌之间下行（图 8-13），经内踝后方入足底，分为足底内侧动脉和足底外侧动脉（图 8-14）。腓动脉为胫后动脉上部发出的重要分支。胫后动脉在行程中发出分支，分布于小腿后群肌、外侧群肌和足底。

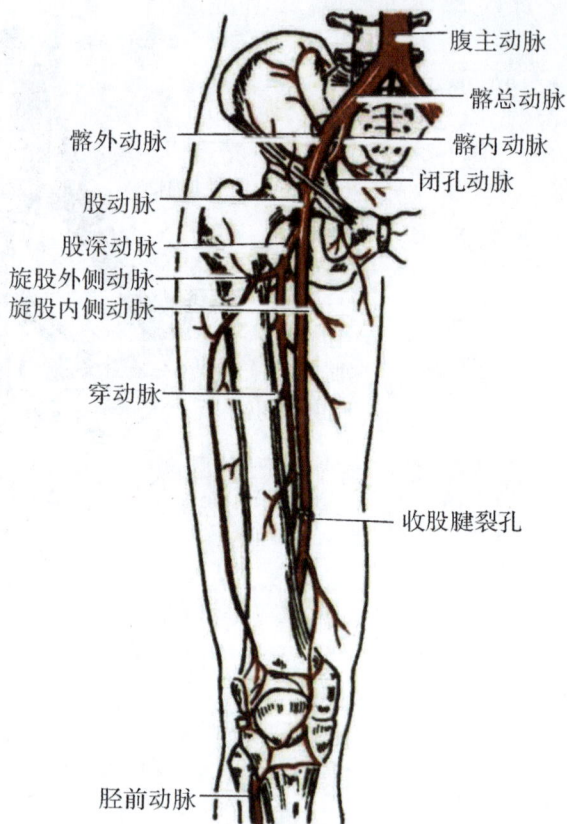

图 8-12　股动脉及其分支

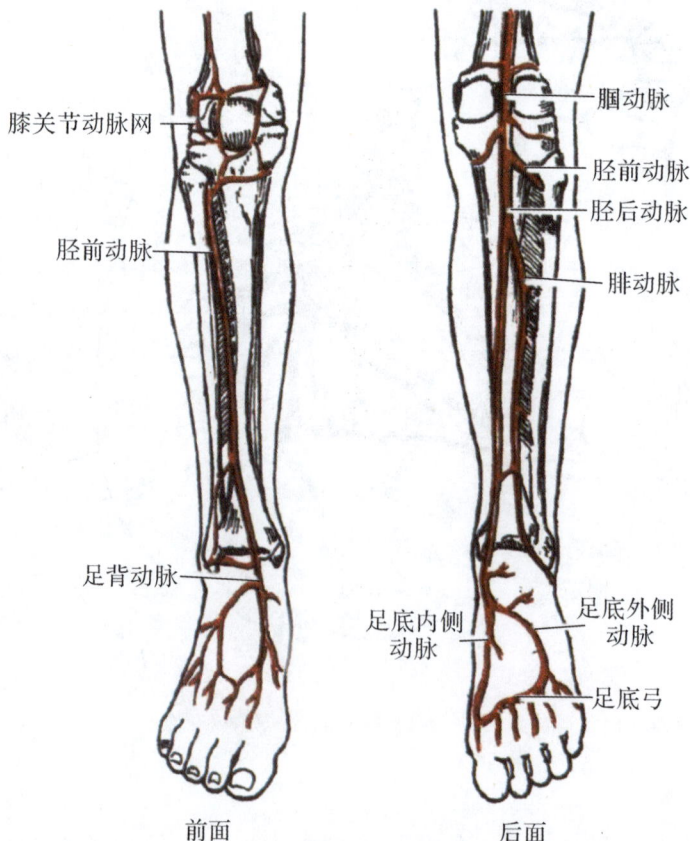

图 8-13　小腿的动脉（前面和后面）

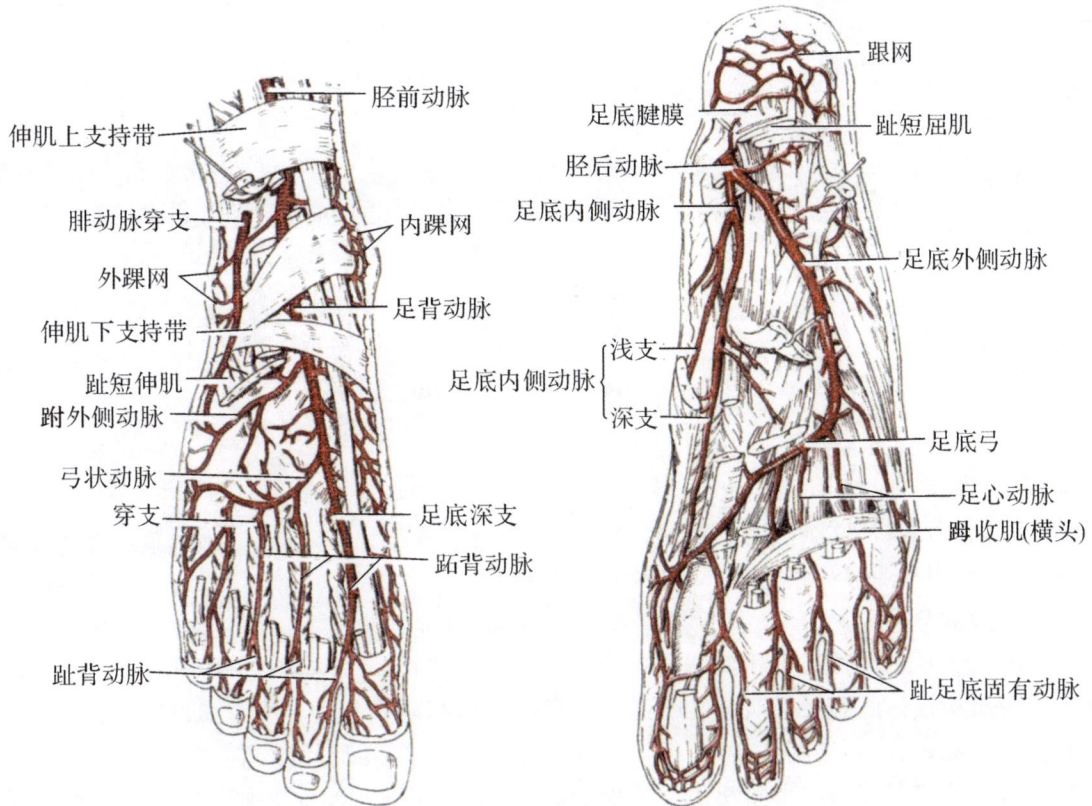

图 8-14 足底和足背的动脉

左图标注：
胫前动脉
伸肌上支持带
腓动脉穿支
外踝网
伸肌下支持带
趾短伸肌
跗外侧动脉
弓状动脉
穿支
趾背动脉
内踝网
足背动脉
足底深支
跖背动脉

右图标注：
跟网
足底腱膜
趾短屈肌
胫后动脉
足底内侧动脉
足底外侧动脉
足底内侧动脉（浅支、深支）
足底弓
足心动脉
拇收肌(横头)
趾足底固有动脉

三、动脉的结构

动脉管壁由内向外均可分内膜、中膜、外膜三层。其管腔的大小和管壁的结构是逐渐变化的，其间没有截然的分界，其中以中膜的变化最大。

大动脉包括主动脉、颈总动脉、锁骨下动脉等；除大动脉外，凡解剖学上有名称的动脉大多属于中动脉；小动脉系指管径为 0.3～1.0mm 的动脉；管径小于 0.3mm 的为微动脉。

(一)大动脉

大动脉管壁具有多层弹性膜，弹性大，故称弹性动脉(图 8-15)。

1. 内膜　内膜由内皮和内皮下层构成。内皮下层较厚，其中除含有胶原纤维和弹性纤维外，还有一些平滑肌纤维。内膜和中膜之间无明显分界。

2. 中膜　中膜主要由 40～70 层弹性膜构成。在血管横切面标本上，由于血管的收缩，弹性膜呈波浪形。弹性膜之间有细长的环行平滑肌纤维以及少量胶原纤维和弹性纤维。基质含较多的硫酸软骨素。

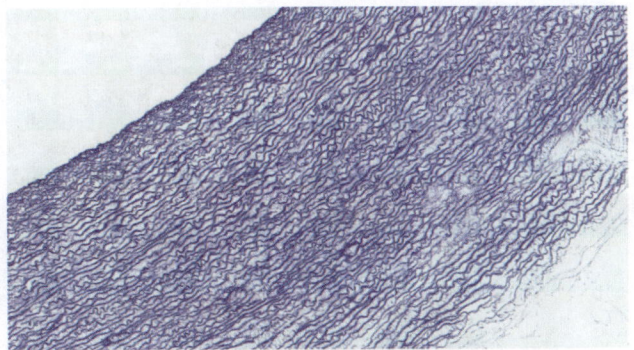

图 8-15 大动脉(光镜,低倍)

3. 外膜　外膜较薄，由结缔组织构成。无明显的外弹性膜，外膜逐渐移行为周围的疏松结缔组织。大动脉管壁内含有大量弹性膜,富有弹性,当心室收缩射血时,管壁扩张,在心室舒张期,因管壁的弹性回缩,仍保持一定压力,以保持血液持续地向前流动。

(二)中动脉

中动脉管壁结构典型,中膜平滑肌丰富,又称肌性动脉(图 8-16)。

1.内膜 内膜是三层中最薄的一层,由内皮、内皮下层和内弹性膜构成。内皮光滑,组成管壁的内表面;内皮下层由薄层结缔组织构成,含有少量胶原纤维、弹性纤维和少许平滑肌纤维,具有缓冲和联系作用;内弹性膜是一层由弹性蛋白构成的膜,富有弹性,膜上有许多孔,在中动脉切片标本的横切面上因管壁收缩,内弹性膜呈明显的波纹状,可作为内膜和中膜的分界。

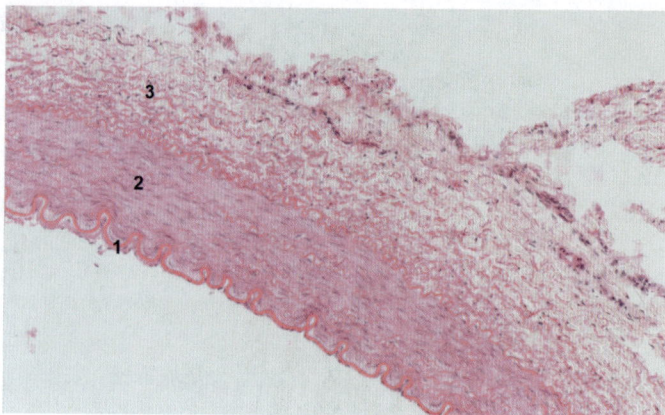

图 8-16 中动脉(光镜,低倍)
1.内膜;2.中膜;3.外膜

2.中膜 中膜比较厚,主要由 10～40 层环行平滑肌构成。此处平滑肌纤维能产生结缔组织的基质和纤维。平滑肌纤维间夹杂有弹性纤维和胶原纤维,无成纤维细胞,弹性纤维和胶原纤维均由平滑肌纤维产生。

3.外膜 外膜厚度约与中膜相仿。外膜主要由结缔组织构成,在与中膜交界处有外弹性膜,但不如内弹性膜明显,外膜中有小血管、淋巴管和神经分布,其小血管又称营养血管,有供给外膜和部分中膜营养的作用。

中动脉管壁环行平滑肌的收缩和舒张,可改变中动脉管径的大小,对机体内各器官的血量分配起调节作用。

(三)小动脉和微动脉

管径 0.3～1.0mm 的动脉称小动脉,为中动脉的分支,也属肌性动脉。较大的小动脉,其管壁三层结构比较完整,内弹性膜明显,中膜有几层环行平滑肌,外膜为结缔组织,其厚度与中膜相似,一般无外弹性膜。管径在 0.3mm 以下的动脉称微动脉,内弹性膜不明显,中膜仅 1～2 层环行平滑肌,外膜较薄(图 8-17)。

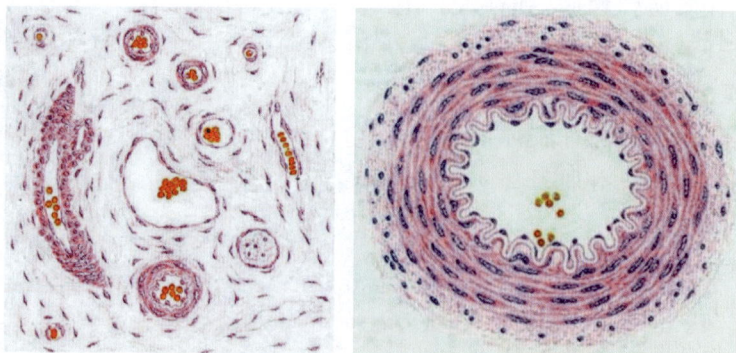

图 8-17 微动脉(左)和小动脉(右)管壁比较模式图

小动脉和微动脉的舒缩,能显著地调节器官和组织的血流量,正常血压的维持在很大程度上取决于外周阻力,而外周阻力的变化主要在于小动脉和微动脉平滑肌收缩的程度。

(四)动脉的年龄变化

动脉管壁的发育到成年时才趋于完善,以后随着年龄的增加,管壁中的细胞外基质成分逐渐堆积,内膜中的平滑肌纤维逐渐增多。老年人的动脉管壁多增厚,内膜出现钙化和脂类等物质的沉积,血管硬度增大。因此,当血管壁结构的变化超越相应年龄血管的变化标准时,方能认为是病理现象。

四、常见疾病与防治

(一)高血压

1.概念　高血压是指以体循环动脉血压(收缩压和/或舒张压)增高为主要特征(收缩压≥140mmHg和/或舒张压≥90mmHg),可伴有心、脑、肾等器官的功能异常或器质性损害的临床综合征。

2.临床表现　其症状因人而异。早期可能无症状或症状不明显,头晕、头痛、颈项板紧、疲劳、心悸等较为常见,在劳累、精神紧张、情绪波动后多发生血压升高,休息后能恢复正常。随着病程延长,血压持续升高,逐渐出现各种症状,包括头痛、头晕、注意力不集中、记忆力减退,甚至肢体麻木、夜尿增多、心悸、胸闷、乏力等。高血压的症状与血压水平有一定关联,且多数症状在紧张、劳累或运动后升高。

3.主要病因　高血压的发生是多因素综合作用的结果。大约60%的高血压患者有家族史。此外普遍认为吸烟、饮酒、高盐饮食,以及肥胖、长期精神与心理压力大、糖尿病等都与高血压的发生有密切联系。

4.疾病防治

(1)健康饮食　减少钠的摄入,饮食尽量清淡,减少咸菜、火腿等腌制食品的摄入。同时增加新鲜水果、蔬菜、全谷类食物和富含健康脂肪的食物(如坚果、鳄梨等)的摄入。

(2)改善生活习惯　戒烟、限酒,适当增加运动等。

(3)调节心理压力　学会心理放松技巧,保持身心平衡状态。

(4)定期监测血压　多数高血压患者早期没有明显症状,定期检测血压,做好防治措施。

(5)药物治疗　高血压的常用药物有多种不同类型,包括利尿剂、β受体阻滞剂、钙通道阻滞剂、血管紧张素转化酶抑制剂(ACEI)、中枢性降压药物等。临床上需根据患者的具体情况,或单独使用或组合使用,以期达到最佳治疗效果。

(二)动脉瘤

1.概念　动脉瘤是由于动脉壁的病变或损伤,形成动脉壁局限性或弥漫性扩张或膨出,出现膨胀性、搏动性肿块。动脉的任何部位均可发生,以肢体主干脉、主动脉、颈动脉较为常见。根据动脉瘤出现部位不同,可分为周围动脉瘤、腹主动脉瘤、胸腹主动脉瘤、主动脉夹层动脉瘤、内脏动脉瘤等。

2.临床表现　部分动脉瘤无明显症状,常在体检时被发现。当动脉瘤较大时,可压迫周围组织和器官,出现如疼痛、肿胀、功能障碍等压迫症状;当动脉瘤破裂时可导致大出血,如腹主动脉瘤破裂可引发腹痛、休克,脑动脉瘤破裂可引发蛛网膜下腔出血、头痛、意识障碍等。动脉瘤内还可形成血栓,瘤腔内血栓或斑块脱落后栓塞远端动脉,导致相应器官缺血缺氧或坏死等。

3.主要病因　动脉粥样硬化、高血压、动脉炎、感染、外伤、手术、遗传、先天性发育异常等因素,均可影响动脉壁结构,增加动脉瘤发生风险。

4.防治方法

(1)预防　控制高血压、治疗动脉粥样硬化、避免创伤等,降低动脉瘤发生风险。

(2)定期检查　对于已知动脉瘤患者或高风险人群,定期进行动脉超声、CT 动脉成像(CTA)、磁共振动脉成像(MRA)等检查,评估动脉瘤大小、生长速度和破裂风险。

(3)药物治疗　使用抗高血压药物、降脂药、抗凝药等,以控制血压、降低血脂和预防血栓,从而减缓动脉瘤生长速度和降低破裂风险。

(4)介入治疗　针对部分动脉瘤,如脑动脉瘤、主动脉夹层等,可采取内支架植入、栓塞等介入治疗方法,减轻症状和降低破裂风险。

(5)外科手术　对于高风险动脉瘤(如生长迅速、较大、高破裂风险等),可考虑外科手术,如动脉瘤切除、旁路移植、动脉瘤夹闭等。

动脉瘤的治疗需根据患者动脉瘤部位、大小、生长速度、破裂风险等具体情况,由专业医生制订个体化治疗方案。在治疗过程中,患者需积极配合医生,定期复查和评估病情,以降低并发症发生风险和提高生活质量。

第二节　静脉的结构与疾病

静脉(vein)是引导血液回心的管道。静脉起自毛细血管,在回心的过程中不断接纳属支,逐渐汇合成中静脉、大静脉,最后注入心房。与动脉相比,静脉具有管壁薄、管径大、管壁内有静脉瓣防止血液逆流等特点,分位于皮下的浅静脉和与同名动脉伴行的深静脉。

一、肺循环的静脉

肺静脉左、右各有两条,分别为左上肺静脉、左下肺静脉和右上肺静脉、右下肺静脉。这些静脉均起自肺门,向内侧穿纤维心包,注入左心房后部两侧。肺静脉将含氧饱和的动脉血运送到左心房。

二、体循环的静脉

体循环的静脉包括上腔静脉系、下腔静脉系和心静脉系(见前述)。

(一)上腔静脉系

上腔静脉系由上腔静脉及其属支组成,收集头颈部、上肢、胸部(心和肺除外)的静脉血。

上腔静脉由左、右头臂静脉在右侧第 1 胸肋结合处的后方汇合而成,沿升主动脉右侧下行,在平右侧第 3 胸肋关节处注入右心房。注入右心房之前,还接受奇静脉注入。

头臂静脉左右各一,是收集头颈部及上肢静脉血的主干,由颈内静脉和锁骨下静脉在同侧胸锁关节的后方汇合而成。两静脉汇合处形成的夹角称为静脉角,是淋巴导管的注入处。头臂静脉还收集椎静脉、胸廓内静脉、甲状腺下静脉等的静脉血。

1.头颈部的静脉　主要有颈内静脉、颈外静脉和锁骨下静脉等(图 8-18)。

(1)颈内静脉　于颈静脉孔续于颅内乙状窦,在颈动脉鞘内沿颈内动脉、颈总动脉的外侧下行,至同侧胸锁关节的后方与锁骨下静脉汇合成头臂静脉。颈内静脉有颅内属支和颅外属支两种。

1)颅内属支　通过硬脑膜窦收集脑、脑膜等部位的静脉血。

2)颅外属支　收集咽、舌、甲状腺、面部和颈部的静脉血。这些静脉一部分直接注入颈内静脉,一部分先汇合成面静脉、下颌后静脉,再注入颈内静脉。面静脉位置表浅,起自内眦静脉,在

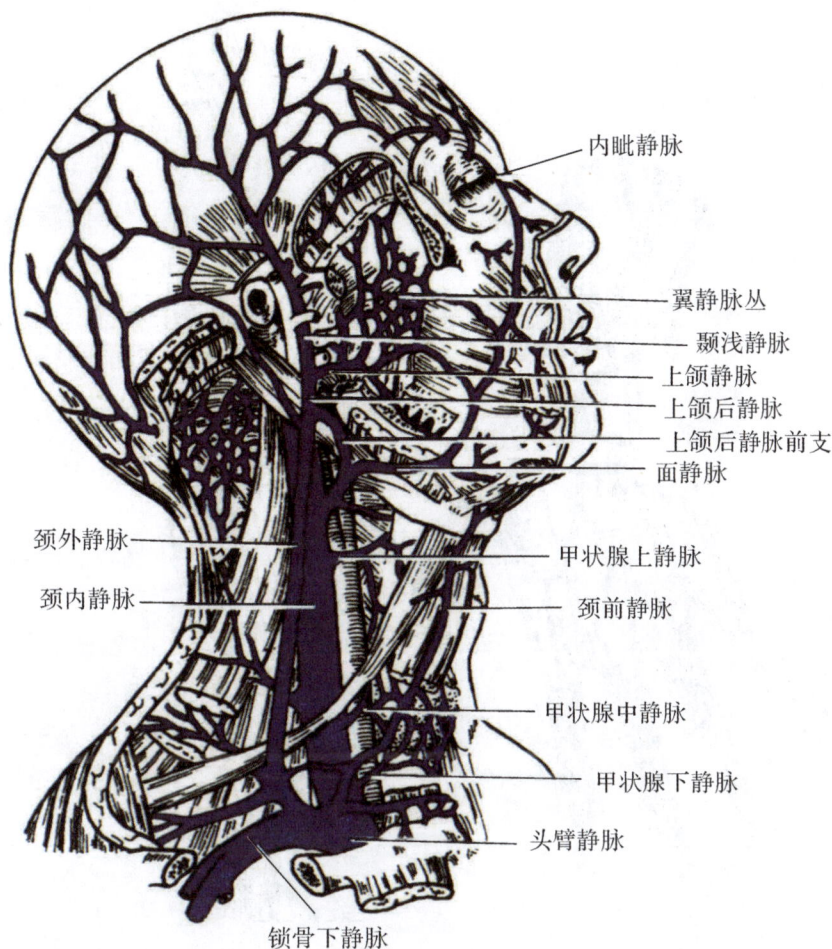

内眦静脉

翼静脉丛
颞浅静脉
上颌静脉
上颌后静脉
上颌后静脉前支
面静脉

颈外静脉
颈内静脉

甲状腺上静脉
颈前静脉

甲状腺中静脉

甲状腺下静脉

头臂静脉

锁骨下静脉

图 8-18　头颈部的静脉

面动脉的后方下行,至下颌角下方与下颌后静脉前支汇成一短干,注入颈内静脉。面静脉经内眦静脉、眼静脉与颅内海绵窦相通,且缺乏静脉瓣。在面部,尤其是鼻根至口角之间的三角形区域发生感染时,切忌挤压,以防细菌经上述途径逆行进入颅内,引起颅内感染。该三角区域称为面部的"危险三角"。下颌后静脉由颞浅静脉和上颌静脉在腮腺内汇合而成。在下颌角附近分前、后两支,前支与面静脉汇合后注入颈内静脉,后支与耳后静脉、枕静脉等汇合成颈外静脉。

(2)颈外静脉　由下颌后静脉的后支与耳后静脉、枕静脉等汇合而成,在胸锁乳突肌表面下行注入锁骨下静脉。颈外静脉浅居皮下,属于浅静脉。心脏疾病或上腔静脉压迫时,可见颈外静脉怒张。

(3)锁骨下静脉　由腋静脉越过第1肋外缘后延续而成,向内横过第1肋上面,至胸锁关节后方与颈内静脉汇合成头臂静脉。锁骨下静脉主要收集上肢、颈部浅层结构的静脉血。

2.上肢的静脉　分深、浅两种,富有静脉瓣,深、浅静脉之间有许多交通支吻合。

(1)上肢的深静脉　与同名动脉伴行,且多为两条。上肢的静脉血主要由浅静脉引流,故深静脉较细。两条肱静脉至腋窝处合成一条腋静脉。腋静脉位于腋动脉前内侧,收集上肢深、浅静脉的全部静脉血,在第1肋外缘延续成锁骨下静脉。

(2)上肢的浅静脉　包括贵要静脉、头静脉、肘正中静脉及其属支(图 8-19)。临床上常用手背静脉网、前臂和肘部前面的浅静脉进行采血、输液或注射药物等。

1)贵要静脉　起自手背静脉网的尺侧,逐渐转至前臂前面,沿前臂尺侧、肱二头肌内侧沟上行至臂中点平面,穿过深筋膜,注入肱静脉或腋静脉。贵要静脉收集手背和前臂尺侧浅层的静脉血。

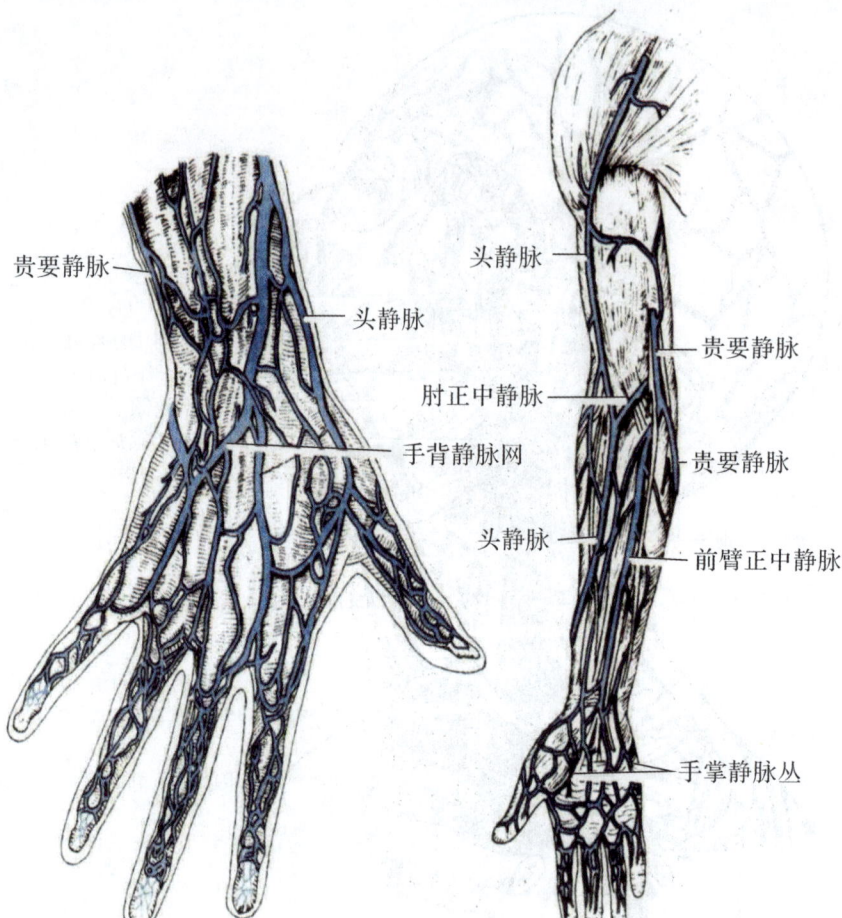

图 8-19　上肢的浅静脉

　　2)头静脉　起自手背静脉网的桡侧,逐渐转至前臂前面,沿前臂桡侧、肱二头肌外侧沟上行,经三角肌和胸大肌间沟,穿过深筋膜,注入腋静脉或锁骨下静脉。头静脉收集手背和前臂桡侧浅层的静脉血。

　　3)肘正中静脉　位于肘窝皮下,一般为一条,起自头静脉,斜向内上方连于贵要静脉,但该静脉变异较多。

　　3.胸部的静脉　主要有胸廓内静脉和奇静脉等(图 8-20)。

　　(1)胸廓内静脉　由腹壁上静脉向上延续而成,与同名动脉伴行,向上注入头臂静脉,收集同名动脉分布区的静脉血。

　　(2)奇静脉　由右腰升静脉向上穿过膈延续而成,沿食管后方和胸主动脉右侧上升,至第 4 胸椎体高度向前跨越右肺根上方,注入上腔静脉。奇静脉收集右肋间后静脉、半奇静脉、食管静脉、支气管静脉的血液。

　　1)半奇静脉　由左腰升静脉向上穿过膈延续而成,沿胸椎体左侧上升至第 8 胸椎体高度,向右横过脊柱前方注入奇静脉。半奇静脉收集左侧下部的肋间后静脉和副半奇静脉的血液。

　　2)副半奇静脉　沿上部胸椎体左侧下行,注入半奇静脉,或跨过椎体前方,向右注入奇静脉。副半奇静脉收集左侧上部的肋间后静脉的血液。

(二)下腔静脉系

　　下腔静脉系由下腔静脉及其属支组成,收集腹部、盆部和下肢的静脉血。

颈内静脉

甲状腺下静脉　　　　　　　　　　　静脉角
颈外静脉　　　　　　　　　　　　　锁骨下静脉
右头臂静脉　　　　　　　　　　　左头臂静脉
　　　　　　　　　　　　　　　肋间最上静脉
上腔静脉　　　　　　　　　　　升主动脉

奇静脉　　　　　　　　　　　　副半奇静脉

肋间后静脉　　　　　　　　　　半奇静脉

右腰升静脉　　　　　　　　　　主动脉裂孔

　　　　　　　　　　　　　　左腰升静脉

腰静脉　　　　　　　　　　　　下腔静脉

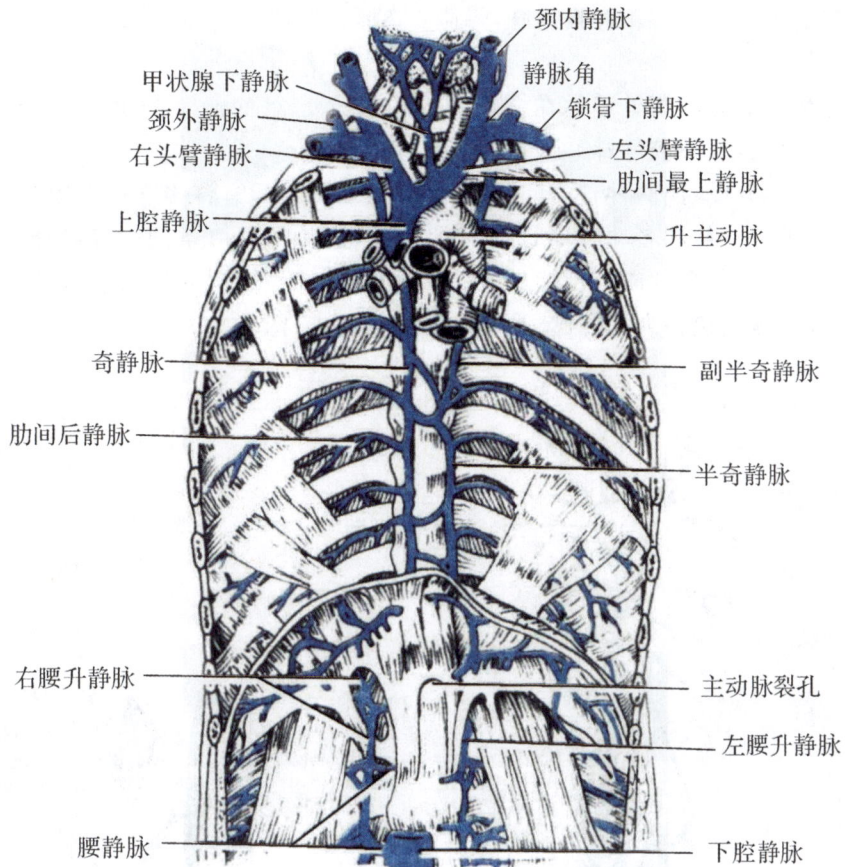

图 8-20　上腔静脉及其属支

　　下腔静脉是人体最大的静脉干,由左、右髂总静脉在第 5 腰椎体右侧汇合而成,沿腹主动脉的右侧上升,穿过膈的腔静脉孔,注入右心房(图 8-21)。除左、右髂总静脉外,下腔静脉的属支还

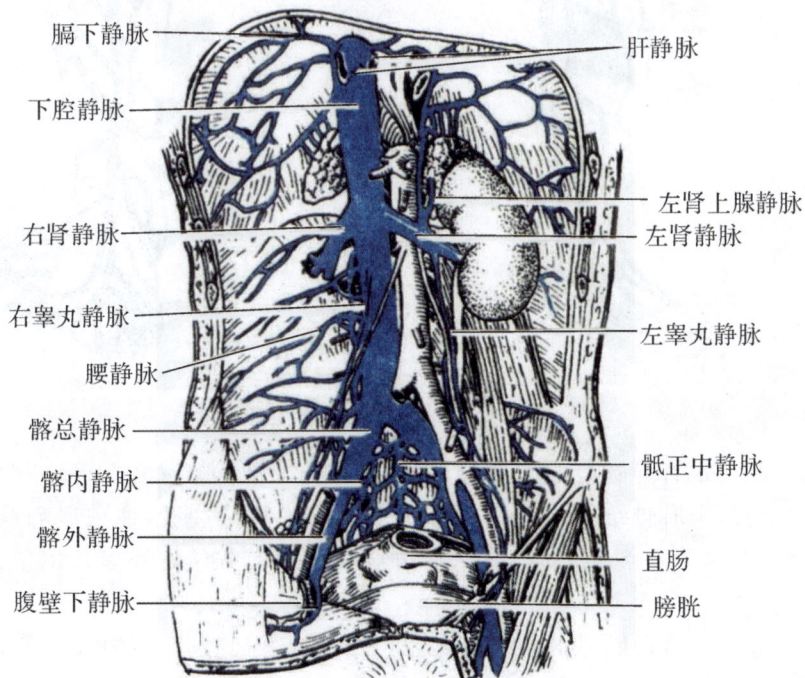

膈下静脉　　　　　　　　　　　肝静脉
下腔静脉

　　　　　　　　　　　　　　左肾上腺静脉
右肾静脉　　　　　　　　　　　左肾静脉

右睾丸静脉　　　　　　　　　　左睾丸静脉

腰静脉

髂总静脉
髂内静脉　　　　　　　　　　　骶正中静脉
髂外静脉　　　　　　　　　　　直肠
腹壁下静脉　　　　　　　　　　膀胱

图 8-21　下腔静脉及其分支

包括壁支和脏支。壁支主要有4对腰静脉,每侧4条腰静脉之间有纵行的腰升静脉相连。脏支收集腹腔脏器的静脉血。

髂总静脉由髂内静脉和髂外静脉在骶髂关节的前方汇合而成,斜向内上方至第5腰椎体右侧,左、右髂总静脉汇合成下腔静脉。

1.下肢的静脉　分深、浅两种,富有静脉瓣,深、浅静脉之间有许多交通支吻合。

(1)下肢的深静脉　与同名动脉伴行,膝部以下一条动脉有两条同名静脉伴行,上行至腘窝汇合成为一条腘静脉。腘静脉向上延续成股静脉,股静脉经腹股沟韧带深面延续成髂外静脉。

(2)下肢的浅静脉　包括大隐静脉、小隐静脉及其属支(图8-22)。

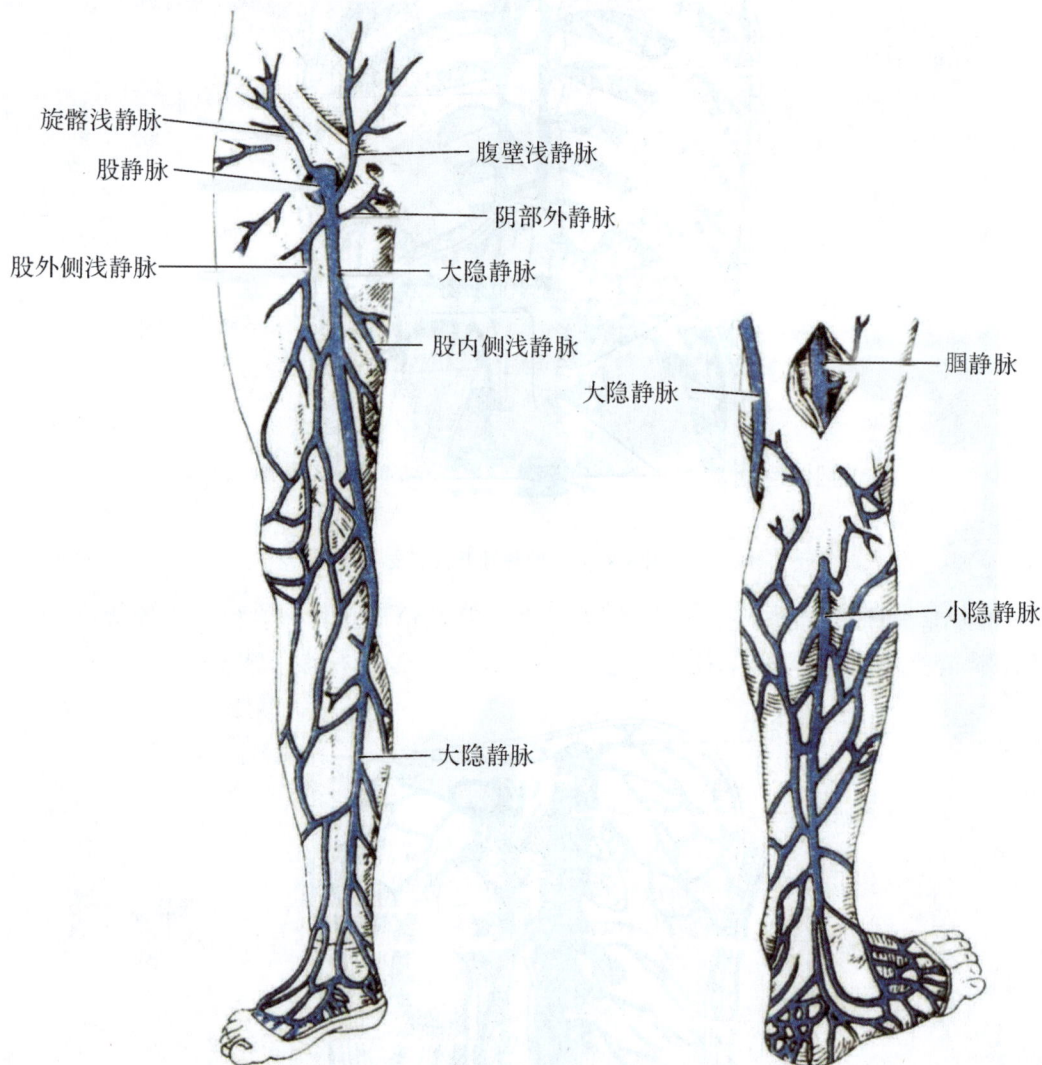

图 8-22　下肢的浅静脉

1)大隐静脉　起自足背静脉弓的内侧端,经内踝前方,沿小腿内侧上行,经股骨内侧髁的后方,沿大腿前内侧上行,至耻骨结节外下方3~4cm处,穿隐静脉裂孔,注入股静脉。在注入股静脉前,还接受腹壁浅静脉等5条属支注入。大隐静脉在内踝前方位置浅表且恒定,临床上常在此做静脉穿刺或切开。

2)小隐静脉　起自足背静脉弓的外侧端,经外踝后方,沿小腿后面中线上行,至腘窝下角处穿深筋膜,注入腘静脉。

2.盆部的静脉　主要有髂内静脉和髂外静脉等(图 8-23)。

(1)髂内静脉　其属支有壁支和脏支两种。

1)壁支　主要有臀上静脉、臀下静脉和闭孔静脉,它们分别与同名动脉伴行,收集同名动脉分布区的静脉血。

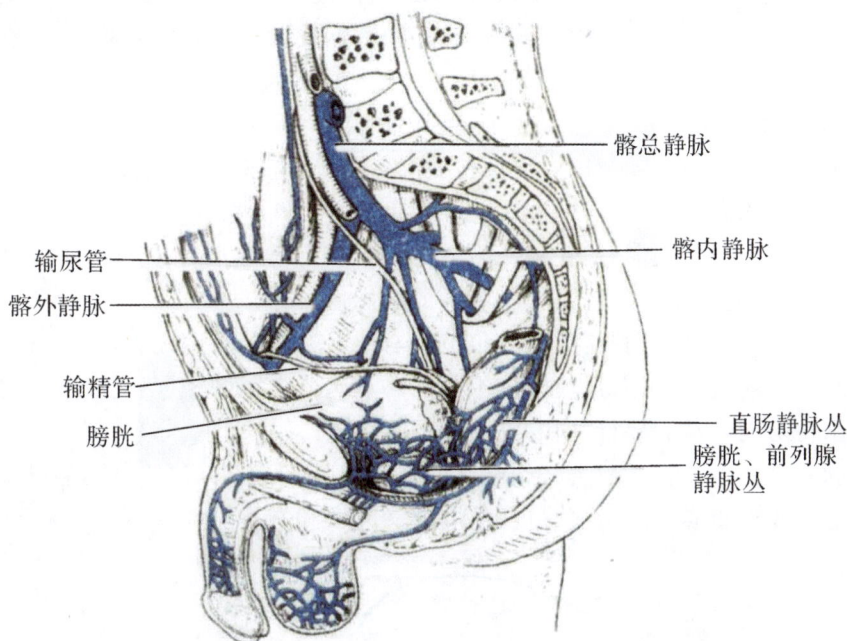

图 8-23　盆部的静脉(男性)

2)脏支　主要有直肠下静脉、阴部内静脉和子宫静脉,它们分别起自直肠静脉丛、阴部静脉丛、子宫阴道静脉丛。各静脉丛均位于脏器的周围,直肠静脉丛上部的血液经直肠上静脉注入肠系膜下静脉,直肠静脉丛下部的血液经直肠下静脉注入髂内静脉,肛管的血液经肛静脉、阴部内静脉注入髂内静脉。

(2)髂外静脉　由股静脉经腹股沟韧带深面向上延续而成,行向内上,与髂内静脉汇合成髂总静脉。髂外静脉收集腹壁下静脉等的血液。

3.腹部的静脉

(1)腹前壁的静脉　包括浅静脉和深静脉两种。

1)腹前壁的浅静脉有胸腹壁静脉和腹壁浅静脉。

2)腹前壁的深静脉有腹壁上静脉和腹壁下静脉。

(2)腹腔脏器的静脉　可分为成对的静脉和不成对的静脉两种。

1)成对的静脉　为来自腹腔成对脏器的静脉,有睾丸静脉(女性为卵巢静脉)、肾静脉和肾上腺静脉。起自睾丸和附睾的小静脉,呈蔓状缠绕睾丸动脉,该静脉称为蔓状静脉丛。蔓状静脉丛参与构成精索,经腹股沟管进入腹腔,汇合成睾丸静脉,右侧以锐角直接注入下腔静脉,左侧以直角注入左肾静脉。左侧睾丸静脉的注入形式是导致男性精索静脉曲张多发生在左侧的原因之一。卵巢静脉起自卵巢静脉丛,在卵巢悬韧带内上行,其注入部位与睾丸静脉相同。肾静脉起自肾门,经肾动脉前方横行向内侧,注入下腔静脉。肾上腺静脉,右侧直接注入下腔静脉,左侧注入左肾静脉。

2)不成对的静脉　来自腹腔不成对脏器(肝除外)的静脉不直接注入下腔静脉,而是先汇合成肝门静脉,经肝门入肝,在肝内反复分支,最后注入肝血窦,与肝固有动脉的血液混合,再汇合成 2～3 条肝静脉注入下腔静脉。

4.肝门静脉系　由肝门静脉及其属支组成,收集腹腔不成对脏器(肝除外),如胃、小肠、大肠(至直肠中部)、胆囊、胰和脾等的静脉血(图 8-24)。

(1)肝门静脉　是一条粗短的静脉干,长 6～8cm,由肠系膜上静脉和脾静脉在胰头后方汇合而成,向右上方进入肝十二指肠韧带内,至肝门分左、右两支,分别进入肝的左、右叶,在肝内反复分支,最终注入肝血窦。

(2)肝门静脉的主要属支

1)肠系膜上静脉　伴同名动脉的右侧上行,在胰头后方与脾静脉汇合成肝门静脉,收集范围与同名动脉分布范围相同。

2)脾静脉　与脾动脉伴行向右,在胰头后方与肠系膜上静脉汇合成肝门静脉,收集范围与同名动脉分布范围相同,通常还收集肠系膜下静脉的静脉血。

3)肠系膜下静脉　与同名动脉伴行,收集范围与同名动脉分布范围相同,注入脾静脉。

4)胃左静脉　与同名动脉伴行,收集范围与同名动脉分布范围相同,注入肝门静脉。

5)胃右静脉　与同名动脉伴行,向右汇入肝门静脉。

6)附脐静脉　分左、右两支,起自脐周静脉网,沿肝圆韧带走行,注入肝门静脉。

7)胆囊静脉　收集胆囊的静脉血,可注入肝门静脉或其右支。

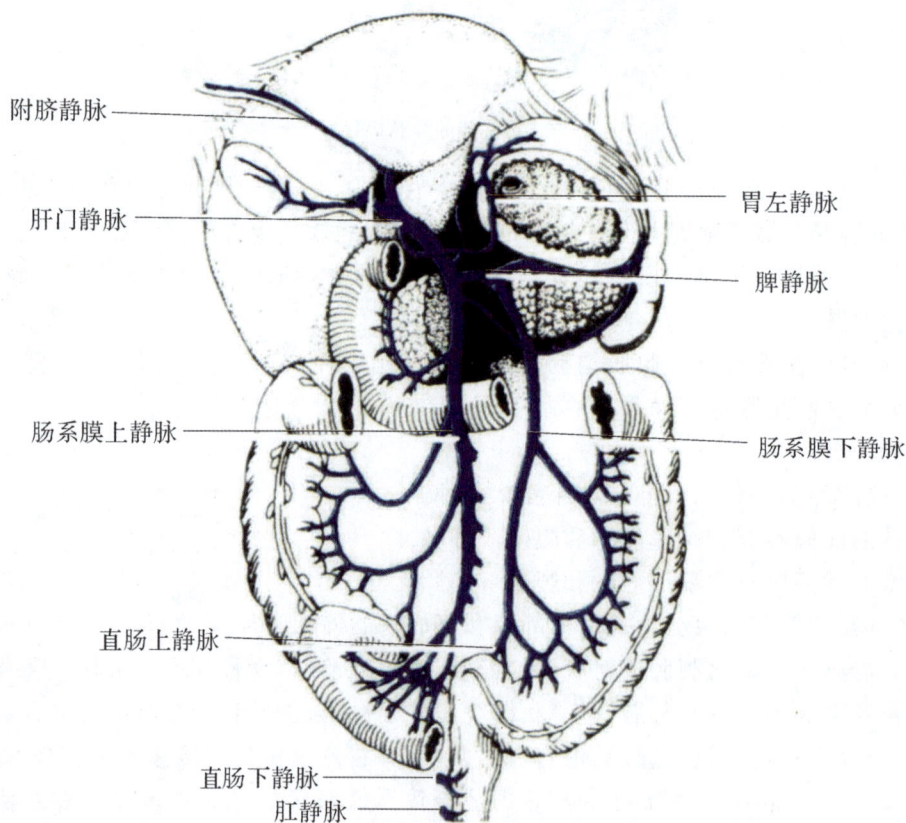

图 8-24　肝门静脉及其属支

（3）肝门静脉的侧支循环　当肝门静脉的血液回流受阻（如肝硬化）时，肝门静脉的血液可经肝门静脉与上、下腔静脉之间的吻合支回流右心房，这种循环称为肝门静脉的侧支循环。正常情况下肝门静脉与上、下腔静脉之间的吻合支细小，血流量很少；当肝门静脉回流受阻，压力增高时，这些吻合支高度扩张，血流量增加，起疏导作用。

肝门静脉的侧支循环主要有以下三条途径（图 8-25）。

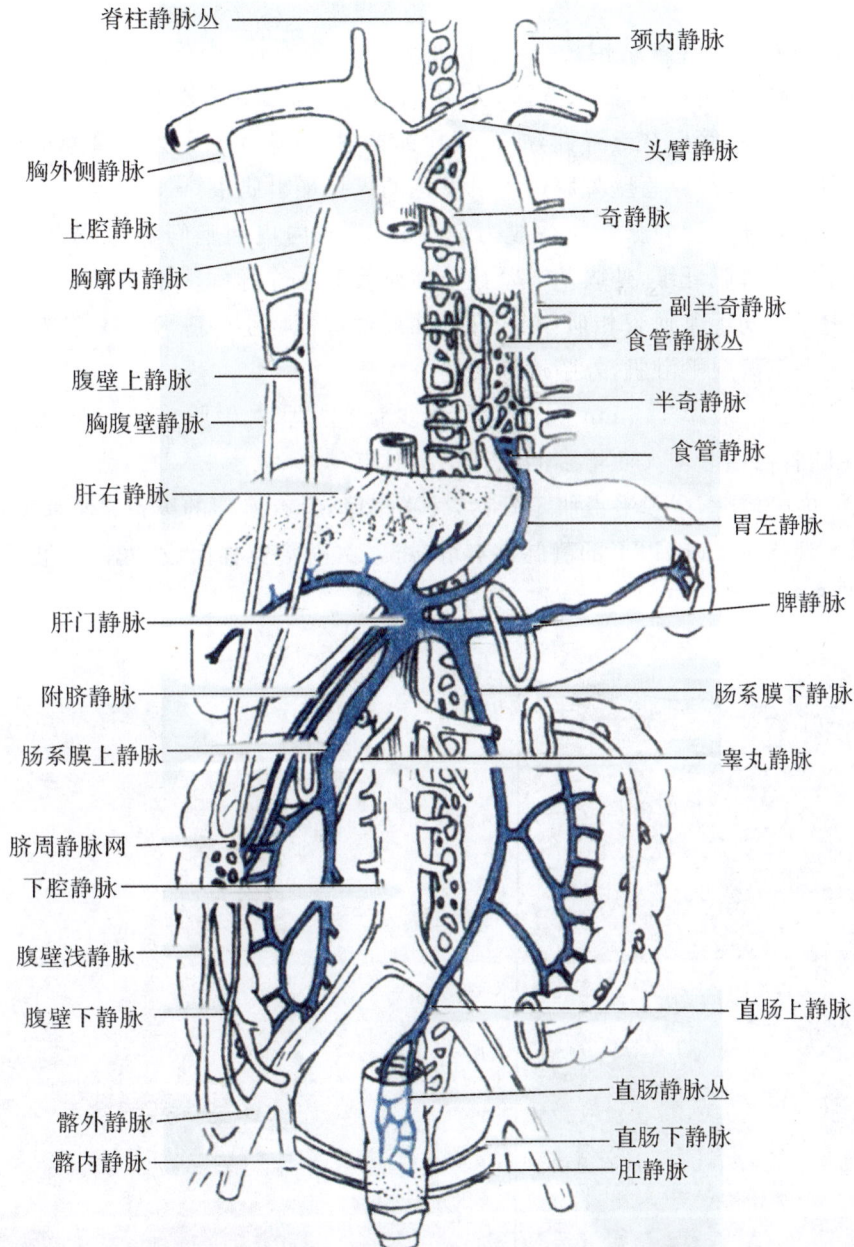

图 8-25　肝门静脉与上、下腔静脉间的交通

1）通过食管静脉丛　肝门静脉→胃左静脉→食管静脉丛→食管静脉→奇静脉→上腔静脉。

2）通过直肠静脉丛　肝门静脉→脾静脉→肠系膜下静脉→直肠上静脉→直肠静脉丛→直肠下静脉、肛静脉→髂内静脉→髂总静脉→下腔静脉。

3）通过脐周静脉网　肝门静脉→附脐静脉→脐周静脉网→上、下两条途径回流：向上通过胸腹壁静脉或腹壁上静脉→上腔静脉；向下通过腹壁浅静脉或腹壁下静脉→下腔静脉。

大量血液经上述途径回流，可引起食管静脉丛、直肠静脉丛和脐周静脉网高度曲张，一旦食管静脉丛和直肠静脉丛破裂，会引起呕血和便血。当肝门静脉的侧支循环失代偿时，可引起收集静脉血范围的器官淤血，出现脾大和腹腔积液。

三、静脉的结构

根据静脉管径大小和管壁结构特点，静脉亦可分为微静脉、小静脉、中静脉和大静脉四种。与伴行动脉相比，静脉数量较多，腔大壁薄；无内、外弹性膜，三层膜分界不明显；管壁结构成分中平滑肌和弹性纤维较少，管壁缺乏弹性，故在切片标本中，静脉管壁因为向管腔塌陷，管腔横断面较扁或呈不规则形状；大静脉管壁外膜内可见发达的纵行平滑肌束。

1.微静脉和小静脉　微静脉管径一般为 $50\sim200\mu m$，内皮细胞间的间隙大，故通透性较大，中膜内可见散在的平滑肌纤维，外膜薄。紧接毛细血管的微静脉称毛细血管后微静脉，管径一般小于 $50\mu m$，管壁结构与毛细血管相似，有较高的物质通透性。小静脉管径一般为 $200\mu m\sim1mm$，内皮外逐渐形成一至数层平滑肌，外膜逐渐增厚。

2.中静脉　管径一般小于 $9mm$。内膜薄，含少量平滑肌。中膜有排列稀疏的数层平滑肌。外膜较厚，可见随管径逐渐增大而增多的纵行平滑肌束。

3.大静脉　内膜较薄，中膜平滑肌不发达，外膜很厚，含有发达的纵行平滑肌束（图8-26）。

4.静脉瓣　管径在 $2mm$ 以上的静脉常有静脉瓣，由内膜折叠而成，尤以四肢部位较多，可防止血液逆流（图8-27）。

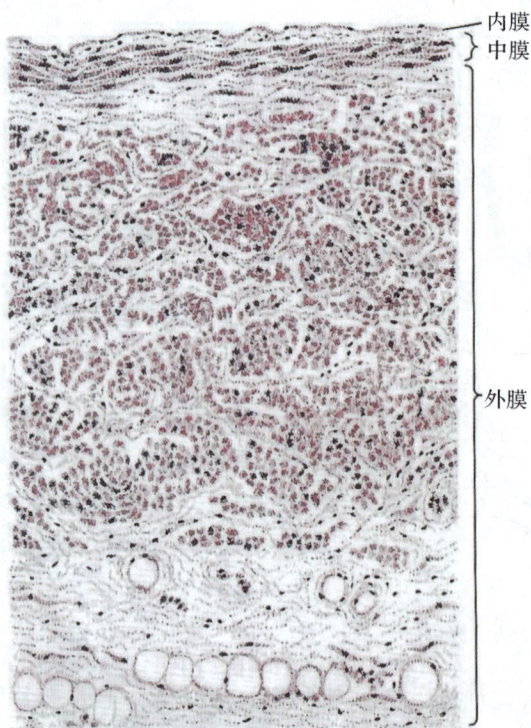

内膜
中膜
外膜

图 8-26　大静脉模式图

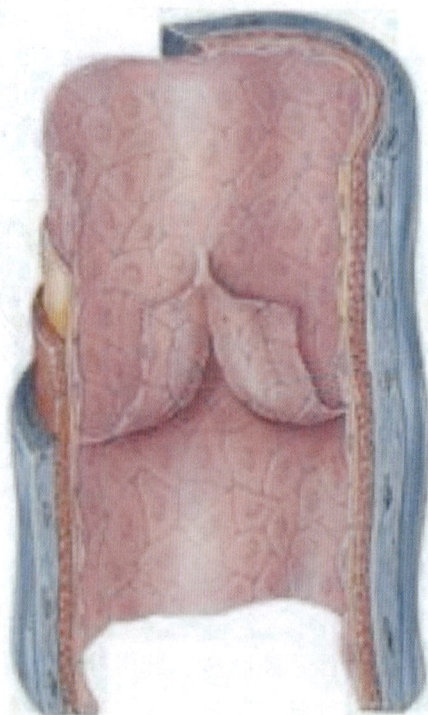

图 8-27　静脉瓣

四、常见疾病与防治

(一)静脉曲张

1.概念　静脉曲张是指由于血液瘀滞、静脉管壁薄弱等导致静脉迂曲、扩张。静脉曲张最常见于下肢,尤其是小腿部,也可发生在食管、直肠、精索等部位。

2.临床表现　表层血管像蚯蚓一样曲张,明显凸出皮肤,曲张呈团状或结节状;腿部有酸胀感,皮肤有色素沉着、脱屑、瘙痒,足踝水肿等,久站或久坐后加重,抬高患肢或休息后症状缓解;肢体有针刺感、奇痒感、麻木感、灼热感等异样感觉;严重者出现表皮温度升高,有疼痛和压痛感,甚至局部出现坏疽、溃疡。

3.主要病因　静脉曲张的发生原因多样,常见的病因包括遗传、年龄、性别、肥胖、怀孕、久站或久坐等。

4.防治方法

(1)改变生活习惯　保持健康的体重,增加运动,避免长时间站立或坐着,有助于预防静脉曲张或减轻症状。

(2)抬高患肢　休息或睡觉时抬高患肢,助于改善静脉回流,缓解症状。

(3)穿戴弹力袜　对下肢施加适当压力,帮助静脉回流,减轻症状。

(4)药物治疗　部分患者可使用药物治疗,如口服或外用盐酸曲卡因、生物类黄酮类药物等,以改善静脉回流和缓解症状。

(5)外科手术　对于严重静脉曲张患者,可考虑进行外科手术治疗,如剥除静脉、静脉曲张病变段结扎等。

(二)浅静脉炎

1.概念　浅静脉炎是指浅静脉血管的急性无菌性炎症,是一种常见的静脉炎症疾病,通常伴有血栓形成。

2.临床表现　患处静脉红肿、硬结,触摸或肌肉收缩时疼痛明显;患肢局部皮肤发热、发红;部分可出现轻度水肿。

3.主要病因　静脉曲张、创伤、感染、长时间留置静脉导管、长时间卧床、久坐等均可导致静脉炎症的发生。

4.防治方法　保持适度活动,避免长时间站立或坐着,或在休息或睡觉时抬高患肢,均有助于预防浅静脉炎或减轻症状。对于需要长时间站立者,可使用弹力袜或绷带改善静脉回流。此外,也可以通过局部冷敷、外用消炎止痛药膏或凝胶,以及非处方消炎药、抗凝药等,可缓解炎症、疼痛和预防血栓进一步发展。如因其他疾病引起的静脉炎,还需积极治疗原发病,控制感染以减轻症状。对于严重的浅静脉炎患者,可以考虑采用浅静脉剥除术、血栓切除术等手术疗法。

第三节　微循环的结构与疾病

微循环是指由微动脉至微静脉之间的血液循环,它是血液循环的基本功能单位。

一、微循环的结构

人体各器官中微循环的组成和器官的结构有着密切的关系,一般都包括以下组成部分(图 8-28)。

1.微动脉　微动脉是小动脉的分支,其管壁环行平滑肌的收缩和舒张,可调节微循环的血流。因此,微动脉是微循环的"总闸门"。

2.中间微动脉　是微动脉的分支。微动脉和中间微动脉是微循环的阻力血管,管壁平滑肌的收缩或舒张,决定着外周阻力的大小和舒张压,调节和控制循环管道内的血流量。

3.真毛细血管　是中间微动脉的分支,相互吻合成网,即通称的毛细血管。在真毛细血管的起始处,围绕着少许平滑肌,构成毛细血管前括约肌,控制着真毛细血管的血流,起着微循环"分闸门"的作用。

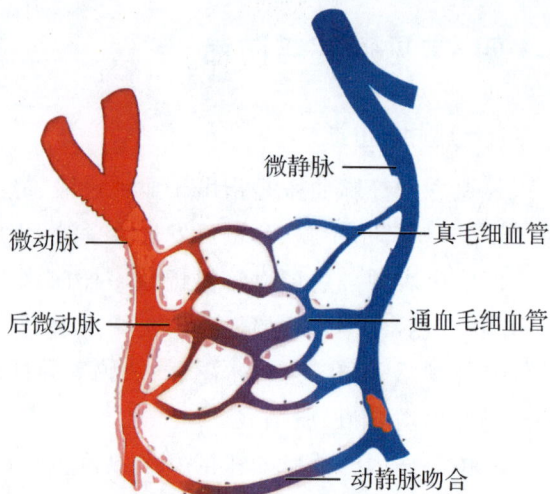

图 8-28　微循环血管模式图

4.直捷通路　是指中间微动脉发出的、直接与微静脉相通、距离最短的毛细血管。直捷通路的管径较粗,经常开放,血液流速较快,很少进行物质交换,其主要功能是使一部分血液能迅速通过微循环向心回流。

5.动静脉吻合　是指微动脉发出的、直接与微静脉相通的血管。动脉吻合收缩时,血液由微动脉流入毛细血管;动静脉吻合开放时,微动脉血液经此直接流入微静脉,以调节局部的血流量。

6.微静脉　参见静脉。

二、常见疾病与防治

(一)糖尿病微血管病变

1.概念　糖尿病微血管病变是糖尿病并发症的一种,主要影响直径小于 $100\mu m$ 的微血管,包括毛细血管、微动脉和微静脉。糖尿病微血管病变的主要类型包括糖尿病性视网膜病变、糖尿病性肾病和糖尿病性神经病变。

2.临床表现

(1)糖尿病性视网膜病变　患者可能出现视物模糊、眼前黑斑、视野缺损等症状,严重时可导致视力丧失。

(2)糖尿病性肾病　早期可能无明显症状,随病程进展可能出现蛋白尿、水肿、高血压等,严重时可发展为肾功能衰竭。

(3)糖尿病性神经病变　患者可能出现感觉异常、疼痛、肢体无力、肌肉萎缩等症状,严重时可导致神经功能丧失和残疾。

3.主要病因　长期高血糖,导致微血管内皮细胞损伤和基底膜增厚。其他影响因素包括高血压、高血脂、遗传因素等。

4.防治方法

(1)严格控制血糖　通过合理饮食、运动和药物治疗等手段,保持血糖水平在正常范围内,以降低发生糖尿病微血管病变的风险。

(2)控制血压和血脂　减缓微血管病变的进展。

（3）定期检查　糖尿病患者应定期进行眼底、肾功能和神经功能检查，以便及时发现并治疗微血管病变。

（4）针对性治疗　针对不同类型的糖尿病微血管病变，进行专门的治疗。如糖尿病性视网膜病变可进行激光光凝术或抗血管内皮生长因子治疗，糖尿病性肾病可采用血管紧张素转化酶抑制剂（ACEI）或血管紧张素Ⅱ受体阻滞剂（ARB）治疗，糖尿病性神经病变可进行神经营养药物治疗等。

（5）生活方式改变　保持健康的生活方式，如合理饮食、适量运动、戒烟限酒等，有助于预防和减轻糖尿病微血管病变。

❖ 知识拓展

主动脉夹层

主动脉夹层（AD）是指主动脉腔内的血液从主动脉内膜撕裂处进入主动脉中膜，使中膜分离，沿主动脉长轴方向扩展形成主动脉壁的真假两腔分离状态，随后再进一步扩展和撕裂，形成了一个夹层。

主动脉夹层起病急，进展快，如未及时诊治，患者发病 48 小时内病死率以每小时增加 1% 的速度增长，一周时达到 70%，三个月可高达 90%。

主动脉夹层患者最常见的症状是持续性、难以忍受的剧烈疼痛，主要位于胸、背、腹部，少部分可能无明显疼痛，直接出现晕厥、胸闷、呼吸困难、下肢麻木或肢体轻瘫。

目前临床上以手术治疗为主，根据病变的具体部位，以及分型不同（分为 Stanford A 型和 Stanford B 型），采用的手术方法也不一样。A 型主动脉夹层：夹层累及升主动脉，病情凶险，通常采用人工血管置管术，其中常用的血管置换方式为全主动脉弓替换。B 型主动脉夹层：随着血管腔内技术及支架材料不断发展，B 型主动脉夹层更多地使用覆膜支架隔绝，尤其适用于高龄及全身情况差而无法耐受传统手术者，已成为复杂性 B 型主动脉夹层的标准治疗术，具有安全性高、痛苦小、恢复快的优势。

思考题

1. 当头面部出血时，应在什么部位加压止血，具体应压迫什么动脉？

2. 临床如要行胃的全切术，应对血管作何处理？

3. 颈部及上、下肢各有哪些浅静脉？它们如何走行？

4. 为什么肝硬化患者会出现呕血现象？

第九章 消化管的结构与疾病

消化系统(digestive system)主要由消化管和消化腺两部分组成(图 9-1)。消化管又称消化道或胃肠道,包括口腔、咽、食管、胃、小肠、大肠。消化管主要对食物进行物理性和化学性消化,将大分子物质分解为小分子的氨基酸、单糖、甘油酯等,进而吸收营养物质和排泄食物残渣。

第一节 牙的结构与疾病

牙(teeth)是人体内最坚硬的器官,镶嵌于上、下颌骨的牙槽内,分别排列成上牙弓和下牙弓,具有咀嚼食物和辅助发音等作用。

一、牙的种类和排列

人的一生中,先后有乳牙和恒牙两组牙发生,乳牙一般在出生后 6 个月时开始萌出,到 3 岁左右出齐,共 20 个,上、下颌各 10 个。6 岁左右,乳牙开始脱落并逐渐更换成恒牙。恒牙中,第 1 磨牙首先长出,除第 3 磨牙外,其他各牙约在 14 岁左右出齐。第 3 磨牙萌出时间最晚,有的要迟至 28 岁或更晚,故又称智牙,同时由于第 3 磨牙萌出较晚,萌出时颌骨发育将近成熟,若无足够的位置,常影响其正常萌出,从而发生各种阻生牙。第 3 磨牙终生不萌出者约占 30%。恒牙全部出齐共 32 个,上、下颌各 16 个。

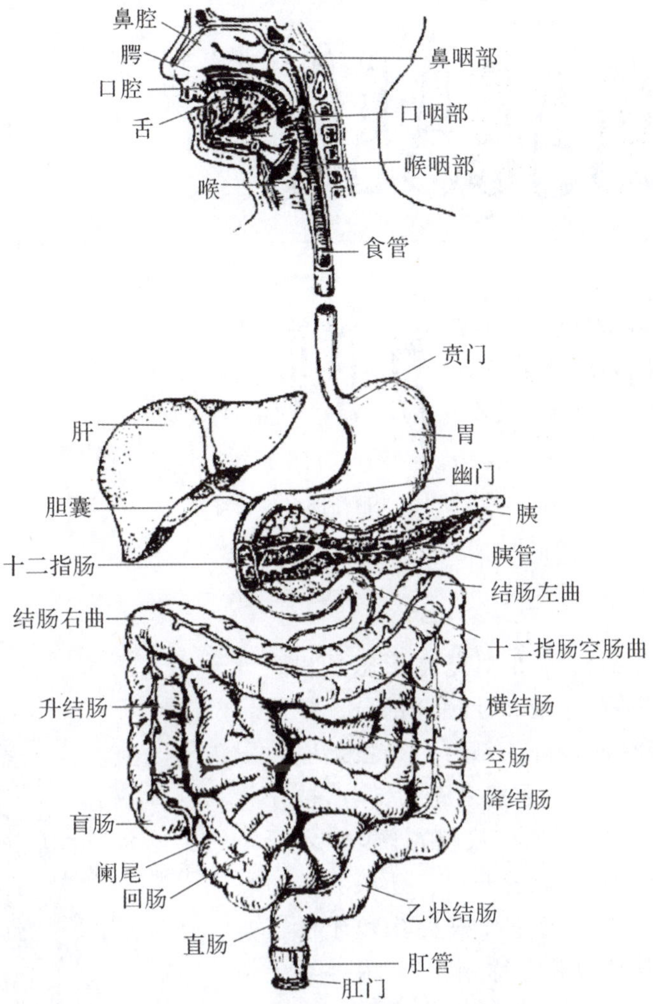

图 9-1　消化系统模式图

　　根据牙的形状和功能,乳牙和恒牙均可分切牙、尖牙和磨牙 3 种。但是恒牙又有磨牙和前磨牙之分。切牙、尖牙用以咬切和撕扯食物,磨牙则有研磨和粉碎食物的功能。

　　临床上,为了记录牙的位置,常以被检查者的方位为准,以"＋"记号划分成 4 区,并以罗马数字Ⅰ～Ⅴ标示乳牙,用阿拉伯数字 1～8 标示恒牙(图 9-2、图 9-3)。

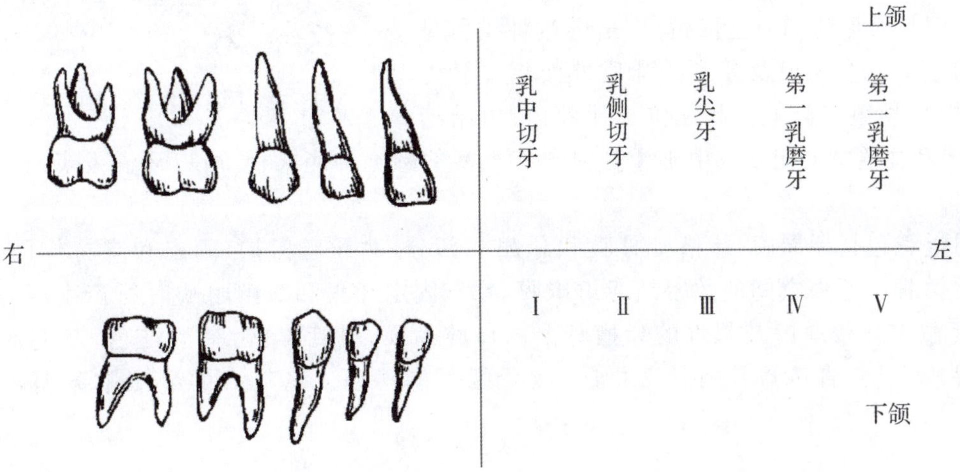

图 9-2　乳牙的名称及符号

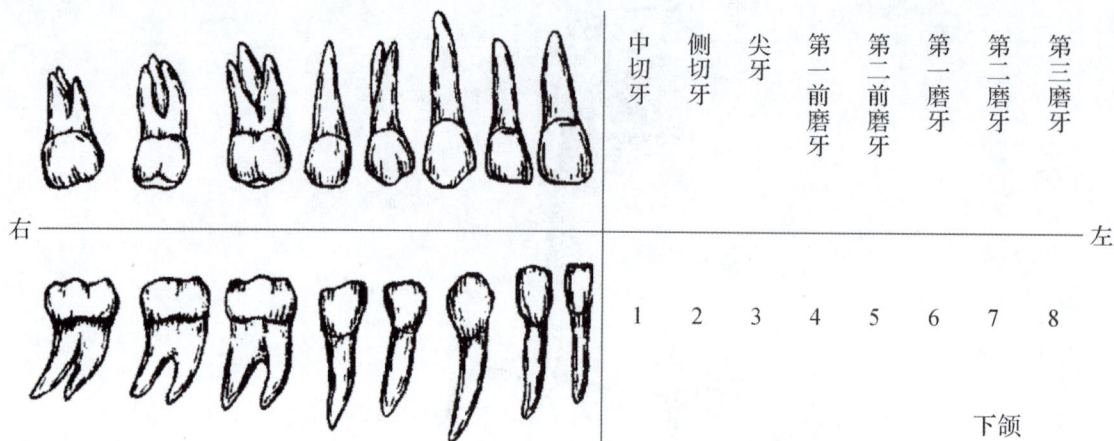

图9-3　恒牙的名称及符号

二、牙的形态

牙的形状和大小各不相同,但其基本形态是相同的。每个牙均可分为牙冠、牙根和牙颈3部分。牙冠是暴露于口腔,露出于牙龈以外的部分。牙根是嵌入牙槽内的部分。牙颈是牙冠与牙根之间的部分,被牙龈所包绕。牙冠和牙颈内部的腔隙较宽阔,称牙冠腔。牙根内的细管称牙根管,此管开口于牙根尖端的牙根尖孔。牙的血管和神经通过牙根尖孔和牙根管进入牙冠腔。牙根管与牙冠腔合称牙腔,其内容纳牙髓(图9-4)。

三、牙的结构

牙由牙质、釉质、牙骨质和牙髓组成。牙质构成牙的大部分,呈淡黄色,硬度仅次于釉质,却大于牙骨质。在牙冠部的牙质外面覆有釉质,是人体内最坚硬的组织。正常所见的釉质呈淡黄色,是透过釉质所见的牙质的色泽。在牙根及牙颈的牙质外面包有牙骨质,其结构与骨组织类似。牙髓位于牙腔内,由结缔

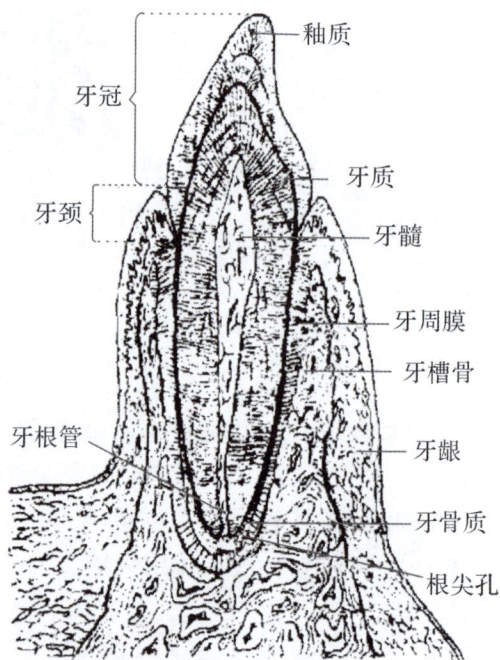

图9-4　下颌切牙模式图(矢状切面)

组织、神经和血管共同组成。由于牙髓内含有丰富的感觉神经末梢,所以牙髓发炎时,可引起剧烈的疼痛。

牙周组织包括牙周膜、牙槽骨骨膜和牙龈3部分,对牙起保护、固定和支持作用。牙周膜是介于牙槽骨与牙根之间的致密结缔组织膜,具有固定牙根和缓解咀嚼时所产生压力的作用。牙龈是紧贴于牙颈周围及邻近的牙槽骨上的口腔黏膜,血管丰富,呈淡红色,坚韧而有弹性,因缺少黏膜下层,直接与骨膜紧密相连,故牙龈不能移动。老年人的牙龈常萎缩,表现为牙颈外露。

四、常见疾病与防治

(一)急性根尖周炎

1. 概念　急性根尖周炎是从根尖部牙周膜出现浆液性炎症,到根尖周组织形成化脓性炎症的一系列反应过程。

2. 临床表现　病变早期,患牙轻度疼痛不适。随着炎症的发展,疼痛逐渐加重至剧痛。患牙有浮起感,疼痛为自发性持续性跳痛,疼痛部位明确且对冷热刺激无反应。部分患者可发生蜂窝织炎,此时对应牙根周围的牙龈黏膜红肿压痛。当脓肿穿破牙槽骨和骨膜后牙痛缓解,形成皮下脓肿,波动感明显;当脓肿穿破表面留下瘘口,引流区淋巴结肿大、触痛,甚至出现发热等全身症状。

3. 主要病因　急性发病多与细菌毒力和机体抵抗力有关。当根管内致病物毒力较强,机体抵抗力较弱时,病变以急性根尖周炎的形式表现;反之,当机体抵抗力较强,而根管内致病物毒力较弱时或经过不彻底的治疗时,病变则以慢性根尖周炎的形式表现。

4. 疾病防治　该病一经发现需及时治疗,治疗不及时会有并发口腔颌面部间隙感染、急性中央性颌骨骨髓炎的风险。通常急性期采用根管治疗术。通过清除根管内的炎症牙髓和坏死物质,并进行适当消毒,充填根管,以去除根管内容物对根尖周围组织的不良刺激,防止根尖周病变的发生或促进根尖周病变的愈合。根尖周炎的治疗一般 1~2 个月的周期,需遵循医生要求按时复诊,保证治疗效果。

(二)龋齿

1. 概念　龋齿是一种由口腔中多种因素复合作用导致的牙齿硬组织进行性病损,表现为无机质脱矿和有机质的分解,随病程发展而从色泽改变到形成实质性病损的演变过程,俗称蛀牙,为细菌性疾病。

2. 临床表现　龋齿临床表现为色、形、质的变化。质变为主,色和形的变化是质变的结果。随病情进展,病变由釉质进入牙本质,组织不断被破坏、崩解而逐渐形成龋洞。根据龋坏程度,临床上分为浅、中、深龋三个阶段。浅龋龋坏局限于釉质,初期于平滑面表现为脱矿所致的白垩色斑块,以后因着色而呈黄褐色,窝沟处则呈浸墨状弥散,一般无明显龋洞,探诊时牙面有粗糙感,无自觉症状,探诊无反应。中龋龋坏已达牙本质浅层,临床检查有明显龋洞,可有探痛,对冷、热、甜、酸等外界刺激敏感,可出现疼痛反应,当刺激源去除后疼痛立即消失,无自发性痛。深龋龋坏已达牙本质深层,一般龋洞大而深,或入口小但深层有较为广泛的破坏,对外界刺激反应较中龋为重,但刺激源去除后,仍可立即止痛,无自发性痛。

3. 主要病因　龋齿的发生普遍认为是细菌、口腔环境、寄生物(寄生虫、病毒等)和时间等四联因素所致。多为致龋性食物紧紧贴附于牙面,在适宜温度下、有足够的时间则在菌斑深层产酸,侵袭牙齿使之脱矿,进而破坏有机质,产生龋洞。

4. 疾病防治　龋齿的预防需注意日常的口腔牙齿卫生,养成早晚刷牙、饭后漱口的好习惯。少吃酸性刺激食物,少吃糖、巧克力、饼干等含糖分高的食物,少吃过于坚硬的食物,尤其需注意临睡前不吃零食。此外,定期进行口腔健康状况检查对预防龋齿也很重要,建议 12 岁以上的人每年查一次。一旦发生龋齿,需及时治疗,根据牙齿缺损的范围、体积采用充填术、嵌体或人造冠修复治疗,以恢复形态和功能。

第二节　食管的结构与疾病

一、形态

食管(esophagus)是一前后略扁的肌性管道,是消化管各部中最窄的部分,长约 25cm。全长有 3 个生理性狭窄(图 9-5)。

第一狭窄位于咽与食管相续处,正对第 6 颈椎体下缘平面,距中切牙约 15cm。第二狭窄位于食管与左主支气管交叉处,平第 4、5 胸椎体之间,距中切牙约 25cm。第三狭窄位于食管穿过膈的食管裂孔处,平第 10 胸椎体平面,距中切牙约 40cm。

这些狭窄是食管异物易滞留的部位,也是肿瘤的好发部位。临床上进行食管插管时,要注意食管的狭窄处,根据食管镜插入的距离可推知器械到达的部位。

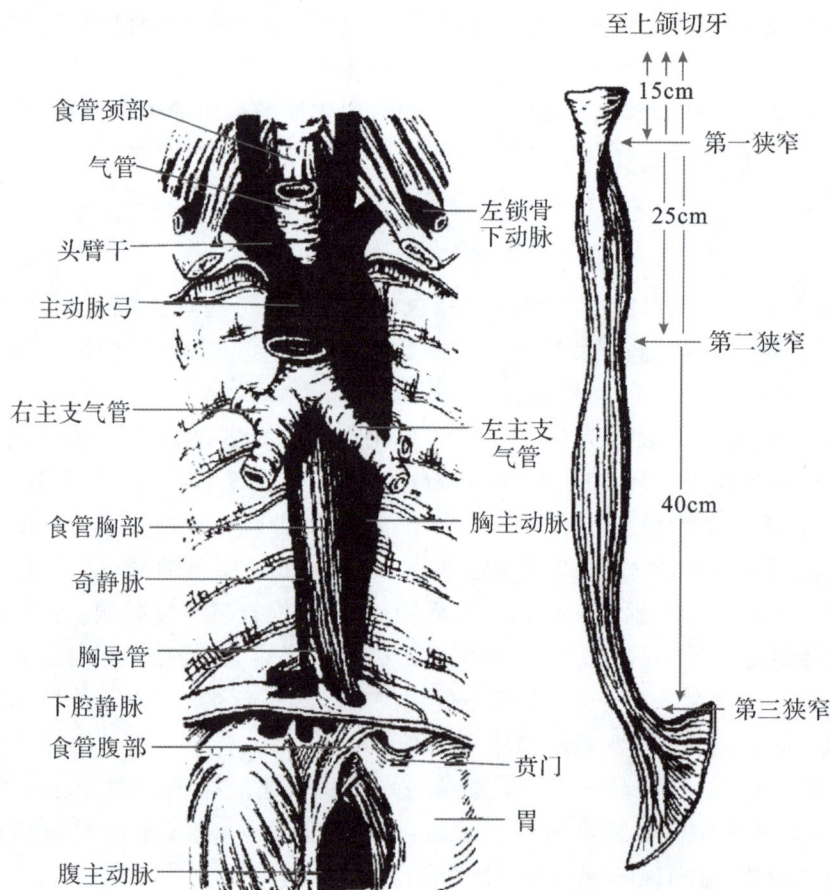

图 9-5　食管的位置及三个狭窄

二、位置

食管上端在第 6 颈椎体下缘处续于咽,下端至第 11 胸椎体左侧连于胃。食管在颈部沿脊柱的前方和气管的后方下行入胸腔,在胸部先行于气管与脊柱之间(稍偏左),继穿过左主支气管之后,再沿胸主动脉右侧下行,至第9胸椎体平面斜跨胸主动脉的前方至其左侧,然后穿膈的食管裂孔至腹腔,续于胃的贲门。

食管依其所处的位置可分为颈、胸、腹三部。颈部长约5cm,平第6颈椎体下缘至胸骨的颈静脉切迹平面之间。胸部最长,18~20cm,由胸骨的颈静脉切迹平面至膈的食管裂孔之间。腹部最短,长仅1~2cm,由膈的食管裂孔至胃的贲门。

三、管壁的结构

食管管壁由内向外依次由黏膜、黏膜下层、肌层和外膜构成(图9-6)。

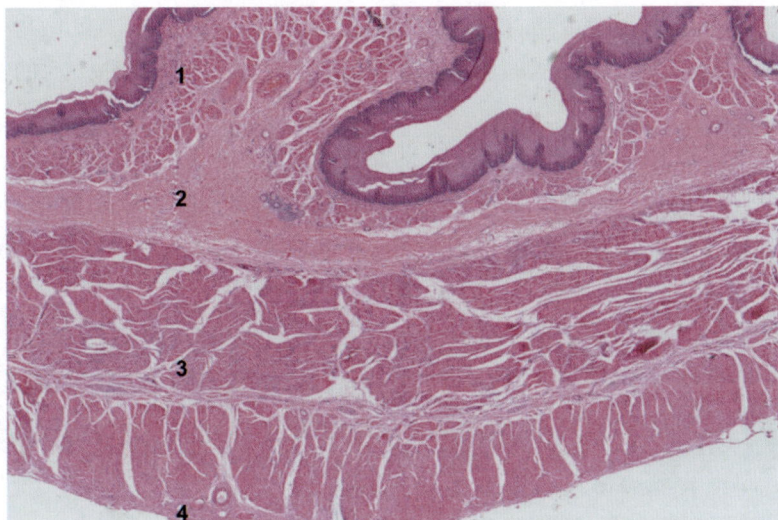

图9-6 食管微细结构(光镜,低倍)
1.黏膜层;2.黏膜下层;3.肌层;4.外膜

(一)黏膜

黏膜被覆于消化管的内面,由内向外由上皮、固有层和黏膜肌层三部分组成。消化管各段的黏膜结构差异很大,是执行消化、吸收等功能最重要的结构。

1.上皮 为未角化的复层扁平上皮,耐摩擦和理化刺激,食物通过时起机械性保护作用。其下端的复层扁皮上皮与胃贲门部的单层柱状上皮相连接,是食管癌的易发部位。

2.固有层 由细密结缔组织组成,含少量黏液性腺、淋巴组织以及小血管、淋巴管、神经等。

3.黏膜肌层 由纵行平滑肌束构成。

(二)黏膜下层

黏膜下层为连接黏膜与肌层的疏松结缔组织,内含食管腺、丰富的血管、淋巴管和数量不等的淋巴组织,固有层中的淋巴组织常穿过黏膜肌层抵达黏膜下层。黏膜下层中还有黏膜下神经丛,由多极神经元和无髓神经纤维构成,可调节黏膜肌的收缩和腺体的分泌。

(三)肌层

肌层上1/3段为骨骼肌,中1/3段为骨骼肌与平滑肌兼具部分,下1/3段为平滑肌。一般分为内环行肌和外纵行肌两层,两层之间有少量结缔组织和肌间神经丛。

(四)外膜

外膜由疏松结缔组织组成,称纤维膜,可与邻近器官相连而得以固定。

四、常见疾病与防治

(一)异物梗阻

1. 概念　食管梗阻又称食管梗塞,是指食道内被食物团块或异物所阻塞,致使食道阻塞而引起的一种疾病,常发生于幼童及老人缺牙者。按照梗阻程度,可分为完全梗阻和不完全梗阻。按照梗阻部位,可分为咽部食管梗阻、颈部食管梗阻和胸部食管梗阻。

2. 临床表现　突然咽下障碍,可有吞咽疼痛,流涎,颈部及胸骨后痛;大的异物压迫喉或气管可有呼吸困难,颈部肿胀、压痛等。可通过 X 线或食管镜检查确诊。

3. 主要病因　多因口中含物玩耍、饮食过快、佩戴义齿咀嚼时感觉不灵敏等导致。临床最常见的为食物中混有鱼刺、尖硬骨头块等其他异物,阻留在食管,或睡熟时松动的义齿脱落而误咽形成食管梗阻。

4. 疾病防治　大多数食管异物梗阻情况,只要注意防护,可以避免。对于婴幼儿,喂食时需要注意挑净食物中骨、刺等杂物,喂食果冻等表面光滑食物时尽量切成小碎块,同时需提醒孩童不能将弹珠等异物放入口中。对于吞咽有困难的人,切忌大口吞食年糕、粽子、汤圆等黏性食物。佩戴义齿者,如义齿松动需及时加固,或睡觉前取下义齿。

(二)食管癌

1. 概念　食管癌是发生在食管上皮组织的恶性肿瘤,占所有恶性肿瘤的 2%。中国是世界上食管癌的高发国家,也是世界上食管癌高死亡率的国家之一。发病年龄多在 40 岁以上。

2. 临床表现　早期食管癌多没有明显症状,随着疾病发展,会出现进行性咽下困难,先是难咽干的食物,继而是半流质食物,最后水和唾液也不能咽下。

3. 主要病因　包括化学因素、生物因素、微量元素缺乏、嗜烟嗜酒等饮食因素以及遗传易感因素等。研究表明,腌制品因腌制不充分导致亚硝酸盐含量过高,与食管癌发生有密切关系;缺乏维生素 A、维生素 B_2、维生素 C 以及动物蛋白、新鲜蔬菜、水果摄入不足,也是食管癌高发的原因之一;此外,长期饮烈性酒、嗜好吸烟、食物过热、进食过快等都容易引发食管癌。

4. 疾病防治　随着消化内镜技术的发展,早期食管癌及癌前病变完全可以通过超级微创(内镜黏膜下剥离术)达到根治效果,5 年生存率可达 95%。早发现、早诊断、早治疗是食管癌的治疗关键。此外,树立正确的健康观念,养成良好的健康饮食习惯也非常重要。生活中禁烟限酒;尽量远离亚硝胺含量丰富、霉变的食物;进食时多细嚼慢咽,不吃过烫食物;饮食尽量多样化,平衡膳食改善营养,适当补充维生素 A、维生素 B_2、维生素 C 等维生素及铁、锌、硒、锰等微量元素。

第三节　胃的结构与疾病

胃(stomach)是消化管各部中最膨大的部分,上连食管,下续十二指肠,具有受纳食物、分泌胃液、进行初步消化和内分泌的功能。

一、形态

胃有上、下两口,前、后两壁,大、小两弯(图 9-7)。上口为入口,称贲门,与食管相接;下口为出口,称幽门,与十二指肠相连。胃前壁朝向前上方;胃后壁朝向后下方。胃的右上缘为凹缘,称胃小弯,该弯的最低点弯曲成角状,称角切迹。胃的左下缘为凸缘,称胃大弯。

　　胃可分为四部分。靠近贲门的部分称贲门部;贲门平面以上,向左上方膨出的部分称胃底;胃的中间大部分称胃体;在角切迹至幽门之间的部分称幽门部。幽门部紧接幽门而成管状的部分称幽门管;幽门管向左至角切迹之间稍膨大的部分称幽门窦(图9-7)。胃小弯和幽门部是溃疡的好发部位。

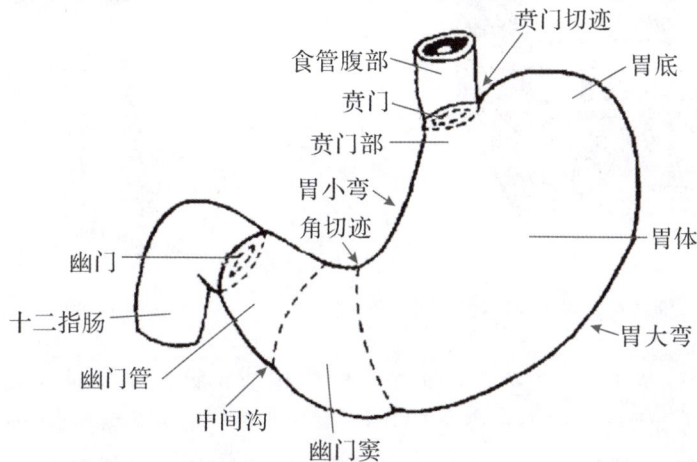

图 9-7　胃的形态和分部

　　胃的形态和大小随内容物的多少而不同,还可因年龄、性别、体位和体型的不同而有差异,可分为 3 种基本类型:角形胃,多见于矮胖型;长形胃,多见于瘦长型;钩形胃,较常见。成年人胃的容量可达 3000ml,空虚时可缩成管状。

二、位置

　　胃在中等充盈时,大部分位于左季肋区,小部分位于腹上区。贲门位于第 11 胸椎体左侧,幽门位于第 1 腰椎体右侧。当胃特别充盈时,胃大弯可降至脐以下。胃前壁的右侧贴于肝左叶下面;左侧则被膈和左肋弓所掩盖;中间部分在剑突下,直接与腹前壁相贴,该处是胃的触诊部位。胃后壁与左肾、左肾上腺及胰相邻。胃底与膈、脾相贴(图9-8)。

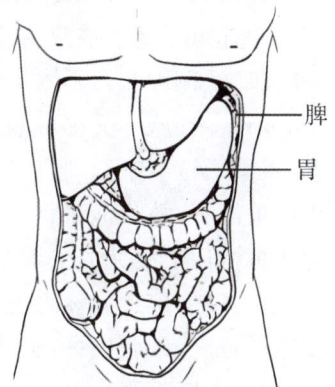

图 9-8　胃的位置

三、胃壁的构造

　　胃壁由内向外由黏膜、黏膜下层、肌层和外膜四层构成(图9-9)。

(一)黏膜

　　胃黏膜,新鲜时呈淡红色。黏膜表面有许多纵横沟纹,将黏膜分成许多小区域,称胃小区,小区内有许多由上皮向固有层凹陷形成的胃小凹,每一小凹底有 3~5 条胃腺开口(图9-10)。胃黏膜由上皮、固有层和黏膜肌层构成。胃空虚时,黏膜形成许多不规则的皱襞;充盈时则皱襞减少或展平。胃小弯处皱襞多为纵行,4~5 条;在贲门和幽门附近的皱襞则呈放射状排列;在幽门括约肌内面的黏膜向内形成环状皱襞,称幽门瓣,有阻止胃内容物进入十二指肠的功能。

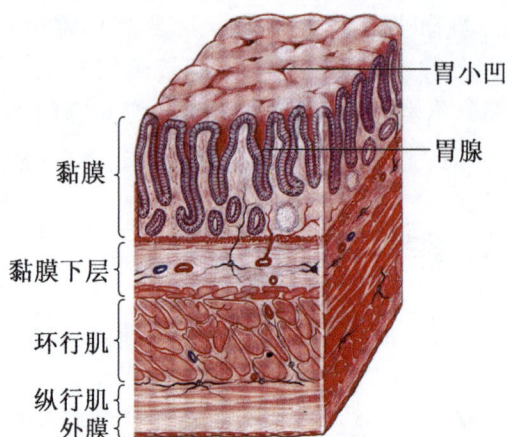

图 9-9　胃底胃体的结构模式图

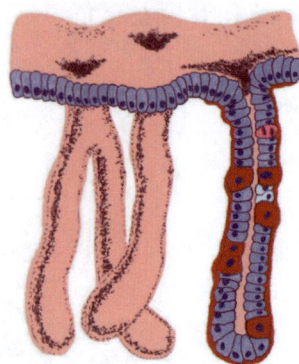

图 9-10　胃腺的结构模式图

1.上皮　为单层柱状上皮,主要由表面黏液细胞组成。该细胞呈柱状,核椭圆形,位于细胞基部;细胞顶部充满黏原颗粒,在 HE 染色切片标本上着色浅;分泌黏液,在上皮表面形成一层不溶性黏液凝胶,形成黏液-碳酸氢盐屏障。该屏障含高浓度 HCO_3^-,厚度为 0.25～0.50mm,可减慢 H^+ 和胃蛋白酶的逆向弥散,且 HCO_3^- 可与 H^+ 发生中和反应,凝胶层近腔面处的 pH 值约为2,近上皮侧约为9,呈梯度递增以保护胃黏膜;还可吸收水分和少量酒精。胃上皮细胞 3～5 天更新一次,由胃小凹深部的未分化细胞补充。

2.固有层　含有大量密集的管状胃腺及丰富的毛细血管,腺体间结缔组织少。根据部位及结构不同,胃腺可分为胃底腺、贲门腺和幽门腺。胃底腺分布于胃底和胃体,是胃的主要腺体,开口于胃小凹底部,每个腺可分颈、体和底三部,由主细胞、壁细胞、颈黏液细胞、未分化细胞、内分泌细胞组成。

(1)主细胞　又称胃酶细胞,数量最多,主要分布于腺的体部和底部。主细胞呈柱形或锥体形,核圆形位于基部,胞质基部嗜碱性,顶部充满膜包被的酶原颗粒,在 HE 染色切片标本制备过程中被溶解,故呈泡沫状。主细胞分泌胃蛋白酶原,经盐酸的作用转变成有活性的胃蛋白酶,能水解蛋白质。婴儿的主细胞还分泌凝乳酶,以利于乳汁的分解。

(2)壁细胞　又称泌酸细胞,数量较少,多分布在胃底腺上段,细胞较大,呈卵圆形或锥体形,核圆形,位于细胞中央,胞质呈强嗜酸性。其功能主要为合成、分泌盐酸,激活胃蛋白酶原成为胃蛋白酶,并有抑菌作用,还能刺激胃肠胰内分泌细胞的分泌和促进胰液的分泌。人的壁细胞还可分泌一种糖蛋白,称内因子,可促进维生素 B_{12} 的吸收,因壁细胞分泌内因子不足而引起维生素 B_{12} 缺乏,会导致恶性贫血。

(3)颈黏液细胞　数量较少,主要分布于腺的颈部,夹在壁细胞间。细胞呈楔形,核扁圆形位于细胞基部。细胞顶部充满黏原颗粒,可分泌可溶性酸性黏液。

3.黏膜肌层　较厚,一般为内环行和外纵行两层平滑肌。

(二)黏膜下层

黏膜下层由疏松结缔组织构成,含有较大的血管、淋巴管和神经丛。

(三)肌层

肌层发达,由内斜、中环和外纵行三层平滑肌组成,环行平滑肌在幽门部特别增厚,形成幽门括约肌。

(四)外膜

外膜由结缔组织和间皮构成,又称浆膜,被覆于胃表面,构成脏腹膜。

四、常见疾病与防治

(一)萎缩性胃炎

1.概念　萎缩性胃炎也称慢性萎缩性胃炎,以胃黏膜上皮和腺体萎缩、数目减少,胃黏膜变薄,黏膜基层增厚,或伴幽门腺化生和肠腺化生,或有不典型增生为特征的慢性消化系统疾病。确诊主要靠纤维胃镜和胃黏膜活组织病理检查。

2.临床表现　多表现为上腹部隐痛、胀满、嗳气、食欲缺乏,或消瘦、贫血等,无特异性。

3.主要病因　多病因性疾病,胃黏膜炎症、腺体萎缩、幽门螺杆菌(Hp)感染等都可以引起萎缩性胃炎。

4.疾病防治　应戒烟忌酒,避免使用损害胃黏膜的药物,如阿司匹林、吲哚美辛、红霉素等,饮食宜规律,避免过热、过咸和辛辣食物,同时积极治疗幽门螺杆菌。

(二)胃溃疡

9-1 胃溃疡

1.概念　胃溃疡是消化性溃疡的一种,可发生于胃角、胃窦、贲门和裂孔疝等部位,是一多发病、常见病,反复周期性上腹疼痛乃其特征之一。

2.临床表现　主要症状为上腹部疼痛。疼痛多位于上腹部,也可出现在左上腹部或胸骨、剑突后,常呈隐痛、钝痛、胀痛、烧灼样痛。疼痛多在餐后1小时内出现,经1～2小时后逐渐缓解,直至下餐进食后再复现上述规律,即所谓"餐后痛"。部分患者可无症状,或以出血、穿孔等并发症作为首发症状。典型的周期性上腹疼痛结合X线钡餐检查、内镜检查可以诊断。

3.主要病因　大量研究证明,幽门螺杆菌感染是消化性溃疡的主要原因。长期服用阿司匹林、皮质类固醇等药物,长期吸烟、饮酒和饮用浓茶、咖啡,以及长期精神紧张、焦虑或情绪波动等,均容易导致胃溃疡发生。

4.疾病防治　积极治疗,彻底根除Hp是治疗胃溃疡的关键,治疗一般按消化性溃疡的治疗原则用药,应用减少损害因素的药物,如制酸剂及奥美拉唑等,同时给予胃黏膜保护药物,如硫糖铝等。此外,有规律的健康饮食也非常重要,应食用无机械性和化学性刺激、含膳食纤维低、易于消化的食物,避免食用未加工的土豆类、含粗纤维多的蔬菜和水果,避免使用易刺激胃酸分泌的肉汁汤液、难消化的糯米和坚果、强烈的调味品以及浓茶、咖啡、酒等。少食多餐,烹调食物尽量切碎、制软,或制成泥状,也是非常好的防治胃溃疡的方法。

(三)胃癌

1.概念　胃癌是起源于胃黏膜上皮的恶性肿瘤,胃癌是中国居民常见的恶性肿瘤之一。好发年龄在50岁以上,男女发病率之比为2∶1。胃癌可发生于胃的任何部位,其中半数以上发生于胃窦部、胃大弯、胃小弯及前后壁,绝大多数属于腺癌。

2.临床表现　早期胃癌多数患者无明显症状,少数人有恶心、呕吐或是类似溃疡病的上消化道症状,难以引起足够的重视。随着肿瘤的生长,影响胃功能时才出现较为明显的症状,但缺乏特异性。疼痛与体重减轻是进展期胃癌最常见的临床症状,患者常有较为明确的上消化道症状,如上腹不适、进食后饱胀,随着病情的进展上腹疼痛加重,食欲下降、乏力。当肿瘤破坏血管后,可有呕血、黑便等消化道出血症状。晚期胃癌患者常可出现贫血、消瘦、营养不良甚至恶病质等表现。

3.主要病因　胃癌的发病原因不明,可能与多种因素,如生活习惯、饮食种类、环境因素、遗传素质、精神因素等有关,也与慢性胃炎、胃息肉、胃黏膜异形增生和肠上皮化生,以及长期幽门螺杆菌感染等有一定的关系。

4.疾病防治　胃癌的诊断主要依靠 X 线钡餐造影、胃镜和活组织病理检查。早期发现、早期诊断、早期治疗是胃癌防治的关键。

第四节　小肠的结构与疾病

小肠(small intestine)是消化管中最长的一段,也是食物消化吸收最重要的场所。

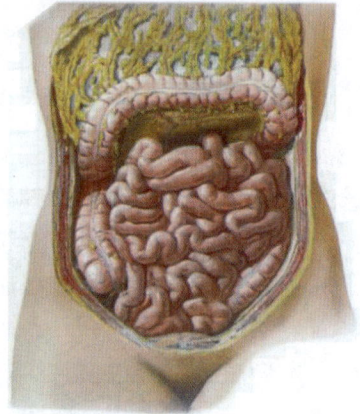

图 9-11　小肠

一、形态

小肠全长 5～9m,可分为十二指肠、空肠和回肠三部分(图 9-11)。

(一)十二指肠

十二指肠为小肠的起始段,长约 25cm,相当于十二个手指并列的距离而得名。上端起自幽门,下端续于空肠,呈"C"形包绕胰头,可分为上部、降部、水平部和升部(图 9-12)。

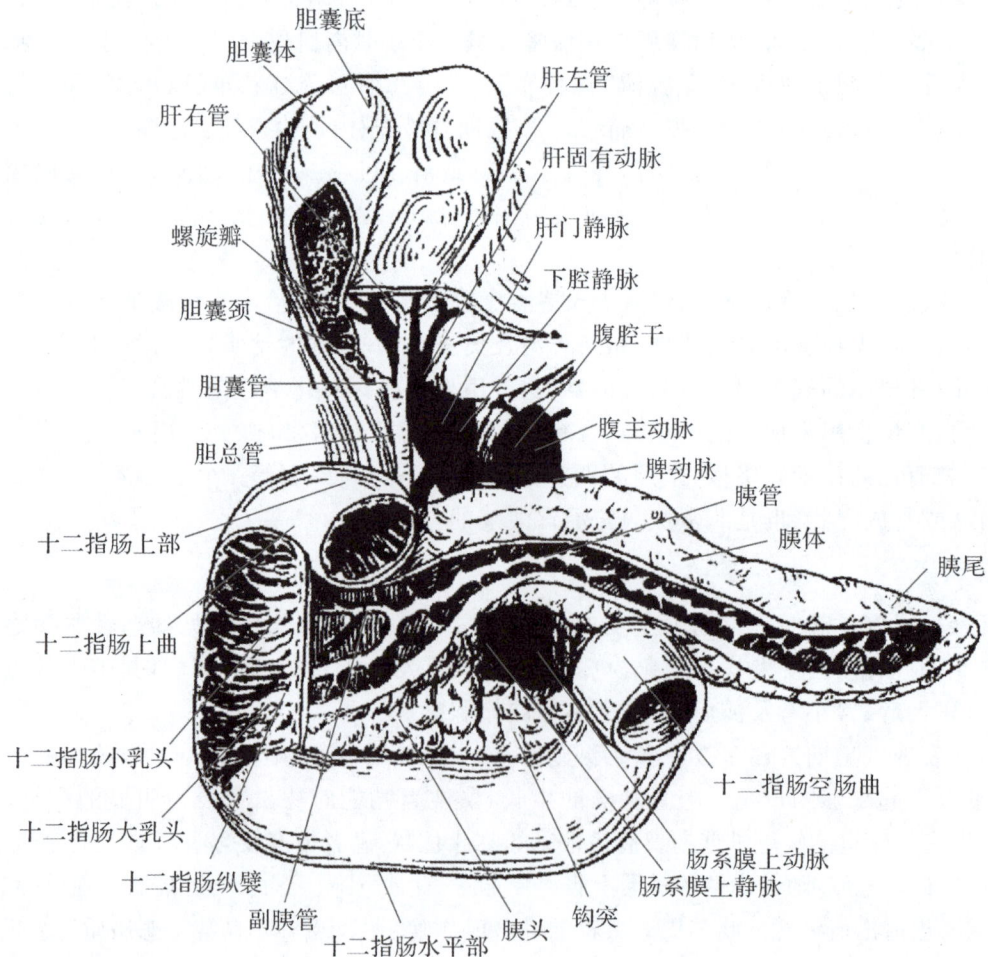

图 9-12　十二指肠

1.上部　长约 5cm,上部左侧与幽门相连接的一段肠壁较薄,黏膜面光滑无环状襞,称十二指肠球,是十二指肠溃疡的好发部位。

2.降部　长 8～9cm,降部中份肠腔后内侧壁上有一纵行的黏膜皱襞,称十二指肠纵襞,此襞下端有一乳头状隆起,称十二指肠大乳头,是胆总管与胰管的共同开口,距中切牙约 75cm。

3.水平部　长约 10cm。

4.升部　长 2～3cm,在移行为空肠的转折处形成的弯曲称十二指肠空肠曲。十二指肠空肠曲被一条由少量平滑肌纤维和结缔组织共同构成的十二指肠悬韧带固定于腹后壁,该韧带临床上又称 Treitz 韧带,是腹部手术中确认空肠起始的重要标志。

(二)空肠

空肠管径较粗,管壁较厚,血管较丰富,颜色较红润,黏膜环状皱襞密而高(图 9-13)。

(三)回肠

回肠管径较细,管壁较薄,血管较少,颜色较淡,黏膜环状皱襞疏而低(图 9-13)。

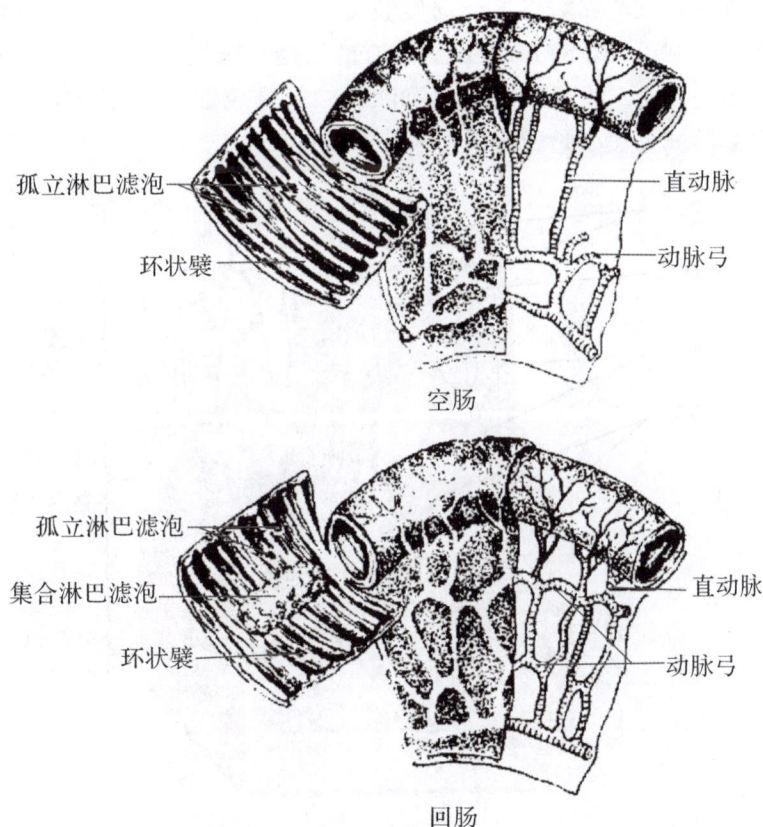

图 9-13　空肠和回肠

二、位置

小肠上起自胃的幽门,下接盲肠。

(一)十二指肠

十二指肠上端起自幽门,下端续于空肠。上部在第 1 腰椎体右侧起自幽门,水平向右,至肝门下方胆囊颈附近急转向下,续于降部。沿第 1 至第 3 腰椎体的右侧和右肾前面内侧缘垂直下行,达第 3 腰椎体下缘处又急转向左,移行于水平部。在第 3 腰椎体平面向左,横过下腔静脉至腹主动脉的前面,移行于升部。斜向左上方,至第 2 腰椎体左侧转向下,移行于空肠。

(二)空肠

空肠在第 2 腰椎体左侧起自十二指肠空肠曲,约占空、回肠全长的上 2/5,主要占据腹腔的左上部(左腹外侧区和脐区)。

(三)回肠

回肠约占空、回肠全长的下 3/5,与空肠之间无明显界限,主要占据腹腔的右下部(脐区和右腹股沟区),末端续盲肠。

三、结构

(一)黏膜

黏膜表面可见许多由黏膜和黏膜下层向肠腔突出形成的环行皱襞,上皮和固有层向肠腔突出形成的细小突起称肠绒毛(图 9-14),是小肠特有的结构。肠绒毛的表面为单层柱状上皮,中轴为疏松结缔组织。绒毛在十二指肠较宽大,呈叶状,在空肠较细长,呈指状,在回肠则较短小,呈短锥形。环形皱襞和肠绒毛使小肠表面积扩大 20～30 倍。

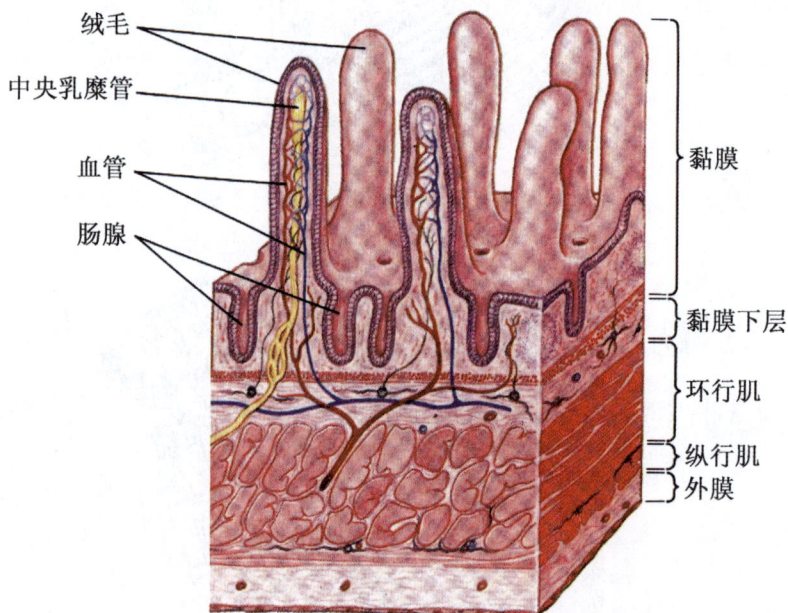

图 9-14　小肠壁的结构模式图

1.上皮　为单层柱状上皮,覆盖于绒毛表面,由吸收细胞、杯状细胞和少量内分泌细胞组成(图 9-15)。

(1)吸收细胞　数量最多,呈高柱状,核卵圆形位于细胞基部。每个吸收细胞游离面有微绒毛 2000～3000 根,使细胞游离面面积扩大 20 多倍。在微绒毛表面尚有一层细胞衣,由细胞膜镶嵌蛋白的胞外部分组成,可吸附胰淀粉酶、胰蛋白酶等多种消化酶,是消化食物的重要部位。十二指肠和空肠上段的吸收细胞还向肠腔分泌肠激酶,激活胰腺分泌的胰蛋白酶原使之变成具有活性的胰蛋白酶。上皮细胞更新周期一般为 5～6 天,上皮细胞脱落后,由小肠腺的未分化细胞

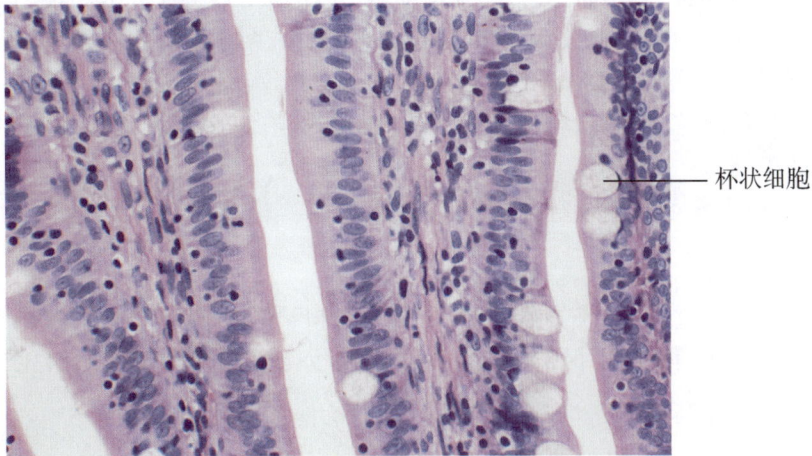

图 9-15　小肠绒毛(光镜,高倍)

增殖补充。

(2)杯状细胞　散在分布于吸收细胞之间,分泌黏液,起润滑和保护肠黏膜的作用。

2.固有层　由富含血管、淋巴管的细密结缔组织构成。除含大量小肠腺外,还有较多的淋巴细胞、浆细胞、巨噬细胞和肥大细胞等。

肠绒毛中轴内含1～2条纵行的毛细淋巴管(称中央乳糜管),肠上皮吸收的脂肪微粒主要经中央乳糜管运送。在乳糜管周围有丰富的有孔毛细血管网,肠上皮吸收的氨基酸与单糖等主要经此入血。肠绒毛还有来自黏膜肌层的少数平滑肌纤维,它可使肠绒毛产生收缩运动,以利于营养物质的吸收和淋巴、血液的运行。

固有层内除有大量分散的淋巴细胞外,尚有淋巴小结。十二指肠和空肠内多为孤立淋巴小结,回肠则多为若干淋巴小结聚集而成集合淋巴小结,可穿过黏膜肌层至黏膜下层。这些淋巴滤泡具有防御功能,肠伤寒时细菌常侵犯回肠集合淋巴滤泡,从而导致肠出血或肠穿孔。

小肠腺是小肠上皮向固有层内凹陷而形成的管状腺。肠腺与肠绒毛上皮连续,故肠腺直接开口于肠腔。构成肠腺的细胞除吸收细胞、杯状细胞和内分泌细胞外,还有帕内特细胞(Paneth cell)、未分化细胞。帕内特细胞又名潘氏细胞,位于肠腺基部,常三五成群,细胞较大,呈锥体形,核卵圆形位于细胞基部,该细胞最显著的特征是顶部胞质含粗大的嗜酸性分泌颗粒(图 9-16),电

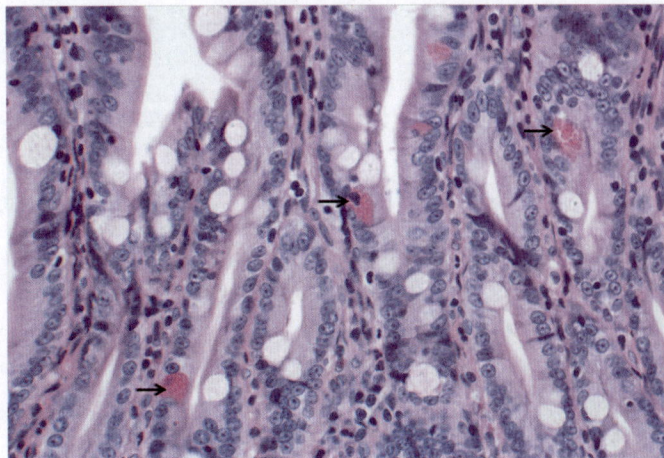

图 9-16　帕内特细胞(光镜,高倍)
→ 帕内特细胞

镜下具有分泌蛋白质细胞的结构特点。帕内特细胞分泌颗粒含有与防御功能有关的蛋白,包括防御素和溶菌酶等,颗粒内容物释放入小肠腺腔,对肠道微生物有杀灭作用,故帕内特细胞是一种具有免疫功能的细胞。

未分化细胞(又称增殖细胞)位于肠腺基部,夹在其他细胞之间。细胞较小,呈柱状,胞质嗜碱性,是肠上皮的干细胞。

3.黏膜肌层　由内环行和外纵行两层平滑肌组成。

(二)黏膜下层

黏膜下层由疏松结缔组织构成,内含较大的血管、淋巴管和神经丛。在十二指肠含有十二指肠腺,为黏液腺,分泌碱性黏液,可保护十二指肠黏膜免受酸性胃液和胰液的消化和侵蚀。

(三)肌层

肌层由内环行和外纵行两层平滑肌组成。

(四)外膜

除十二指肠后壁为纤维膜外,其余小肠均覆以浆膜。

四、常见疾病与防治

(一)十二指肠溃疡

1.概念　十二指肠溃疡是消化性溃疡的一种,是一多发病、常见病,多发生于十二指肠球部(95%),以前壁居多,其次为后壁、下壁、上壁。反复周期性上腹疼痛乃其特征之一。好发于气候变化较大的冬春两季。男性发病率明显高于女性。

2.临床表现　疼痛多出现于中上腹部,脐上方,或在脐上方偏右,疼痛多于餐后3～4小时出现,持续至下次进餐,进食后疼痛可减轻或缓解,故叫"餐前痛",有的也可在夜间出现疼痛,又叫"夜间痛"。

3.主要病因　胃酸分泌异常、幽门螺杆菌感染、非甾体抗炎药(NSAID)、生活及饮食不规律、工作及外界压力、吸烟、饮酒以及精神心理因素均可导致该病发生。

4.疾病防治　典型的周期性上腹疼痛结合X线钡餐检查、内镜检查可以诊断。一旦确诊需通过药物治疗控制症状,促进溃疡愈合,预防复发及避免并发症。戒除不良生活习惯,减少烟、酒、辛辣、浓茶、咖啡及某些药物的刺激,对溃疡的愈合及预防复发有重要意义。

❖ 知识拓展

消化性溃疡

消化性溃疡主要指发生于胃和十二指肠的慢性溃疡,是一多发病、常见病,反复周期性上腹疼痛乃其特征之一。酸性胃液对黏膜的消化作用是溃疡形成的基本因素而得名。绝大多数的溃疡发生于十二指肠和胃,故又称胃、十二指肠溃疡。

胃溃疡疼痛的位置多在中上腹,剑突下或剑突下偏左,疼痛多于餐后半小时至2小时出现,持续1～2小时,在下次进餐前疼痛已消失,即所谓"餐后痛"。

十二指肠溃疡疼痛多出现于中上腹部,脐上方,或在脐上方偏右,疼痛多于餐后3～4小时出现,持续至下次进餐,进食后疼痛可减轻或缓解,故叫"餐前痛",有的也可在夜间出现疼痛,又叫"夜间痛"。

(二)肠梗阻

1.概念　肠内容物通过障碍称为肠梗阻,为常见急腹症。起病初,梗阻肠段先有解剖和功能性改变,继则发生体液和电解质的丢失,肠壁循环障碍、坏死和继发感染,最后可致毒血症、休克、死亡。

2.临床表现　阵发性腹痛,伴恶心、呕吐、腹胀及停止排气排便等。

3.主要病因　多种因素可以引起梗阻,有腹腔手术、创伤、出血、异物或炎性疾病史的容易患病。根据发病原因不同,肠梗阻可分为以下几种:

(1)机械性肠梗阻　临床上最常见,是由于肠内、肠壁和肠外各种不同机械性因素引起的肠内容物通过障碍。

(2)动力性肠梗阻　由于肠壁肌肉运动功能失调所致,无肠腔狭窄,又可分为麻痹性和痉挛性两种。前者是因交感神经反射性兴奋或毒素刺激肠管而失去蠕动能力,以致肠内容物不能运行;后者系肠管副交感神经过度兴奋,肠壁肌肉过度收缩所致。有时麻痹性和痉挛性可在同一患者不同肠段中并存,称为混合型动力性肠梗阻。

(3)血运性肠梗阻　由于肠系膜血管内血栓形成,血管栓塞,引起肠管血液循环障碍,导致肠蠕动功能丧失,使肠内容物停止运行。

4.疾病防治　一旦确诊肠梗阻,首先需要禁食。其次,根据临床表现,纠正脱水、电解质丢失和酸碱平衡失调,给胃肠减压,控制感染和毒血症,直至解除梗阻、恢复肠道功能。为了减少梗阻的发生,腹部手术需尽量减轻或避免腹腔感染,术后需待排气后方可进食,排便后方可恢复正常饮食。

(三)肠套叠

1.概念　肠套叠是指一段肠管套入与其相连的肠腔内,并导致肠内容物通过障碍,分为原发性和继发性两类。原发性肠套叠多发生于婴幼儿,继发性肠套叠则多见于成人。绝大多数肠套叠是近端肠管向远端肠管内套入,逆性套叠较罕见,不及总例数的10%。

2.临床表现　患者多有腹痛、呕吐、便血及腹部包块等症状。

3.主要病因　小儿肠套叠可由多种原因导致,当上呼吸道或胃肠道感染合并肠系膜淋巴结肿大时,可影响肠管的正常蠕动而致肠套叠;肠管发育异常也可导致肠套叠。成人肠套叠多发生在有病变的肠管,如良性或恶性肿瘤、息肉、结核、粘连以及梅克尔憩室,影响肠管的正常蠕动可导致肠套叠;有时肠蛔虫症、痉挛性肠梗阻也可导致肠蠕动紊乱而发生肠套叠。

4.疾病防治　通过空气或钡剂灌肠 X 线检查进行诊断。治疗上,小儿肠套叠多为原发性,可应用空气或钡剂灌肠法复位。灌肠法不能复位或怀疑有肠坏死,或为继发性肠套叠者可行手术疗法。

第五节　大肠的结构与疾病

一、形态

大肠(large intestine)全长约 1.5m,略呈方框形,可分为盲肠、阑尾、结肠、直肠和肛管五部分。大肠的主要功能为吸收水分、维生素和无机盐,并将食物残渣形成粪便,排出体外。

大肠口径较粗,肠壁较薄,而盲肠和结肠还具有 3 个特征性结构(图 9-17):一是沿肠壁的表面排列有三条纵行的结肠带,由纵行平滑肌增厚而成;二是由肠壁上的许多横沟隔开而成的环形囊状突起,称结肠袋;三是在结肠带附近由于浆膜下脂肪聚集,形成了许多大小不等的脂肪突起,称肠脂垂。这 3 个特征性结构可作为识别结肠和盲肠的标志。

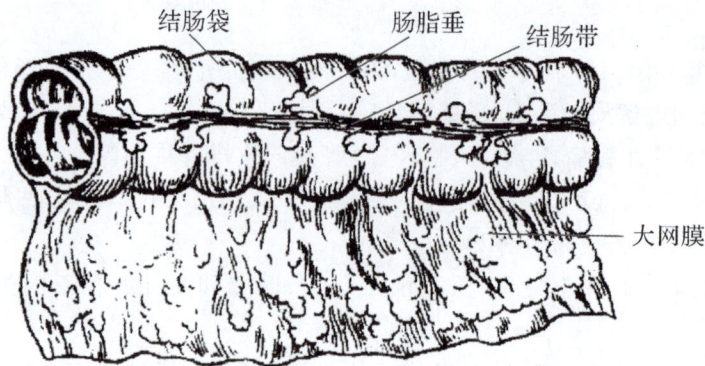

图 9-17　大肠

（一）盲肠

大肠的起始部,长 6～8cm,下端是膨大的盲端,其左后上方有回肠末端的开口,称回盲口,口的上、下缘各有一半月形的黏膜皱襞,称回盲瓣,此瓣可阻止小肠内容物过快地流入大肠,以便食物在小肠内充分消化吸收,并可防止大肠内容物逆流入小肠。在回盲口的下方约 2cm 处,有阑尾的开口(图 9-18)。

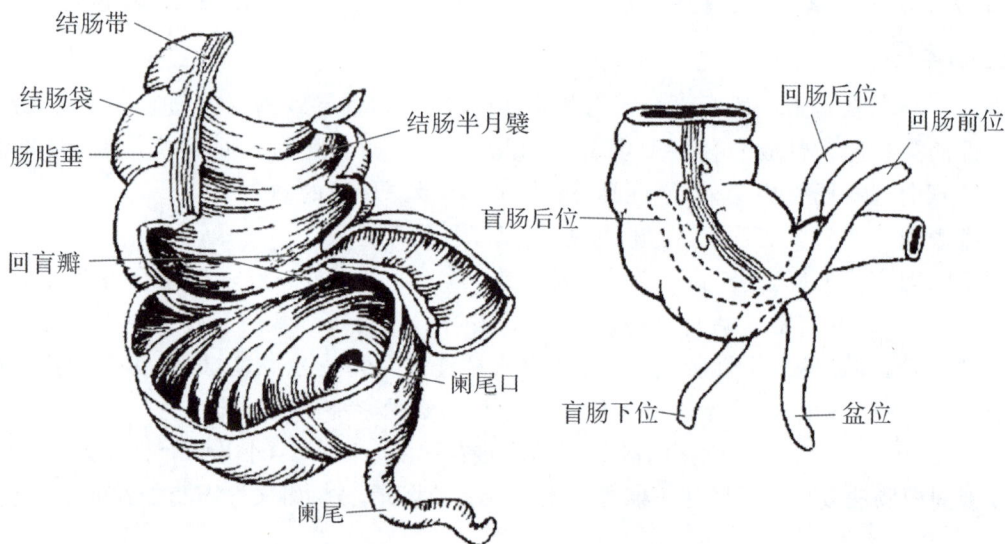

图 9-18　盲肠

（二）阑尾

阑尾是一条细长的盲管,长 5～7cm,形如蚯蚓,又称蚓突。

（三）结肠

结肠分为升结肠、横结肠、降结肠和乙状结肠四部分(图 9-19)。

1.升结肠　长约15cm,无系膜,借结缔组织贴附于腹后壁,活动性甚小。移行为横结肠的转折处弯曲称结肠右曲。

2.横结肠　长约50cm,由横结肠系膜连于腹后壁,活动度较大。移行为降结肠的折转处弯曲称结肠左曲。

3.降结肠　长约20cm,无系膜,借结缔组织贴附于腹后壁,活动性很小。

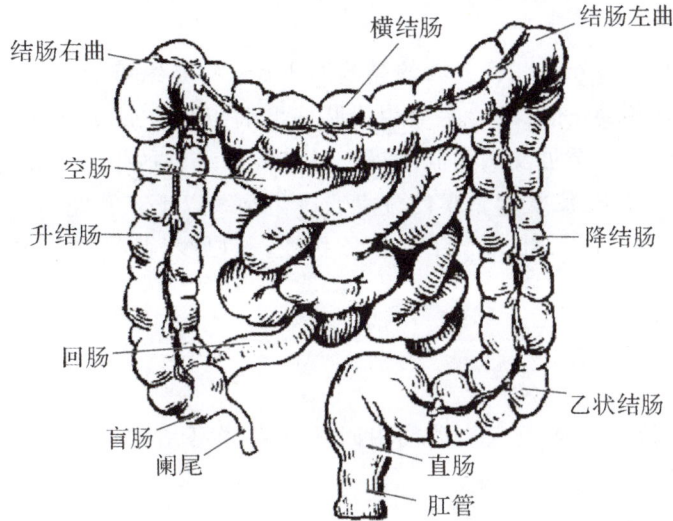

图 9-19　结肠

4.乙状结肠　长约 45cm,呈乙字形弯曲,由乙状结肠系膜连于腹、盆腔左后壁,活动度较大。空虚时其前面常被小肠襻遮盖,充盈时在左髂窝可触及。

(四)直肠

直肠全长 10～14cm,在正中矢状面上有两个弯曲。上段与骶骨前面的曲度一致,形成一凸向后的弯曲,称骶曲;下段绕过尾骨尖前面转向后下方,形成一凸向前的弯曲,称会阴曲。直肠的下段肠腔膨大,称直肠壶腹,其内面的黏膜形成 2～3 个半月形皱襞,称直肠横襞,有阻挡粪便的作用。其中最大而恒定的一个皱襞在壶腹上份,居直肠前右侧壁,距肛门 7cm 左右。行直肠镜检查时,应顺着直肠的弯曲,以避免损伤直肠横襞(图 9-20)。

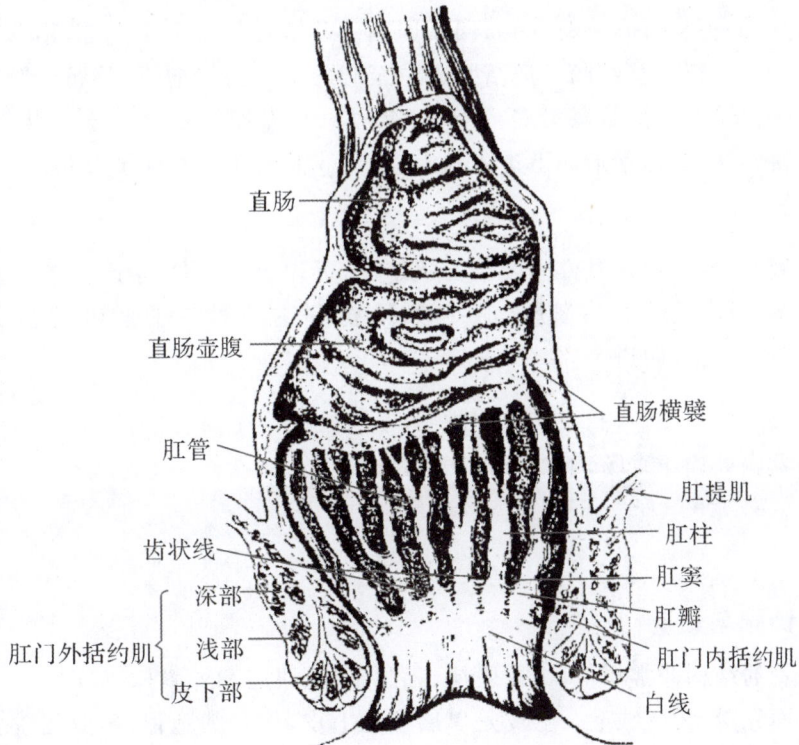

图 9-20　直肠

(五)肛管

为大肠的末段,长3～4cm。肛管上段的黏膜形成6～10条纵行的皱襞,称肛柱。各肛柱下端之间有半月形黏膜皱襞相连,称肛瓣。两个相邻肛柱下端与肛瓣围成的袋状小陷窝,称肛窦。窦内易积存粪屑,引起感染,甚至可发展为肛瘘等。各肛瓣和肛柱的下端共同连成一锯齿状的环形线,称齿状线,又称肛皮线,是皮肤和黏膜的分界线。齿状线以下有一宽约1cm的环状带,表面光滑而略有光泽,称肛梳(痔环)。肛梳下缘有一环状线,称白线,此线恰为肛门内、外括约肌的交界处。

二、位置

大肠围绕在空、回肠的周围,起自右髂窝内回肠末端,终于肛门。

(一)盲肠

盲肠上续升结肠,一般位于右髂窝内。

(二)阑尾

阑尾上端连通盲肠后内侧壁,下端游离。阑尾伸展的位置较不恒定,以盆位者多见,其次为盲肠后位和盲肠下位,回肠前位和后位罕见。因为三条结肠带最后都汇集于阑尾根部,故沿结肠带向下追踪,是寻找阑尾的可靠方法。

阑尾根部的体表投影:通常在脐与右髂前上棘连线的中、外1/3交界处,此点称麦克伯尼(McBurney)点,简称麦氏点(图9-21)。患急性阑尾炎时,此点可有压痛或反跳痛。

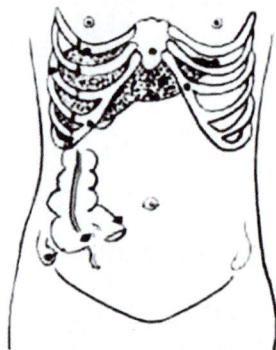

图9-21 阑尾

(三)结肠

结肠位于盲肠和直肠之间,围绕在空、回肠周围。升结肠起自盲肠上端,沿腹后壁右侧上升,至肝右叶下面转向左移行于横结肠。横结肠向左至脾的下端折转向下,移行于降结肠,其中间部可下垂至脐或低于脐平面。降结肠沿腹后壁左侧下降,至左髂峰处移行于乙状结肠。乙状结肠自左髂峰处起自降结肠,呈乙字形向下进入盆腔,至第3骶椎体平面续于直肠。

(四)直肠

直肠位于盆腔,上端平第3骶椎体处接乙状结肠,下端至盆膈处续于肛管。直肠的后面是骶骨和尾骨。直肠的前面,在男性有膀胱、前列腺、精囊等,在女性有子宫和阴道。因此临床指诊时,可触知前列腺或子宫和阴道等。

(五)肛管

肛管上端于盆膈处连于直肠,下端开口于肛门。

三、结构

(一)盲肠、结肠与直肠

这三部分肠管的结构非常相似,由黏膜层、黏膜下层、肌层和外膜构成(图9-22)。

1.黏膜 表面光滑,无肠绒毛。上皮是单层柱状上皮,杯状细胞很多,分泌黏液以润滑黏膜。固有层中含有大量直管状肠腺,肠上皮除柱状细胞和杯状细胞外,在腺体底部有少量未分化细胞

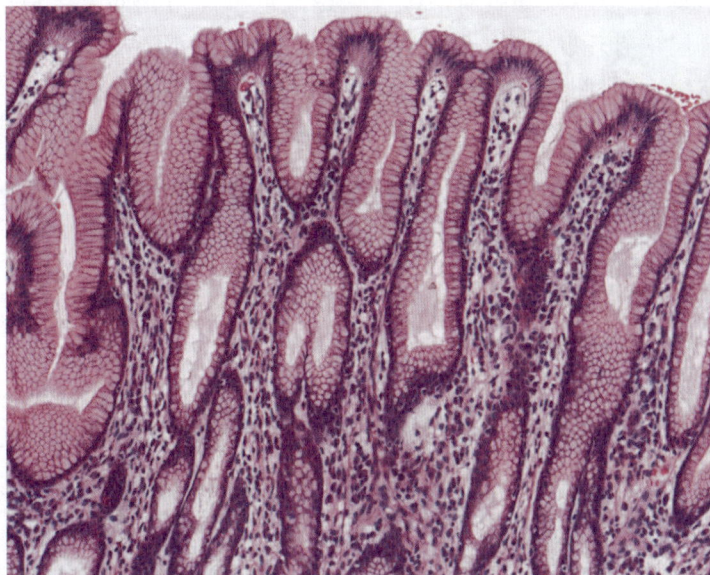

图 9-22　结肠横切面 光镜（高倍）

及内分泌细胞,但无帕内特细胞。固有层内尚有散在的孤立淋巴小结,并常常可伸入黏膜下层。

2.黏膜下层　为疏松结缔组织,内有血管、淋巴管及较多的脂肪细胞。

3.肌层　由内环行和外纵行平滑肌构成。外纵肌顺大肠长轴集中成三条厚的平滑肌束,称结肠带,带间的纵行肌很薄。

4.外膜　大部分是浆膜,常含有大量脂肪组织,形成肠脂垂。

(二)阑尾

阑尾与大肠结构相似。肠腔狭窄而不规则,固有层中肠腺短而稀少。有丰富的淋巴组织并形成许多淋巴小结,是阑尾最显著的组织学特征,淋巴组织常穿入黏膜下层,使黏膜肌层不完整。肌层很薄,外覆浆膜(图 9-23)。

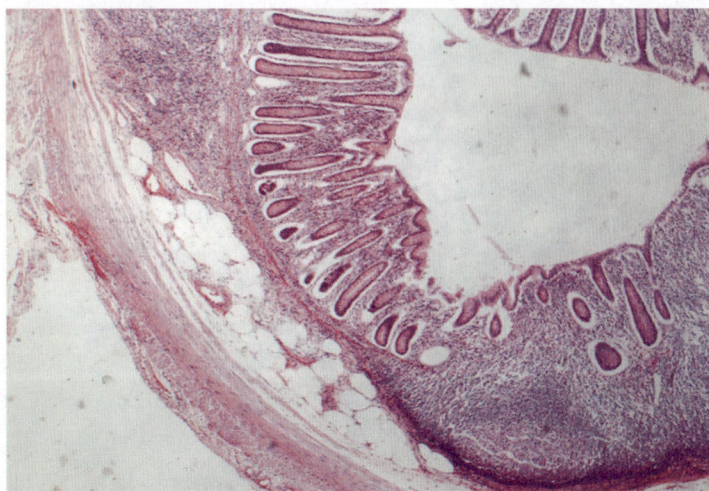

图 9-23　阑尾横切面(低倍)

(三)肛管

在齿状线以上的肛管黏膜结构与直肠相似,但在齿状线处黏膜上皮渐由单层柱状上皮变为未角化的复层扁平上皮,大肠腺及黏膜肌层消失。白线以下为角化的复层扁平上皮,含有许多色素。近肛门处的固有层中有环肛腺,属于顶浆分泌的顶泌汗腺。黏膜下层由富有弹性纤维的结缔组织组成。其中富含血管网,尤其是静脉丛,无静脉瓣,易发生淤血、曲张而形成痔。肛管的平滑肌层与其他部分的肠壁一样,都是由内环、外纵两层肌构成。但此处的环形肌层特别增厚,形成肛门内括约肌,可协助排便;环绕在肛门内括约肌周围的骨骼肌则构成肛门外括约肌,有较强的控制排便功能。

四、常见疾病与防治

(一)阑尾炎

1.概念　阑尾炎是由多种因素导致的炎性改变,为外科常见病,以青年人多见,男性多于女性。临床上急性阑尾炎较为常见,各年龄段及妊娠期妇女均可发病。慢性阑尾炎较为少见。

2.临床表现　临床多表现为转移性右下腹痛,麦氏点压痛反跳痛,白细胞计数轻度升高等。典型的急性阑尾炎,初期有中上腹或脐周疼痛,数小时后腹痛转移并固定于右下腹。当炎症波及浆膜层和壁腹膜时,疼痛即固定于右下腹,原中上腹或脐周痛即减轻或消失。单纯性阑尾炎常呈阵发性或持续性胀痛和钝痛。持续性剧痛往往提示为化脓性或坏疽性阑尾炎;持续剧痛波及中下腹或两侧下腹,常为阑尾坏疽穿孔的征象。

3.主要病因　梗阻导致阑尾管腔内积存分泌物、内压增高,压迫阑尾壁阻碍远侧血液循环;或者管腔内细菌侵入受损黏膜导致感染;其他如腹泻、便秘等胃肠道功能障碍引起内脏神经反射,导致阑尾肌肉和血管痉挛,产生阑尾管腔狭窄、血供障碍、黏膜受损,细菌入侵也容易导致急性炎症发生。急性阑尾炎发作时病灶未能彻底除去残留感染,易导致慢性阑尾炎。

4.疾病防治　急性阑尾炎,除黏膜水肿型可采用保守治疗外,其余一般应采用阑尾切除手术治疗。急性阑尾炎诊断明确且有手术指征,若患者周身情况或客观条件不允许,也可先采取非手术治疗,延缓手术;若合并局限性腹膜炎,形成炎性肿块,也应采用非手术治疗使炎性肿块吸收,再考虑择期阑尾切除。

(二)痔疮

1.概念　痔疮是一种最常见的肛门疾病。在齿状线以上的黏膜下和肛梳的皮下有丰富的静脉丛,病理情况下静脉丛淤血曲张形成痔疮。根据发生部位的不同,可分为内痔、外痔和混合痔。在齿状线以上者称内痔,齿状线以下者称外痔,内痔和外痔同时出现则称为混合痔。

2.临床表现　内痔主要表现为出血和脱出,临床多表现为间歇性便后鲜血,部分患者可伴发排便困难,若合并发生血栓、嵌顿、感染时还可出现疼痛。外痔发生于肛门外部,如厕时有痛感,有时伴瘙痒。混合痔主要表现为便血、肛门疼痛及坠胀、肛门瘙痒等。

3.主要病因　具体发病机制尚未完全明确,可能与多种因素有关,目前主要有静脉曲张学说和肛垫下移学说。静脉曲张学说认为,痔的形成与静脉丛的病理性扩张、血栓形成有关,长期的坐位、便秘、妊娠、前列腺肥大、盆腔巨大肿瘤等均可引起直肠静脉回流受阻。肛垫下移学说认为,肛垫疏松地附着在肛管肌壁上,排便时受到向下的压力,肛垫被推向下,排便后借助自身的收缩作用,缩回到肛管内,若弹性回缩能力减弱,肛垫充血、下移形成痔。

4.疾病防治　痔疮以非手术治疗为主,无症状的痔无需治疗,有症状的痔先保守治疗,若保守治疗失败可选择手术治疗。此外,养成良好的生活习惯也能起到预防痔疮发生的作用,如不久坐、不长时间如厕等。

(三)结直肠癌

1.概念　胃肠道中常见的恶性肿瘤,可以发生在结肠或直肠的任何部位,但以直肠、乙状结肠最为多见,其余依次见于盲肠、升结肠、降结肠和横结肠。癌瘤大多数为腺癌,少数为鳞状上皮癌和黏液癌。

2.临床表现　早期症状不明显,随着癌肿的增大而表现排便习惯改变、便血、腹泻、腹泻与便秘交替、局部腹痛等症状,晚期则表现贫血、体重减轻等全身症状。当肿瘤浸润肠壁引起肠壁狭窄时,可出现大便变形、变细,如病情继续发展,则可出现肠梗阻。

3.主要病因　病因仍不十分清楚。其发病与社会环境、饮食习惯、遗传因素等有关。结肠癌与结肠息肉关系密切,直肠息肉也是直肠癌的高危因素,动物脂肪和蛋白质摄入过多、食物纤维摄入不足也是结直肠癌发生的高危因素。

4.疾病防治　根据临床表现、X 射线钡剂灌肠或纤维结肠镜检查,可以确诊。

治疗的关键在于早期发现、及时诊断和手术根治,以外科手术为主,辅以化疗、放疗的综合治疗。

❖ 知识拓展

消化管的自我保护

俗话说"病从口入",消化管是病原微生物和各种有毒有害物质最容易入侵的门户之一。那么消化管有哪些自我保护措施呢?首先是胃酸的抑菌作用,对食物进行"消毒";其次是肠相关淋巴组织通过免疫反应进一步消灭外来的抗原物质。如果暴饮暴食,超出了消化管的保护能力,就会打嗝、呕吐、腹痛腹泻,引起"急性肠胃炎"。消化管还有第三道保护措施——上皮细胞的快速更新,所以即使消化道黏膜出现感染,如果及时减轻消化管的负担,也可以通过更新上皮细胞而痊愈。

为了更有效地吸收营养物质,消化管中富含中央乳糜管和有孔毛细血管,但这两种结构也极易造成病原微生物入侵。人体又是如何自我防御病原微生物入侵的呢?中央乳糜管中的淋巴要流入肠系膜淋巴结进行滤过,然后再汇入静脉;有孔毛细血管中的血液则汇入门静脉后进入肝脏滤过,然后汇成肝静脉出肝。所以说,消化系统具有有效的自我保护措施。

思考题

1.临床进行鼻饲管插管,结合其解剖结构需注意哪些方面?

2.利用所学的解剖学知识,解释在腹腔手术中如何区别结肠和小肠。

3.小明不小心误吞了一颗纽扣,最后通过粪便排出了这颗纽扣,请问:纽扣在小明体内依次经过了哪些器官?

4.结合所学,为了健康管理消化管,请制订一个健康膳食方案。

第十章 | 消化腺的结构与疾病

消化腺(alimentary gland)是分泌消化液的腺体,包括大消化腺(如三对大唾液腺、肝和胰)和分布于消化管壁内的小消化腺(如小唾液腺、食管腺、胃腺和肠腺等)。大消化腺由分泌部和导管组成,所分泌的消化液经导管流入消化管腔内,对食物进行化学消化。胰还有内分泌的重要功能,可以分泌胰岛素等,而胰岛素是调控人体血糖的关键因素。

第一节 肝的结构与疾病

肝(liver)是人体内最大的消化腺,也是人体内最大的腺体。活体的肝呈棕红色,质地柔软且脆。肝不仅参与蛋白质、糖类、维生素和脂类等物质的合成、转化和分解,还参与药物、激素等物质的转化和解毒,并能分泌胆汁,参与吞噬、防御以及胚胎时期造血等多种功能。

一、形态

肝呈不规则楔形,分为上、下两面,前、后、左、右 4 缘。肝上面膨隆,与膈相接触,又称膈面(图 10-1)。膈面有呈矢状位的镰状韧带,该韧带把肝分为左、右两叶。肝左叶小而薄,肝右叶大而厚。膈面后部没有腹膜被覆的部分称裸区,裸区的左侧有一较宽的沟,叫腔静脉沟,内有下腔静脉通过。

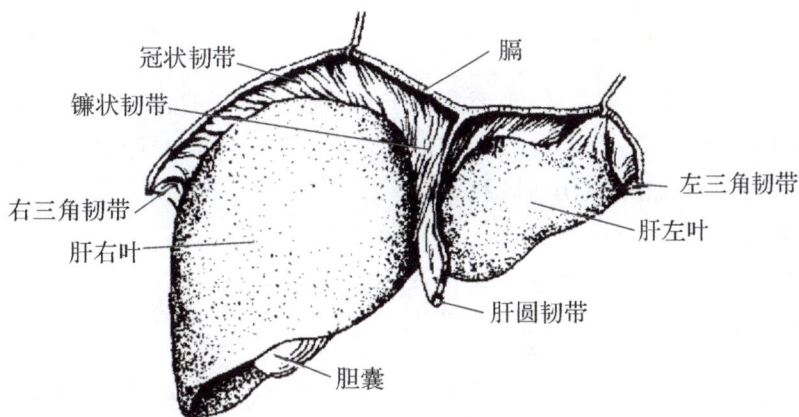

图 10-1 肝(膈面)

肝下面朝向左下方,凹凸不平,邻接一些腹腔器官,又称脏面(图 10-2)。脏面中部有一近似H 形的沟,即左侧纵沟、右侧纵沟和横沟。横沟是肝左、右管,肝固有动脉左、右支,肝门静脉左、右支和肝的神经、淋巴管等出入肝的部位,称肝门。出入肝门的这些结构被结缔组织包绕,构成肝蒂,走行于肝十二指肠韧带内。肝蒂中主要结构的位置关系为肝左、右管居前,肝固有动脉左、右支居中,肝门静脉左、右支居后。左侧纵沟较深而窄,其前部内有肝圆韧带通过,称肝圆韧带裂;后部容纳静脉韧带,称静脉韧带裂。右侧纵沟较浅而宽,沟前部为一浅窝,称胆囊窝,容纳胆囊;后部容纳下腔静脉,为腔静脉沟。

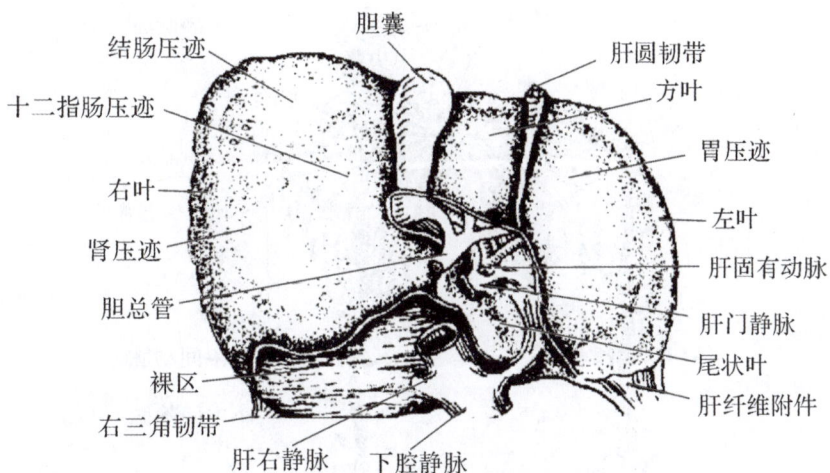

图 10-2 肝(脏面)

在脏面,借"H"形的沟、裂以及窝将肝分为四叶:肝左叶、肝右叶、方叶和尾状叶。肝左叶位于肝圆韧带裂与静脉韧带裂的左侧,即左纵沟的左侧;肝右叶位于胆囊窝与腔静脉沟的右侧,即右纵沟的右侧;方叶位于肝门之前,肝圆韧带裂与胆囊窝之间;尾状叶位于肝门之后,静脉韧带裂与腔静脉沟之间。肝脏面的肝左叶与肝膈面的一致。肝脏面的肝右叶、方叶和尾状叶一起,相当于肝膈面的肝右叶。

肝前缘(也称下缘)是肝脏面与膈面之间的分界线,薄而锐利。在胆囊窝处,肝前缘上有一胆囊切迹;在肝圆韧带通过处,肝前缘有一肝圆韧带切迹。肝后缘朝向脊柱,钝圆。肝右缘钝圆,肝左缘薄而锐利(图 10-2)。

二、位置

肝大部分位于腹上区和右季肋区，小部分位于左季肋区。肝的膈面前面部分被肋所掩盖，仅在腹上区的左、右肋弓之间有一小部分露出于剑突之下，直接和腹前壁相接触。当腹上区和右季肋区遭到暴力冲击时，肝可能被损伤而破裂。

肝的体表投影：上界与膈穹隆一致，可用下述 3 点连线来表示：右锁骨中线和第 5 肋的交点；前正中线和剑胸结合线的交点；左锁骨中线和第 5 肋间隙的交点。肝下界和肝前缘一致，右侧和右肋弓一致；中部位于剑突下约 3cm；左侧被肋弓掩盖。

三、结构

肝表面覆以致密结缔组织被膜，除在肝下面各沟、窝和右叶上面后部是纤维膜外，其余都被覆浆膜。肝门部的结缔组织随血管、神经、淋巴管和肝管的分支伸入肝实质，将实质分为许多肝小叶。相邻肝小叶之间呈三角形或椭圆形的结缔组织小区为门管区。

(一)肝小叶

肝小叶是肝的基本结构单位，呈多角棱柱体，长约 2mm，宽约 1mm，成人肝有 50 万～100 万个肝小叶。肝小叶中央有一条中央静脉，周围呈放射状排列的为肝索，肝索之间为肝血窦(图 10-3)。

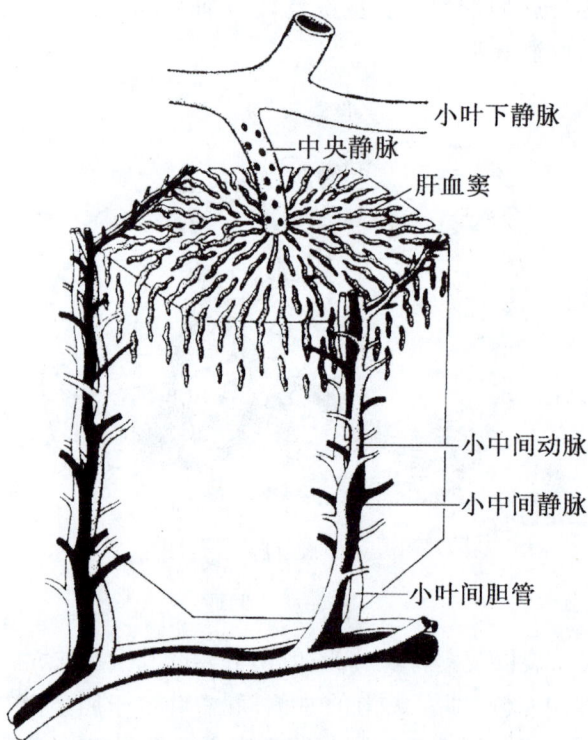

图 10-3　肝小叶立体模式图

肝细胞单层排列成板状结构称肝板。相邻肝板吻合连接，形成迷路样结构，其切面呈索状，称肝索。在肝小叶周边的肝板，其肝细胞较小，嗜酸性较强，称界板。肝板之间为肝血窦，血窦经肝板上的孔互相通连。肝细胞相邻面的质膜局部凹陷，形成微细的胆小管。这样，肝板、肝血窦和胆小管在肝小叶内形成各自独立而又密切相关的复杂网络(图 10-4)。

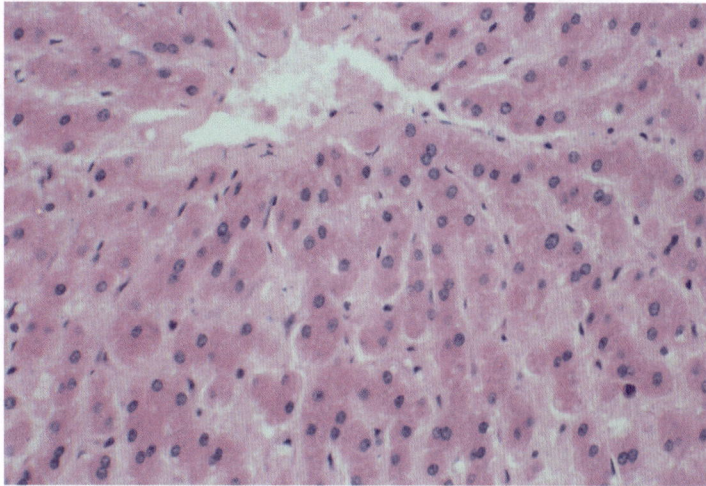

图 10-4　肝小叶光镜结构(光镜,低倍)
1.中央静脉;2.肝板

1.肝细胞　占肝内细胞总数的 80%。肝细胞呈多面体形,直径 15～30μm。肝细胞有三种不同的功能面,即血窦面、细胞连接面和胆小管面(图 10-5)。

肝细胞的胞质嗜酸性,含有弥散分布的嗜碱性团块。电镜下,胞质内各细胞器均丰富。

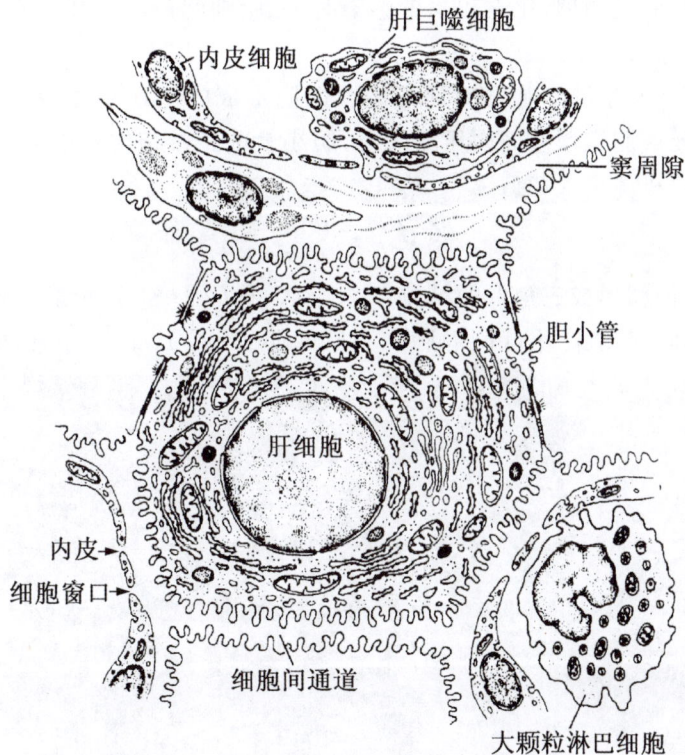

图 10-5　肝细胞及胆小管模式图

2.肝血窦　位于肝板之间,腔大而不规则,窦壁由内皮细胞围成。肝血窦内有定居的肝巨噬细胞(图 10-6),又称库普弗细胞,其形态不规则,胞质嗜酸性。

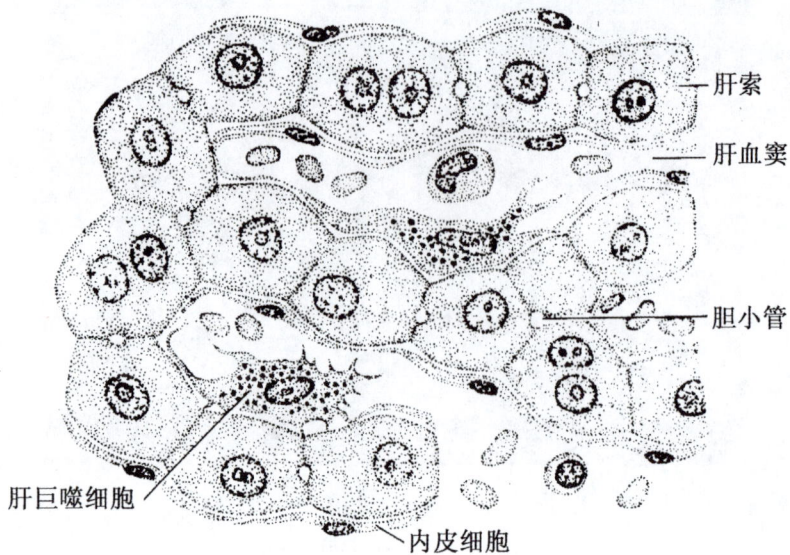

图 10-6　肝索与肝血窦模式图

3.窦周隙　为肝血窦内皮与肝板之间的狭窄间隙,宽约 $0.4\mu m$。窦周隙内有一种形态不规则的贮脂细胞,人体摄取的维生素 A 的 70%～85%贮存在贮脂细胞内,在机体需要时释放入血。在病理条件下,如肝脏受到物理、化学和病毒感染时,贮脂细胞被激活并异常增殖,产生细胞外基质,肝内纤维增多,可导致肝硬化。

4.胆小管　是相邻两个肝细胞之间局部胞膜凹陷形成的微细管道,在肝板内连接成网。当肝细胞发生变性、坏死或胆道堵塞而内压增大时,胆小管的正常结构被破坏,胆汁则溢入窦周隙,继而进入肝血窦,导致机体出现黄疸。

(二)门管区

相邻肝小叶间呈椭圆形或三角形的结缔组织小区,称门管区,每个肝小叶周围有 3～4 个门管区。门管区内有小叶间动脉、小叶间静脉和小叶间胆管(图 10-7)。小叶间动脉是肝固有动脉

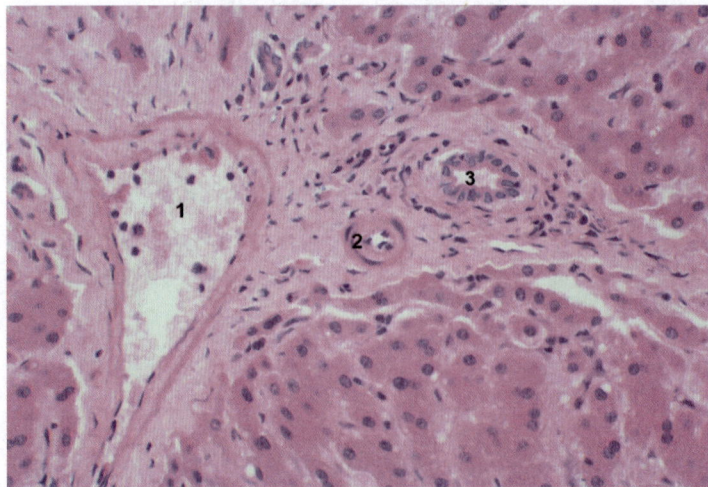

图 10-7　肝门管区(光镜,高倍)
1.小叶间静脉;2.小叶间动脉;3.小叶间胆管

的分支,管腔小,管壁厚;小叶间静脉是门静脉的分支,管腔较大而不规则,管壁相对较薄。小叶间胆管管壁为单层立方上皮,它们向肝门方向汇集,最后形成左、右肝管出肝。

在非门管区的小叶间结缔组织中,还有单独走行的小叶下静脉,由中央静脉汇集而成,它们在肝门部汇集为肝静脉。

四、常见疾病与防治

(一)病毒性肝炎

1.概念　病毒性肝炎是指由肝炎病毒引起的、以损害肝脏为主要表现的一组全身性传染病。肝炎病毒可分为甲、乙、丙、丁、戊5个分型,甲型、戊型肝炎主要表现为急性感染,主要经粪口途径传播,乙、丙、丁型肝炎多为慢性感染,主要经血液、母婴和体液等途径传播。

2.临床表现　主要为身体倦怠、食欲缺乏、厌油腻食物、皮肤瘙痒、肝功能出现异常,部分患者还可出现黄疸。病毒性肝炎因病程进展不同,临床表现差异较大,病情轻的表现为无症状,严重者可出现肝肾综合征、腹腔积液、食管静脉曲张和肝性脑病等。

3.主要病因　该病主要由于人体感染肝炎病毒所致。病毒性肝炎患者和携带者均是传染源。粪口消化道、血液、母婴、性传播等是主要传播途径。

4.疾病防治　对病毒性肝炎要早发现、早诊断、早隔离、早报告、早治疗,以防止流行。预防主要从以下几个方面着手:避免生食水产品、加强传染源管理、切断传播途径、提高免疫能力、保护易感人群。

(二)肝硬化

1.概念　肝硬化是在肝细胞广泛坏死基础上产生肝脏纤维组织弥漫性增生,形成结节、假小叶,进而使肝正常结构和血供遭到破坏。我国肝硬化患者多数为肝炎后肝硬化,少部分为酒精性肝硬化和血吸虫性肝硬化。

2.临床表现　肝硬化表现多样,不同阶段有相应的症状。肝硬化早期表现隐匿,不易察觉,晚期则常出现各种严重症状和相关并发症,如循环障碍、脾大、腹腔积液、黄疸和内分泌功能紊乱等。肝硬化包含代偿期和失代偿期两类。代偿期早期症状较轻,以疲劳、食欲缺乏为主要临床表现,伴有恶心、无力、腹胀等症状。失代偿期一般情况较差,出现疲劳、乏力、精神状态不好、瘦削、面色晦暗、皮肤干燥等症状。

3.主要病因　引起肝硬化的病因较多,包括乙肝、丙肝等病毒感染引起的肝硬化,过量饮酒可引发酒精性肝硬化,脂肪沉积可引发非酒精性脂肪性肝硬化,长期服用药物或引发药物性肝硬化。此外,还有自身免疫系统疾病、寄生虫感染、遗传因素等,均可引起肝硬化。我国引起肝硬化的主要原因是乙肝病毒感染。

4.疾病防治　预防肝硬化首先要重视病毒性肝炎的防治,通过注射疫苗和早期筛查可预防肝炎病毒感染。早期发现,早期积极治疗,可有效预防病毒性肝炎后肝硬化。此外,日常应该平衡饮食、控制体重、保持良好生活习惯,避免过度饮酒,避免接触各种具有毒性的慢性化学类物质。

第二节　胰的结构与疾病

10-1 胰的分部
与位置

胰(pancreas)是人体第二大腺,由外分泌部和内分泌部组成。外分泌部的腺细胞分泌胰液,经各级导管,流入胰管,胰管和胆总管共同开口于十二指肠,在食物消化中起重要作用。内分泌部是散在于外分泌部之间的细胞团,称胰岛,它分泌的激素进入血液或淋巴,主要功能是调节糖代谢。

一、形态

胰是一个狭长腺体,质地柔软,呈灰红色,长 17～20cm,宽 3～5cm,厚 1.5～2.5cm,重 82～117g。形态上可分为头、颈、体、尾四部分,各部之间没有明显界限。胰右端膨大部分称为胰头,胰颈为狭窄扁薄部分,长 2～2.5cm,胰体略呈三棱柱形,胰尾较细。

二、位置

胰卧于腹后壁,横向位于腹上区和左季肋区,横跨在第 1～2 腰椎前方,胰上缘约平脐上 10cm,下缘相当于脐上 5cm 处。胰位置较深,前方有胃、横结肠和大网膜等遮盖。后方有下腔静脉、胆总管、肝门静脉和腹主动脉等结构。其右端被十二指肠环抱,左端抵达脾门(图 10-8)。

胰头位于第 2 腰椎体的右前方,其上、下方和右侧被十二指肠环绕,前方有横结肠及其系膜、空肠,后方有下腔静脉、右肾静脉和胆总管。胰颈位于胰头和胰体之间,胰颈前上方邻接胃幽门,后方是肠系膜上动脉、肠系膜上静脉和肝门静脉的起始部。胰体位于胰头和胰尾之间,横位于第 1 腰椎体前方。胰体前方隔网膜囊与胃后壁相

图 10-8 胰的分部和毗邻

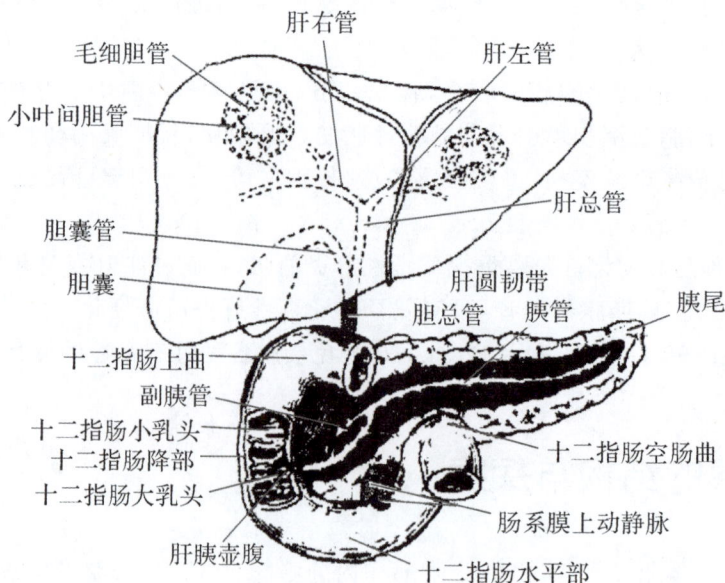

邻,后方有腹主动脉、左肾上腺、左肾和脾静脉,上缘有腹腔干、腹腔神经丛、脾动脉。胰尾行于脾肾韧带内,与脾动脉、脾静脉伴行,抵达脾门(图 10-8)。

胰管位于胰实质内,偏背侧,自胰尾沿胰长轴向右行,沿途收集小叶间导管,最后在十二指肠降部的后内侧壁内与胆总管汇合成肝胰壶腹,开口于十二指肠大乳头。副胰管在胰头上部、胰管的上方,主要引流胰头前上部的胰液,开口于十二指肠小乳头(图 10-9)。

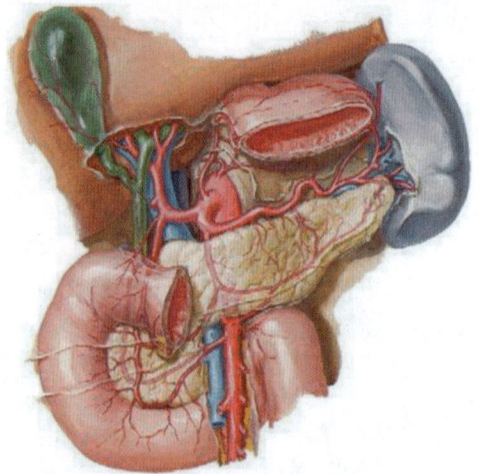

毛细胆管
肝右管
肝左管
小叶间胆管
肝总管
胆囊管
胆囊
肝圆韧带
胆总管
胰管
胰尾
十二指肠上曲
副胰管
十二指肠小乳头
十二指肠降部
十二指肠空肠曲
十二指肠大乳头
肠系膜上动静脉
肝胰壶腹
十二指肠水平部

图 10-9 胆道、十二指肠和胰

三、结构

胰表面覆有薄层结缔组织被膜,结缔组织伸入腺内将实质分隔成很多小叶。胰实质由外分泌部和内分泌部组成(图10-10)。

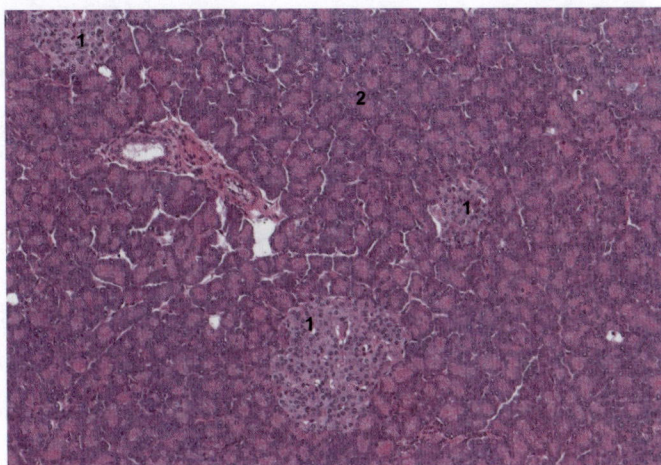

图 10-10　胰腺(光镜,低倍)
1.胰岛;2.外分泌部

(一)外分泌部

胰外分泌部是纯浆液性复管泡状腺,外分泌部分泌的胰液通过导管进入十二指肠。

1.腺泡　每个腺泡含 40～50 个胰腺泡细胞,都有典型浆液细胞形态特点(图10-10)。胰腺泡细胞分泌多种消化酶,如胰淀粉酶、胰脂肪酶、胰蛋白酶原、胰糜蛋白酶原、核酸酶等,消化食物的各种营养成分。

胰腺腺泡无肌上皮细胞。胰腺腺泡腔面还可见一些较小的立方形或扁平的泡心细胞(图10-11),胞质染色淡,核卵圆形或圆形。泡心细胞是延伸入腺泡腔内的闰管起始部上皮细胞。

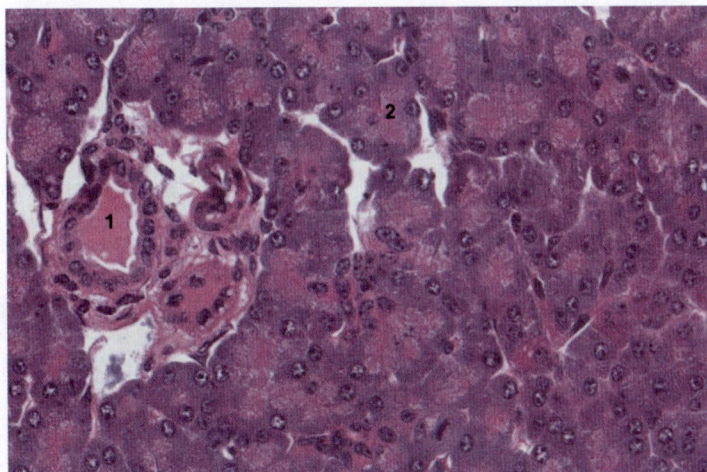

图 10-11　胰腺外分泌部(光镜,高倍)
1.小叶内导管;2.腺泡

2.导管　由闰管、小叶内导管、小叶间导管和主导管组成。闰管细而长,管壁是单层扁平或立方上皮,其伸入腺泡的一段由泡心细胞组成。闰管远端逐渐汇合形成小叶内导管。小叶内导管在小叶间结缔组织内汇合成小叶间导管,后者再汇合成一条主导管,贯穿胰全长,在胰头部和胆总管汇合,开口于十二指肠乳头。从小叶内导管至主导管,管腔渐增大,上皮由单层立方渐变为单层柱状,主导管是单层高柱状上皮,上皮内可见杯状细胞。胰腺导管上皮细胞可分泌水和碳酸氢盐等多种电解质,其分泌活动受小肠 S 细胞分泌的促胰液素调节。

胰外分泌部分泌水样胰液,成人每日分泌 1000～2000ml。胰液呈弱碱性,含胰淀粉酶、胰脂肪酶、胰蛋白酶原、胰糜蛋白酶原。后两者在肠道被肠肽酶激活。胰腺细胞还分泌胰蛋白酶抑制因子,防止蛋白酶原在胰腺内被激活。

(二)内分泌部

内分泌部(胰岛)是由内分泌细胞组成的球形细胞团,分布于腺泡之间(图 10-10),分泌物直接进入腺体内的毛细血管里。成人胰腺约有 100 万个胰岛。人胰岛细胞主要有 A、B、D、PP 等几种。

1.A 细胞　又称甲细胞,约占胰岛细胞总数的 20%,细胞体积较大,多分布于胰岛周围部。呈多边形,含大量分泌颗粒(圆形,有致密核心,直径约 250nm),核圆形。A 细胞分泌高血糖素,能促进肝细胞的糖原分解为葡萄糖,并抑制糖原合成,从而使血糖浓度升高,满足机体活动的能量需要。

2.B 细胞　又称乙细胞,约占胰岛细胞总数的 70%,主要位于胰岛中央部。分泌颗粒呈圆形,大小不一,颗粒中心有结晶小体,核圆形。B 细胞分泌胰岛素,促进糖原合成、贮存,促进葡萄糖进入细胞内利用,降低血糖。胰岛素分泌不足可使血糖增高并从尿中排出,即为糖尿病。胰岛B 细胞肿瘤或细胞功能亢进使胰岛素分泌过多,可导致低血糖症。

3.D 细胞　又称丁细胞,约占胰岛细胞总数的 5%。分布于 A、B 细胞之间,圆形或梭形。分泌颗粒较大,D 细胞分泌生长抑制素,能抑制 A、B 细胞的分泌和消化道平滑肌的收缩。

4.PP 细胞　数量很少,主要存在于胰岛周边。PP 细胞分泌胰多肽,有抑制胃肠运动和胰液分泌以及胆囊收缩的作用。

四、常见疾病与防治

(一)胰腺炎

1.概念　胰腺炎是胰腺因胰蛋白酶的自身消化作用而引起的疾病,是一种胰腺部位发生的非感染性炎症,分急性胰腺炎和慢性胰腺炎两类。急性胰腺炎是多种病因导致胰腺组织被自身分泌的胰液消化导致胰腺组织水肿、出血甚至坏死等的突发性炎症疾病。慢性胰腺炎是各种病因引起胰腺实质慢性炎症损害和间质纤维化、胰腺实质钙化、胰管扩张及胰管结石等不可逆改变的慢性炎症疾病。

2.临床表现

(1)急性胰腺炎　急性水肿型胰腺炎主要症状为腹痛、恶心、呕吐、脱水、发热、水电解质和酸碱失衡等。出血坏死型胰腺炎可出现休克、高热、黄疸、腹胀以至肠麻痹、腹膜刺激征以及皮下出现淤血斑等,此类胰腺炎病情笃重,且发展急剧,并发症多,死亡率很高。

(2)慢性胰腺炎　疼痛一般位于上腹部,呈弥散性痛,甚至可放射至背部、两肋,坐起或前倾有所缓解。此外,还会伴有不同程度的消化不良症状,如腹胀、厌食油腻、消瘦等;半数患者因内分泌功能障碍发生糖尿病。

3.主要病因　由多种因素导致,常见的为胆石症(包括胆道微结石)、高甘油三酯血症。在我国,胆结石致胰液引流不畅导致的胰腺发炎占 50% 以上,该类胰腺炎又称胆源性胰腺炎。

4.疾病防治　养成良好的饮食习惯,避免暴饮暴食,尤其是高油高脂饮食,戒酒戒烟,按时吃早餐,都可以减少形成胆结石的概率。此外,保持大便通畅,生活规律,适当锻炼,增强抵抗力,避免病毒感染等也可以预防胰腺炎的发生。

(二)胰腺癌

1.概念　胰腺癌是发生于胰腺导管上皮和腺泡细胞的恶性肿瘤,恶性程度极高,起病隐匿,早期诊断困难,进展迅速,生存时间短,是预后最差的恶性肿瘤之一,被称为"癌中之王"。发病年龄以 40~65 岁多见,男性高于女性。其发病率和死亡率都高居全球和我国恶性肿瘤的前十位。

2.临床表现　取决于癌的部位、病程早晚、有无转移和邻近器官累及的情况,具有病程短、病情发展快和迅速恶化等特点。临床主要症状是疼痛及上腹部饱胀不适等,晚期出现血栓性静脉炎和腹腔积液。胰头癌患者还会出现黄疸等症状,少数患者起病的最初表现为糖尿病症状,部分患者可表现焦虑、急躁、抑郁、个性改变等精神症状。

3.主要病因　病因尚未完全明确,普遍认为与长期吸烟、长期饮酒、高脂肪和高蛋白饮食、过量饮用咖啡、环境污染、遗传因素、职业和地理因素等有关。

4.疾病防治　日常生活中保持积极乐观的态度和良好的精神状态,坚持身体锻炼,均衡饮食,控制体重,戒烟戒酒,定期体检等。40 岁以上短期内出现持续性上腹痛、腹胀、黄疸、食欲减退、消瘦等症状时,应尽早就诊,进行胰腺疾病的筛查。

◆ 知识拓展

胰岛素和糖尿病

胰岛素是由胰内的胰岛 B 细胞受内源性或外源性物质,如葡萄糖、乳糖、胰高血糖素等的刺激而分泌的一种激素。胰岛素就像一把钥匙,它能使血中的葡萄糖顺利进入各器官组织的细胞中,为它们提供能量。正常时,进餐后人体胰岛分泌胰岛素增多,而在空腹时分泌胰岛素会显著减少,因此正常人血糖浓度虽然随进餐有所波动,但在胰岛素调节下,能使该波动保持在一定范围内。而如果缺少胰岛素这把钥匙或钥匙坏了不能正常工作时,就会使血中的葡萄糖无法敲开组织细胞的大门,无法为细胞提供能量,血糖就会升高而引发糖尿病。

糖尿病是一种以高血糖为特征的代谢性疾病。高血糖则是由胰岛素分泌缺陷或其生物作用受损,或两者兼有引起。长期高血糖,导致各种组织,特别是眼、肾、心脏、血管、神经的慢性损害、功能障碍。当体检血糖增高或出现"三多一少"(即多饮、多尿、多食和体重下降)、乏力、视物模糊、疲劳等症状时,应及时就医。糖尿病目前还无法完全治愈,但可以通过科学合理的治疗方法,使大多数糖尿病患者具有与非糖尿病者同等的生活质量和寿命。

思考题

1.试述胰腺炎的发病机制。

2.引起肝硬化的结构基础是什么?

3.糖尿病有何临床表现? 可引起哪些并发症?

第十一章 | 呼吸器官的结构与疾病

学习要点

1. 呼吸系统的组成及其功能。
2. 上呼吸道的组成、形态结构及其常见病的防治。
3. 肺的形态结构及其常见病的防治。

呼吸系统（respiratory system）由肺外呼吸道和肺组成。肺外呼吸道包括鼻、咽、喉、气管和主支气管。上呼吸道包括鼻、咽、喉，下呼吸道包括气管、主支气管及其在肺内的各级分支（图11-1）。肺由实质和间质组成，实质包括支气管树和肺泡；间质包括结缔组织、血管、淋巴管、淋巴结和神经等。

呼吸系统的功能是进行气体交换，吸入新鲜空气，通过肺泡内的气体交换，使血液得到氧并排出二氧化碳，从而维持人体的正常新陈代谢。呼吸系统还有嗅觉、发音、协助静脉血回流入心等功能。

第一节　鼻的结构与疾病

鼻（nose）是呼吸道的起始部分，是呼吸系统的第一道防线，能净化吸入的空气并调节其温度和湿度，是重要的嗅觉器官，还可辅助发音。

一、形态

鼻形似底部向下的三棱锥体，分为外鼻、鼻腔和鼻旁窦三部分。

1.外鼻　外鼻是指突出于面部的部分，由鼻骨和鼻软骨为支架，分为骨部和软骨部。外面覆以皮肤，内覆黏膜。上端较窄，位于两眼之间称为鼻根，中央隆起部为鼻背，下端高突的部分为鼻尖，鼻尖两侧向外方膨隆的部分叫鼻翼。

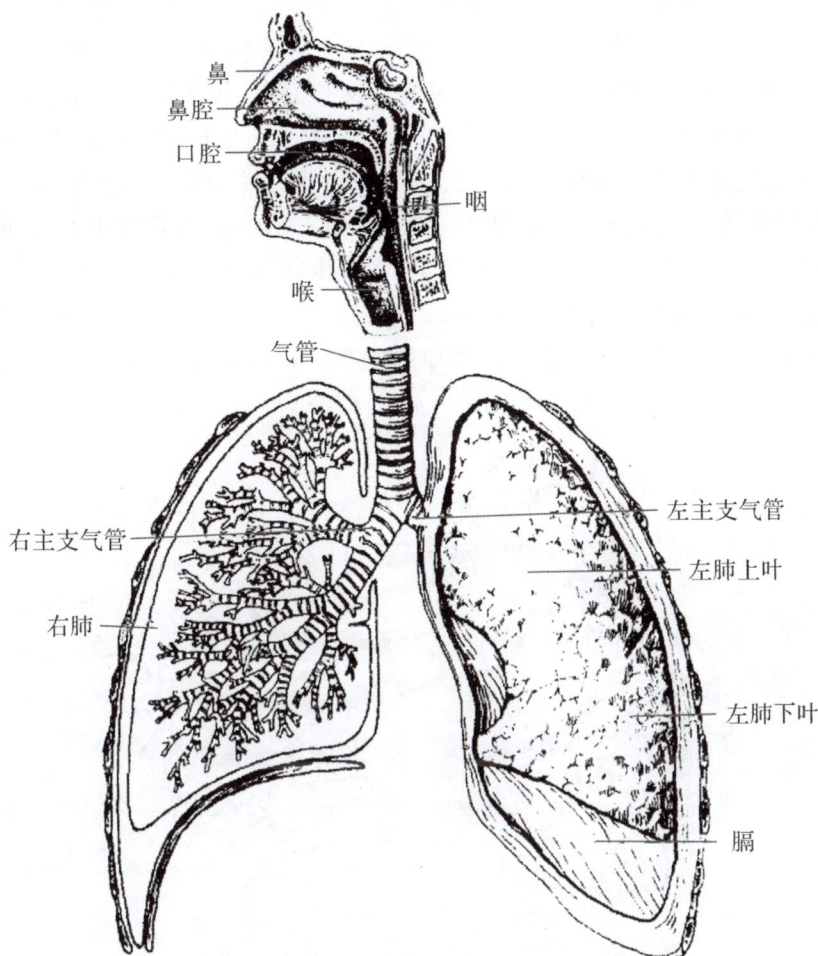

图 11-1 呼吸系统全貌

2.鼻腔 鼻腔以骨性鼻腔和软骨为基础。鼻腔内表面为黏膜,由上皮和固有层构成;黏膜下方与软骨、骨或骨骼肌相连。鼻腔被鼻中隔分为左、右两腔,前经鼻孔通体外,后经鼻后孔通鼻咽部。

二、位置

鼻从外观上看,位于面部正中央,向后与鼻咽相通,向上通过鼻泪管、泪囊和泪小管相通。

三、结构

每侧鼻腔分为鼻前庭和固有鼻腔,两者以鼻阈为界。

1.鼻前庭 是指由鼻翼围成的扩大空间。鼻前庭壁由皮肤覆盖,生有鼻毛,有滤过和净化空气功能,因其缺少皮下组织且富有皮脂腺和汗腺,所以它不但是疖肿的好发部位且发病时疼痛剧烈。鼻阈是鼻前庭上方的弧形隆起。鼻翼内表面为未角化复层扁平上皮,近外鼻孔处上皮出现角化,与皮肤相移行。

2.固有鼻腔 是指鼻前庭以后的部分,后借鼻后孔通咽。每侧鼻腔有上、下、内、外四个壁。上壁较狭窄。下壁即口腔顶,由硬腭等构成。内侧壁为鼻中隔,由筛骨垂直板、犁骨和鼻中隔软骨构成支架,表面覆盖黏膜而成,位置通常偏向一侧。其前下方血管丰富、位置浅表,外伤或干燥刺激均易出血。90%左右的鼻出血发生于此区,故此区称为易出血区(即 Little 区或 Kiesselbach

区)。外侧壁有三个鼻甲突向鼻腔,由上而下依次是上鼻甲、中鼻甲和下鼻甲,上鼻甲和中鼻甲之间称上鼻道,中鼻甲和下鼻甲之间为中鼻道,下鼻甲下方为下鼻道。各鼻甲和鼻中隔之间的间隙叫总鼻道。上鼻甲的后上方和蝶骨体之间的凹陷是蝶筛隐窝(图11-2)。切除中鼻甲,可见半月裂孔,它是位于中鼻道中部凹向上方的弧形裂隙,该裂隙的前上方有漏斗状管道称筛漏斗,通额窦和前筛窦,半月裂孔上方圆形隆起为筛泡,其内有中筛窦。鼻泪管开口于下鼻道的前上方。

固有鼻腔黏膜按其性质可分为嗅部和呼吸部。嗅部黏膜为上鼻甲以上及其相对的鼻中隔部分,呈淡黄色或苍白色,内含感受嗅觉刺激的嗅细胞。其余部分为呼吸部黏膜(图11-2),包括下鼻甲、中鼻甲、鼻道和鼻中隔中下部的黏膜,因富含血管而呈淡红色。上皮为假复层纤毛柱状,杯状细胞较多。纤毛向咽部摆动,将黏着的细菌和尘埃颗粒推向咽部而被咳出。

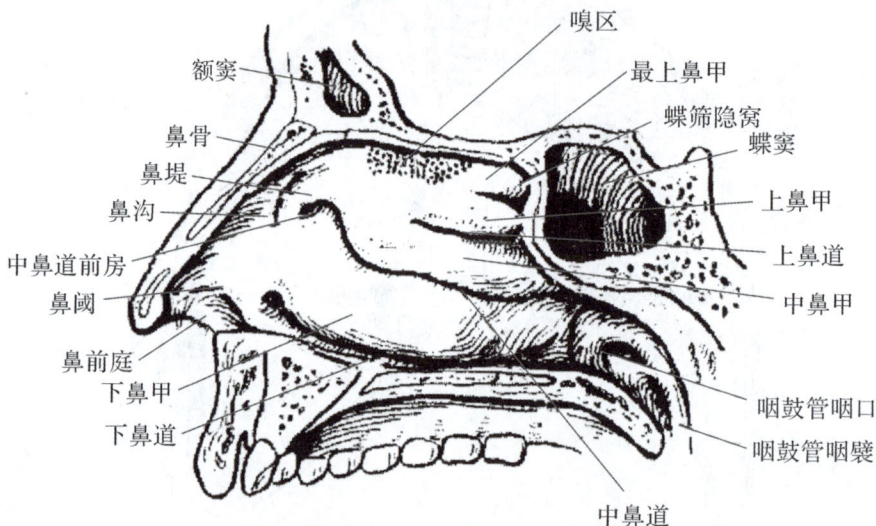

图 11-2　鼻腔外侧壁(右侧)

3.鼻旁窦　鼻旁窦是鼻腔周围颅骨内的含气空腔,开口于鼻腔。窦壁衬以黏膜并与鼻腔黏膜相移行。鼻旁窦包括额窦、筛窦、蝶窦和上颌窦,分别位于同名的颅骨内,有温暖、湿润空气和对发音产生共鸣的作用(图11-3、图11-4)。

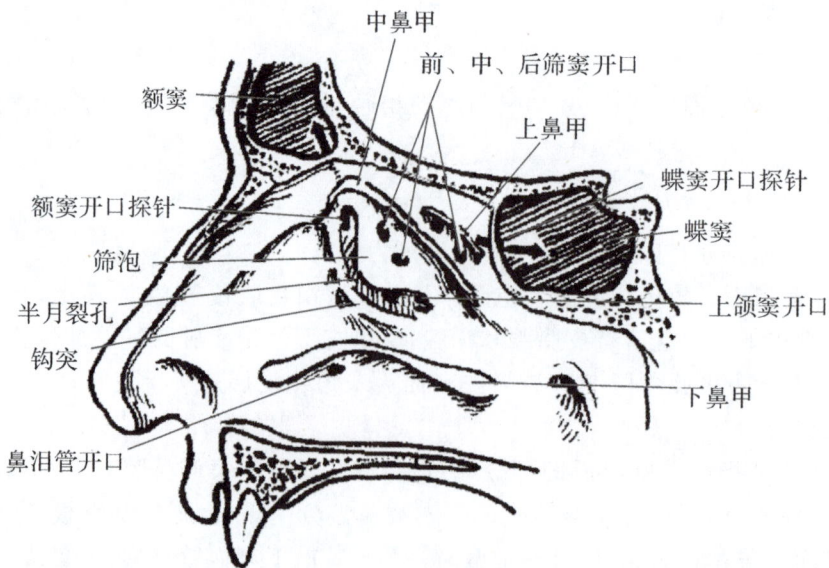

图 11-3　鼻旁窦开口(上、中、下鼻甲及筛骨迷路内侧壁切除)

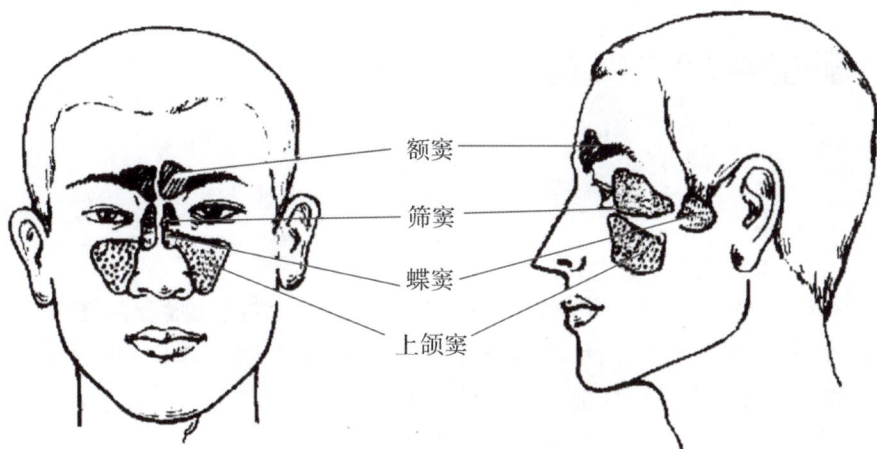

图 11-4 鼻旁窦体表投影

（1）额窦 额窦位于额骨眉弓的深部，左右各一，尖向上，底向下，呈三棱锥体形。额窦开口于中鼻道的筛漏斗。

（2）筛窦 筛窦是指位于鼻腔外侧壁上部与两眼眶之间筛骨迷路内的小气房，每侧有 3～18 个。依据部位将其分前、中、后三群。其中，前、中群开口于中鼻道，后群位于后部，开口于上鼻道。

（3）蝶窦 蝶窦位于蝶骨体内，被中隔分为左、右两腔，分别开口于左、右蝶筛隐窝。

（4）上颌窦 上颌窦最大，位于上颌骨体内，呈三角锥体形，有 5 个壁。上壁是眶下壁；下壁邻近上颌磨牙；内侧壁为鼻腔外侧壁，由中鼻道和大部分下鼻道构成。前壁为上颌体前面的尖牙窝；后壁与翼腭窝毗邻。上颌窦开口于中鼻道的半月裂孔，其直径约 3mm。上颌窦开口位置较高，当分泌物引流不畅，窦腔积液时，宜采用体位引流。

四、常见疾病与防治

（一）鼻炎

1. 概念 鼻炎即鼻腔炎性疾病，是由病毒、细菌、过敏原、各种理化因子和某些全身性疾病引起的鼻腔黏膜炎症。鼻炎的主要病理改变是鼻腔黏膜充血、肿胀、渗出、增生、萎缩或坏死等。

2. 临床表现 主要症状为鼻塞、鼻痒、打喷嚏、流鼻涕、头痛、头昏、嗅觉下降等。

3. 主要病因 由多种因素引起的鼻腔炎症性疾病，不同的鼻炎类型病因各不相同。急性鼻炎是由上呼吸道病毒感染，或合并细菌感染引起。慢性鼻炎的病因多由于急性鼻炎反复发作、鼻腔通气不良使病原体留存、慢性疾病、局部用药、长期吸入粉尘和刺激性气体等，引起鼻黏膜血管长期淤血或反射性充血，从而引发慢性鼻炎。

4. 疾病防治 日常加强体育锻炼，增强身体抵抗能力。冬季更应该适当增加户外活动，增强对寒冷的适应能力。注意劳逸结合，避免出现感冒，感冒之后鼻甲增生就会明显肥大，加重鼻炎的症状。注意合理饮食，多食用新鲜蔬菜、水果，因为富含多种维生素，有利于身体恢复和增强身体抵抗力。注意生活环境、工作环境的卫生，避免有刺激性的物质刺激患者的鼻腔黏膜。季节交替的时候一定要及时增减衣物，外出戴上口罩，避免接触过敏原。在流行性感冒高发期间避免与患者亲密接触，在公共场合应佩戴口罩，同时注意室内通风。过敏性鼻炎，应该尽量避免接触可能导致过敏的因素。

第二节　咽的结构与疾病

一、形态

咽(pharynx)是消化管上端扩大的部分。它是一个上宽下窄、前后较窄扁的漏斗形肌性管道,全长约 12cm。咽的前壁不完整,自上向下分别有通向鼻腔、口腔和喉腔的开口。按照咽的前方毗邻,以软腭和会厌上缘平面为界,可将咽分为鼻咽、口咽和喉咽 3 部分(图 11-5)。后壁平整,借疏松结缔组织连于上位 6 个颈椎体前面的椎前筋膜。

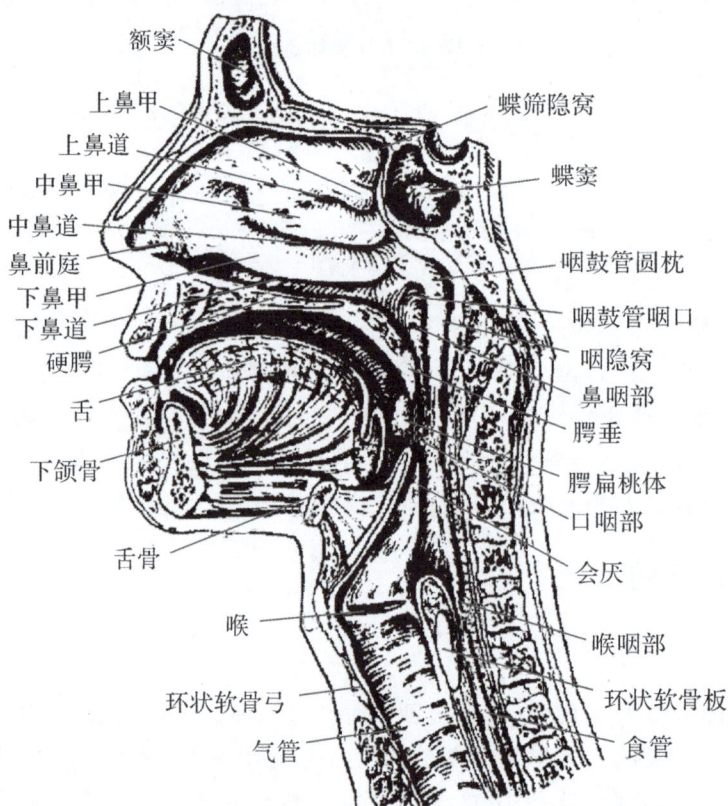

图 11-5　头颈部正中矢状切面

1.鼻咽　鼻咽是咽的上部,位于鼻腔后方,向前经鼻后孔通鼻腔,介于颅底和软腭之间,其顶后壁的黏膜下有丰富的淋巴组织,称咽扁桃体。在鼻咽的侧壁距下鼻甲后端之后约 1cm 处,有咽鼓管咽口,鼻咽腔经此口通向中耳鼓室。咽鼓管咽口的前、上、后方的隆起称咽鼓管圆枕。咽鼓管圆枕后方和咽后壁之间有一凹陷,称咽隐窝,是鼻咽癌好发部位。

2.口咽　介于软腭和会厌上缘平面之间。向前经咽峡与口腔相通,上续鼻咽,下通喉咽。口咽前壁主要是舌根后部,此处有一呈矢状位的黏膜皱襞与会厌相连,称舌会厌正中襞,该襞两侧的凹陷称会厌谷,异物可停留此处。口咽的侧壁上有腭扁桃体。腭扁桃体内侧面朝向咽腔,表面有许多深陷的小凹称扁桃体小窝,细菌易在此存留繁殖。腭扁桃体窝上份未被扁桃体充满的空间称扁桃体上窝,异物常停留于此。咽淋巴环由咽后上方的咽扁桃体、两侧的咽鼓管扁桃体、腭扁桃体和前下方的舌扁桃体围成,对呼吸道和消化道具有防御功能。

3.喉咽 是咽的最下部,稍狭窄,介于会厌上缘和环状软骨下缘平面之间,向下和食管相续。喉咽的前壁上份有喉口通入喉腔。在喉口两侧各有一深窝称梨状隐窝,异物常停留于此(图 11-6)。

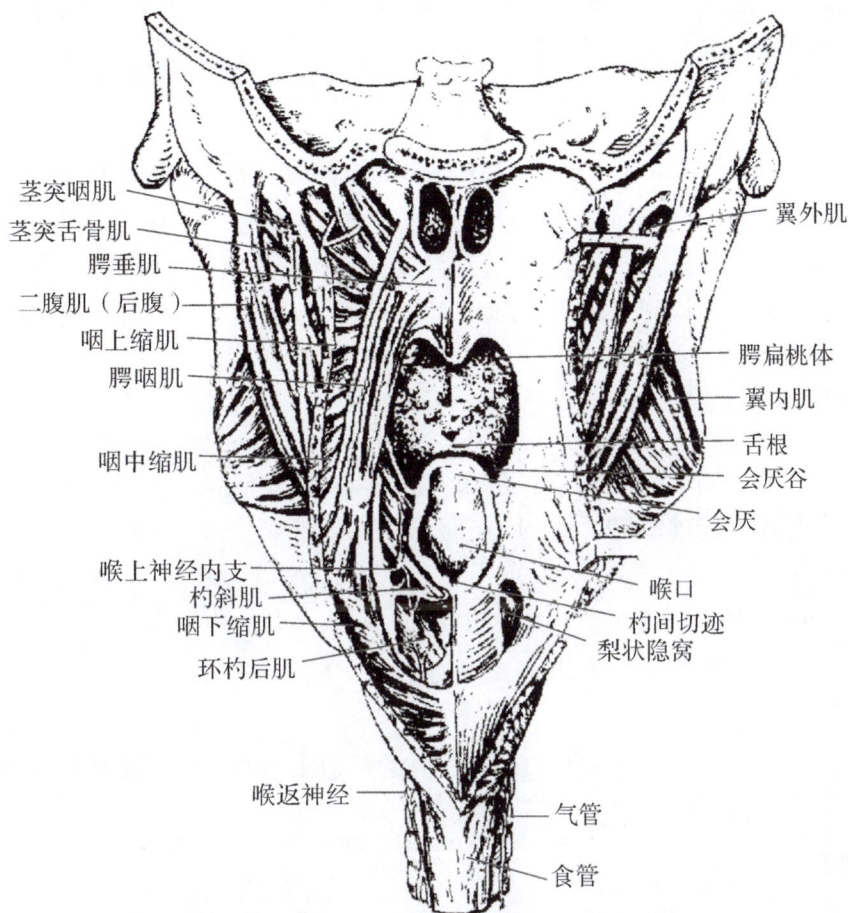

图 11-6 咽腔(切开咽后壁)

二、位置

咽是消化管和呼吸道的共同通道,位于鼻腔、口腔和喉的后方,第1～6颈椎的前方,上端附于颅底,下端平环状软骨弓(第6颈椎下缘平面)续于食管。咽两侧壁与颈部大血管、甲状腺侧叶等相毗邻。

三、结构

咽是消化管和呼吸管的交叉部位,其结构如下:

1.黏膜 由上皮和固有层组成。口咽表面覆以未角化的复层扁平上皮,鼻咽和喉咽主要是假复层纤毛柱状上皮。固有层的结缔组织内有丰富的淋巴组织和黏液性腺或混合性腺,深部有一层弹性纤维。

2.肌层 由内纵行与外斜或环行的骨骼肌组成,其间可有黏液性腺。

3.外膜 为富有血管和神经纤维的结缔组织(纤维膜)。

四、常见疾病与防治

临床上,咽部最常见的疾病为慢性咽炎。

1.概念　慢性咽炎为咽黏膜、黏膜下和淋巴组织的慢性炎症,多见于成年人,病程长,症状容易反复发作,不易治愈。

2.临床表现　以局部症状为主,主要表现为咽部不适感、异物感,咽部分泌物不易咯出,咽部痒感、烧灼感、干燥感、刺激感或微痛感,干咳、少痰等。

3.主要病因　慢性咽炎病因复杂,可由多种因素引起,如咽部邻近的上呼吸道病变、过度饮酒、粉尘、细菌、职业、气候及地域环境变化、胃食管反流、慢性支气管炎、支气管哮喘和过敏因素等都容易引发该病。急性咽炎的反复发作也是导致慢性咽炎的主要原因。

4.疾病防治　锻炼身体,增强体质;避免上呼吸道感染;保证营养均衡,避免食用辛辣刺激性食物,戒烟戒酒等都可以起到预防作用。从事教师、歌唱等职业者,掌握正确发声技巧也是预防慢性咽炎的关键。

第三节　喉的结构与疾病

喉(larynx)主要由喉软骨和喉肌构成,它既是呼吸道,又是发声器官。

一、形态

喉呈锥形管腔状,由软骨作为支架,软骨间借关节、韧带连结,并有肌肉附着,喉内面衬以黏膜,形成喉腔。

(一)喉软骨

喉的支架是喉软骨,由甲状软骨、环状软骨、会厌软骨和成对的杓状软骨等构成。

1.甲状软骨　甲状软骨构成喉的前壁和侧壁,由前缘互相愈着的呈四边形的左、右软骨板构成。愈着处称前角,前角上端向前突出,称喉结,在成年男子尤为明显。喉结上方呈"V"形的切迹,称上切迹。左、右板的后缘游离并向上、下发出突起,称上角和下角。上角较长,借韧带与舌骨大角连接;下角较短,与环状软骨组成环甲关节(图11-7)。

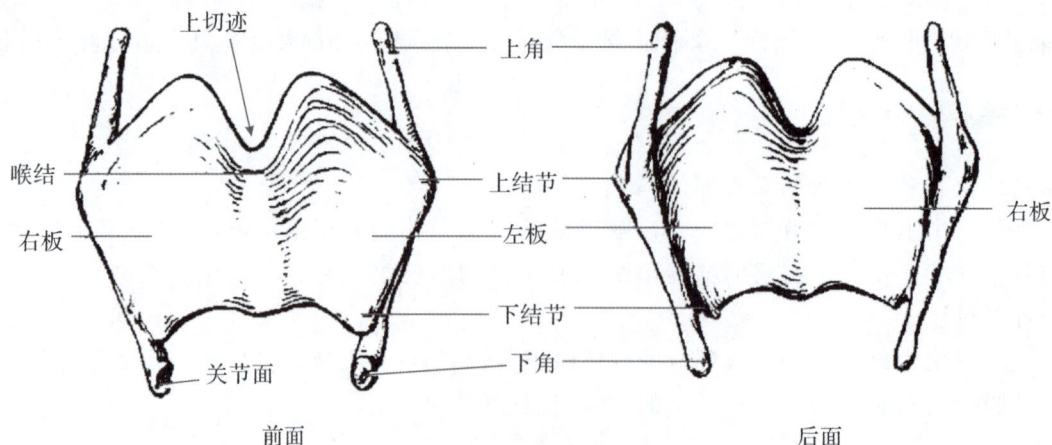

图 11-7　甲状软骨前、后面观

2. 环状软骨　环状软骨位于甲状软骨的下方,在喉的最下部,前部低窄,为环状软骨弓,平第6颈椎,为颈部重要骨性标志;后部高阔,为环状软骨板,有肌肉附着。环状软骨是喉软骨中唯一完整的软骨环(图 11-8)。

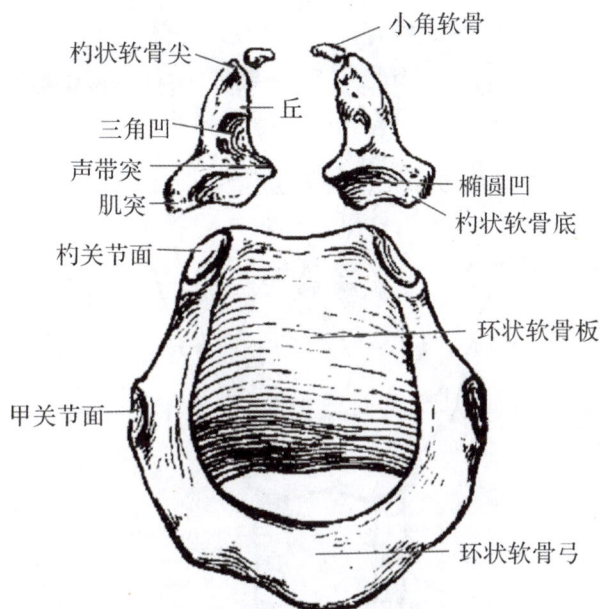

图 11-8　环状软骨和杓状软骨(前面)

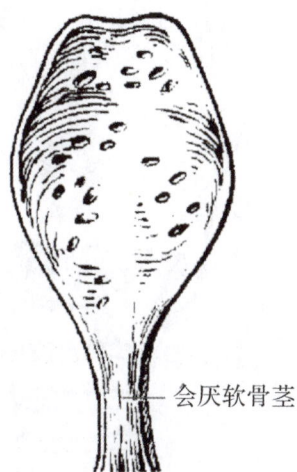

图 11-9　会厌软骨(后面)

3. 会厌软骨　会厌软骨位于舌骨体后方,上宽下窄呈叶状,下端借甲状会厌韧带连于甲状软骨前角内面上部。会厌软骨被覆黏膜构成会厌,会厌舌面和喉面上部的黏膜上皮为复层扁平上皮,内有味蕾,喉面基部为假复层纤毛柱状上皮。固有层的疏松结缔组织中有较多弹性纤维,并有混合性腺和淋巴组织。会厌是喉口的活瓣,吞咽时会厌封闭喉口,阻止食团入喉而引导食团进咽(图 11-9)。

4. 杓状软骨　成对,在环状软骨上方,略呈三角锥体形,尖向上、底朝下,与环状软骨板上缘构成关节。底有两个突起,外侧为肌突,前方为声带突,分别是喉肌和声韧带的附着处。

(二)喉的连结

喉的连结分喉软骨间的连结及舌骨、气管与喉之间的连结(图 11-10)。

1. 甲状舌骨膜　甲状舌骨膜是位于甲状软骨上缘和舌骨之间的结缔组织膜,有喉上动脉和喉上神经内支穿过。

2. 环甲关节　环甲关节由环状软骨的甲关节面和甲状软骨下角构成,可使甲状软骨做前倾(使声带紧张)和复位(使声带松弛)运动。

3. 环杓关节　环杓关节由杓状软骨底和环状软骨板上缘组成,使两侧声带靠近(声门缩小)或分开(声门开大)。环杓关节还可做向前、向后、向内、向外侧等方向上的滑动。

4. 方形膜　方形膜前方连于甲状软骨前角后面和会厌软骨两侧,后方连于杓状软骨。其下缘游离称前庭韧带,构成前庭襞的支架。

5. 弹性圆锥　弹性圆锥是圆锥形的弹性纤维膜,是位于甲状软骨前角后面、环状软骨上缘和杓状软骨声突之间的弹性纤维膜,上窄下宽,上缘游离增厚,紧张于甲状软骨至声带突之间,叫声韧带,是构成声襞的基础。声韧带连同声带肌和覆盖于其表面的喉黏膜一起,称为声带

（图 11-11）。声带较薄的游离缘为膜部，基部为软骨部。膜部覆有复层扁平上皮，固有层下方的骨骼肌为声带肌。声带振动主要发生在膜部。

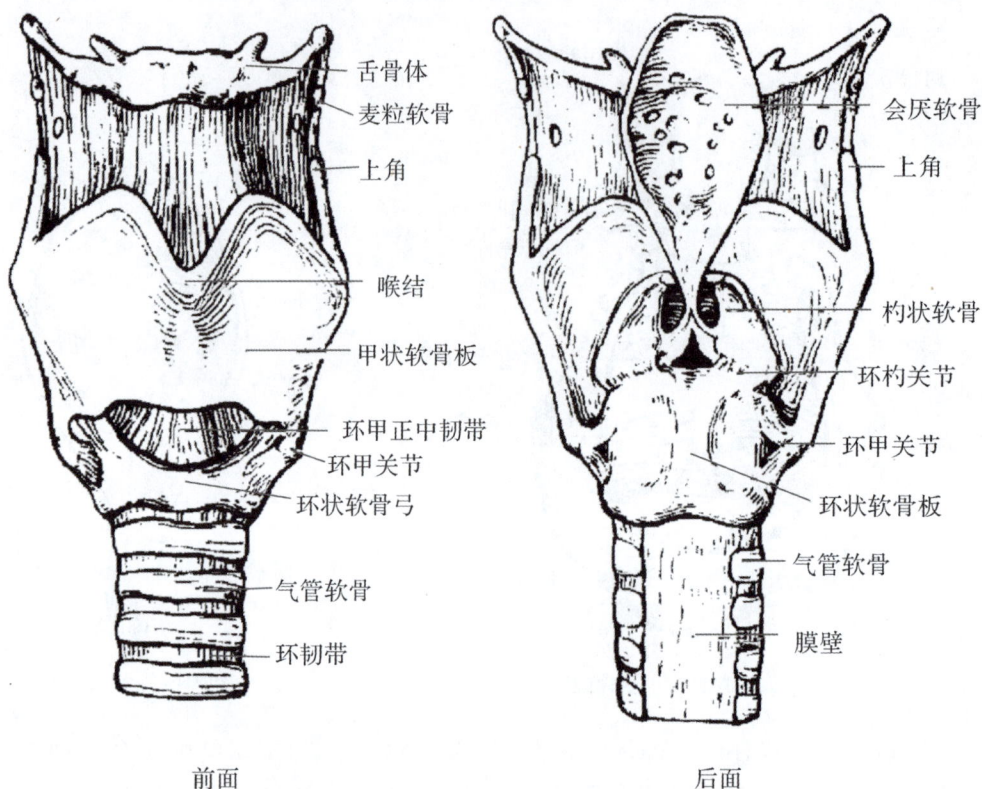

舌骨体
麦粒软骨
上角
喉结
甲状软骨板
环甲正中韧带
环甲关节
环状软骨弓
气管软骨
环韧带

会厌软骨
上角
杓状软骨
环杓关节
环甲关节
环状软骨板
气管软骨
膜壁

前面　　　　　　　　　　后面

图 11-10　喉软骨连结

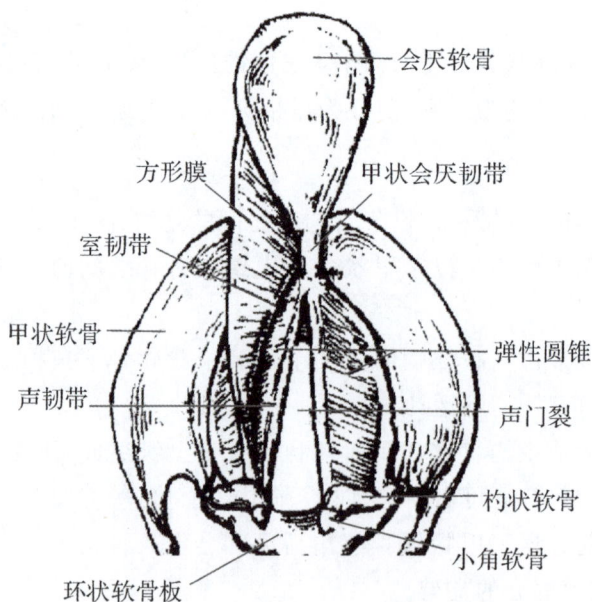

会厌软骨
方形膜
甲状会厌韧带
室韧带
甲状软骨
弹性圆锥
声韧带
声门裂
杓状软骨
小角软骨
环状软骨板

图 11-11　弹性圆锥和声韧带（上面）

6.环状软骨气管韧带　环状软骨气管韧带为连接环状软骨下缘和第 1 气管软骨环的结缔组织膜。

(三)喉肌

喉肌是发音的动力器官,可使声门开大、缩小,声带紧张、松弛。喉肌包括环甲肌、环杓后肌、环杓侧肌、甲杓肌和杓肌等。环甲肌由喉上神经外支支配,其余喉肌均为喉返神经支配(图 11-12)。

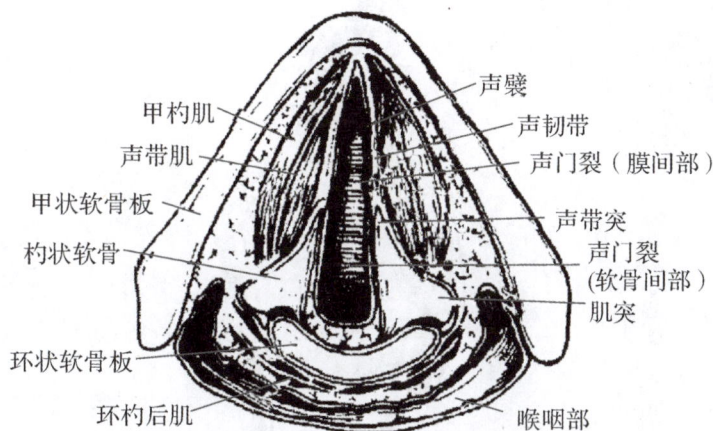

图 11-12　喉肌(上面)

二、位置

喉位于颈前部正中,成人喉界于第 3～6 颈椎之间。上界是会厌上缘,下界是环状软骨下缘。喉的前方有皮肤、颈筋膜、舌骨下肌群等自浅入深成层排列,后方紧邻咽的喉咽部。上方以韧带和肌肉系于舌骨,下方续于气管。两侧有颈部血管、神经和甲状腺侧叶。

三、结构

喉腔是由喉软骨、韧带和纤维膜、喉肌、喉黏膜等围成的管腔,上起自喉口,与咽腔相通,下连气管,与肺相通。

1.喉口　喉口是喉腔的上口,由会厌软骨上缘、杓状会厌襞和杓间切迹围成,朝向后上方,呼吸时开放,吞咽时关闭。

2.喉腔黏膜　喉腔中部的两侧壁上有上、下两对黏膜皱襞。上方一对称前庭襞,呈粉红色,它连于甲状软骨前角后面和杓状软骨声带突上方的前内侧缘。两侧前庭襞之间的裂隙称前庭裂,较声门裂宽。下方一对称声襞,它位于甲状软骨前角后面和杓状软骨声带突之间,它较前庭襞更突向喉腔(图 11-13)。

3.喉腔分部　被前庭襞和声襞分为三部分,分别是喉前庭、喉中间腔、声门下腔。前庭襞以上至喉口为喉前庭,上宽下窄呈漏斗状。声襞和前庭襞之间的部分为喉中间腔,该腔向两侧延伸的隐窝叫喉室。喉室的黏膜与黏膜下层结构相似,其上皮为假复层纤毛柱状,夹有杯状细胞。固有层和黏膜下层为疏松结缔组织,含有许多混合性腺和淋巴组织。

左、右声襞及杓状软骨底和声带突之间的裂隙为声门裂,是喉腔最狭窄的部位。声门裂前 2/3 在两侧声带之间称膜间部;后 1/3 位于两侧杓状软骨底和声带突之间称软骨间部。声带和声

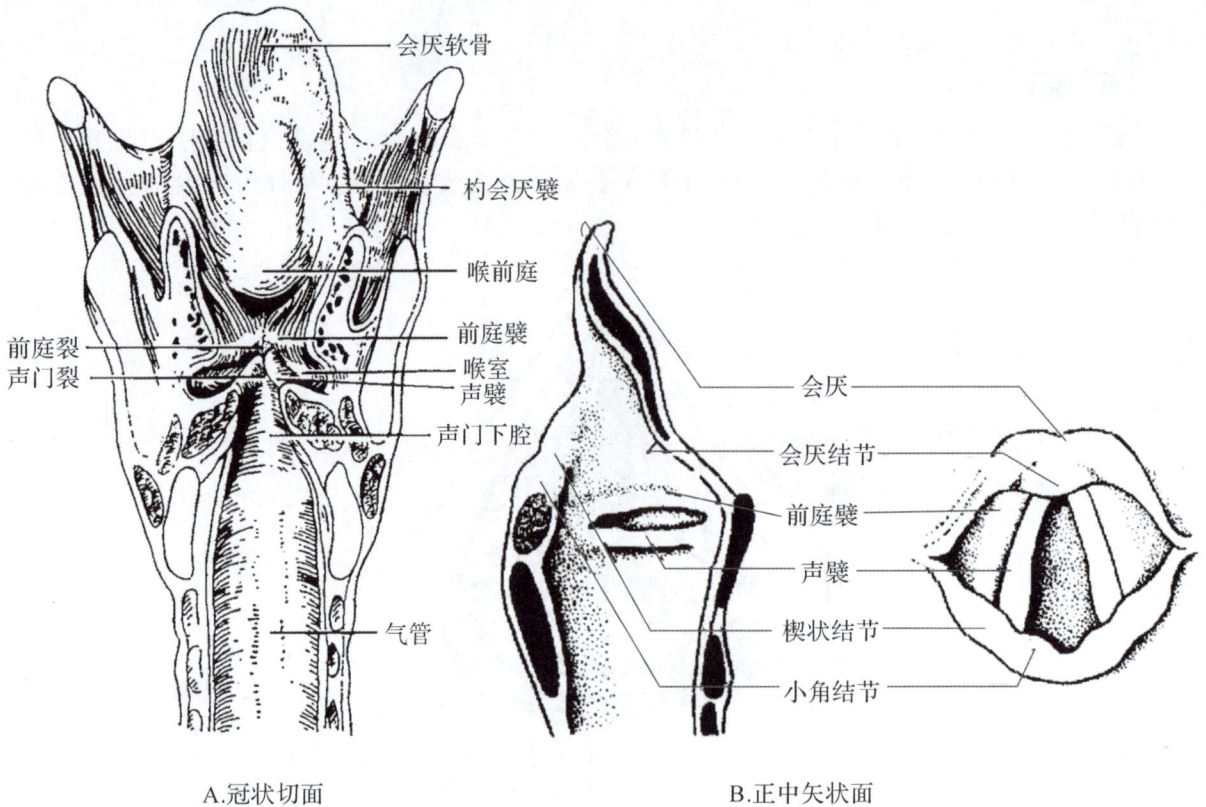

会厌软骨

杓会厌襞

喉前庭

前庭裂
声门裂
前庭襞
喉室
声襞
声门下腔

气管

A.冠状切面

会厌
会厌结节
前庭襞
声襞
楔状结节
小角结节

B.正中矢状面

图 11-13　喉腔

门裂合称为声门。位于声襞与环状软骨下缘之间的部分为声门下腔,黏膜下组织疏松易水肿。

四、常见疾病与防治

(一)声带息肉

1.概念　声带息肉是指发生于一侧声带的前中部边缘的灰白色、表面光滑的息肉样组织,位于声带前、中三分之一交界处,多为一侧单发或多发,有蒂或广基,常呈灰白色半透明样,或为红色小突起,有蒂者常随呼吸上下移动,大者可阻塞声门发生呼吸困难,影响发音。

2.临床表现　主要是声嘶,其程度视息肉大小和类型而异。小的局限性息肉仅有轻微的声音改变,基底广的息肉声嘶较重,音调低沉而单调,不能唱歌,甚至失音。大息肉可致喉鸣和呼吸困难。

3.主要病因　此病多见于职业用声或过度用声的病人,也可继发于上呼吸道感染。声带息肉多为发声不当或过度发声所致,也可为一次强烈发声之后所引起。慢性喉炎的各种病因,均可引起声带息肉,长期用声过度或不当,是激发此病的极其重要的因素。内分泌紊乱、吸烟、变态反应也可引发本病。

4.疾病防治　发声训练、声带休息可预防该病的发生。日常应避免饮酒、吸烟、食用辛辣食物以及接触其他刺激性致病因子,注意预防感冒等上呼吸道感染,减少声带息肉发生的诱因。

(二)喉头水肿

1.概念　喉头水肿为喉部松弛处的黏膜下有组织液浸润。

2.临床表现　声嘶、喉痛、喉喘鸣和呼吸困难,并可伴发热恶寒,咽喉疼痛,喉镜下可见黏膜呈深红色水肿、表面发亮,声嘶,喘鸣,呼吸困难,甚则窒息,喉镜下可见喉黏膜弥漫性水肿,苍白。

3.主要病因　喉头水肿发作的诱因较多,目前报道的以药物因素居多,同时包括急性喉炎、急性会厌炎、颈部间隙感染等感染因素。也可由食物过敏、气管插管、手术损伤等因素引起。

4.疾病防治　注意保暖,多锻炼,提高免疫力,避免上呼吸道感染和过敏原,降低过敏概率。

第四节　肺的结构与疾病

肺(lung)是进行气体交换的器官,位于胸腔内纵隔的两侧,左右各一,实现人体与外界环境之间的气体交换,以维持人体的生命活动。肺的表面被覆脏胸膜,透过胸膜可见许多呈多角形的小区,称肺小叶。健康男性成人两肺的空气容量为 5000～6500ml,女性小于男性。

一、形态

肺呈浅红色,柔软呈海绵状,富有弹性。两肺外形不同,右肺宽短,左肺窄长。肺近似圆锥体形,包括一尖、一底、三面、三缘。肺尖钝圆,覆以胸膜顶,向上经胸廓上口伸入颈根部,在锁骨中内 1/3 交界处向上突至锁骨上方 2.5cm。肺底也称膈面,位于膈肌上方,呈半月形凹陷。左肺底隔着膈与肝左叶、胃底和脾相邻;右肺底隔着膈与肝右叶毗邻。

肋面即肺的外侧面,与胸廓的侧壁和前、后壁相邻。内侧面与纵隔相邻,也称纵隔面,其中部有一长圆形的凹陷,称肺门。肺门内有主支气管、肺动脉、肺静脉、神经和淋巴管等出入,这些出入肺门的结构被结缔组织包裹,称为肺根(图 11-14)。两肺根内的结构排列自前向后依次为肺上静脉、肺动脉、主支气管。两肺根内的结构自上而下排列不同,左肺根内的结构自上而下是左肺动脉、左主支气管、左肺下静脉;右肺根内的结构自上而下是右肺上叶支气管、右肺动脉、右肺下静脉。膈面即肺底,与膈相毗邻。前缘锐利,为肋面与纵隔面在前方的移行处,左肺前缘下部有一明显的凹陷,称心切迹,切迹下方有一突起称左肺小舌。后缘为肋面与纵隔面在后方的移行处,位于脊柱两侧的肺沟中。下缘为膈面与肋面、纵隔面的移行处,其位置随呼吸运动而显著变化(图 11-15)。

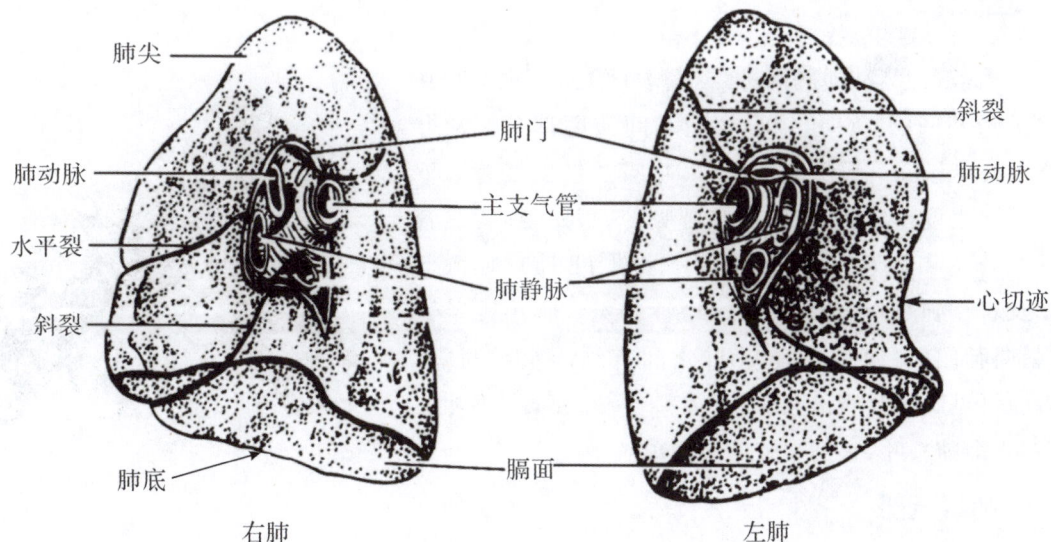

右肺　　　　　　　　　　　　　　左肺

图 11-14　肺根的结构

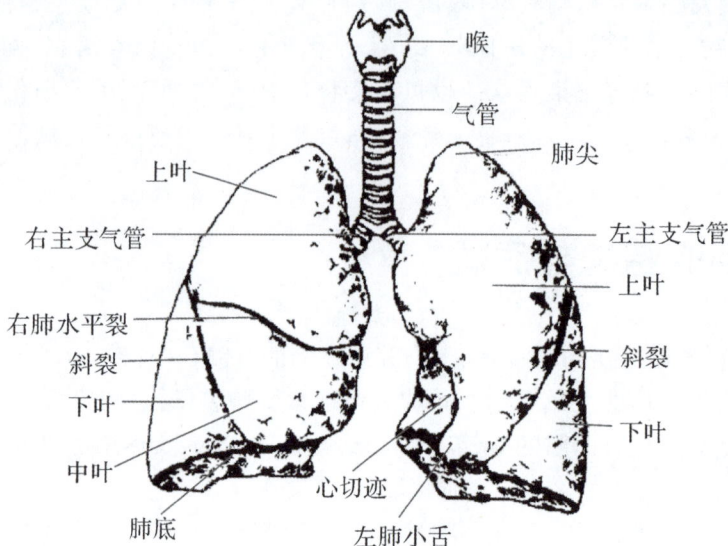

图 11-15　肺的形态

肺借叶间裂分叶，左肺的叶间裂为斜裂，由后上斜向前下，将左肺分为上、下两叶。右肺的叶间裂包括斜裂和水平裂，将右肺分为上、中、下三叶。肺的表面有毗邻器官压迫形成的压迹或沟，如两肺门前下方均有心压迹，右肺门后方有食管压迹，上方是奇静脉沟。左肺门上方毗邻主动脉弓，后方有胸主动脉。

二、位置

肺位于胸腔内，在膈肌上方、纵隔的两侧，左右各一。肺借肺根和肺韧带与纵隔相连。两肺下缘的体表投影相同，即在锁骨中线处肺下缘与第6肋相交，在腋中线处与第8肋相交，在肩胛线处与第10肋相交，再向内于第11胸椎棘突外侧2cm左右向上与肺后缘相移行。

11-1 肺的位置

三、结构

肺表面被覆浆膜，即胸膜脏层，其表面光滑，便于肺在胸腔内扩张和回缩。肺组织分实质和间质两部分。从叶支气管到终末细支气管为肺导气部，呼吸性细支气管以下各段均不同程度地出现肺泡，为肺呼吸部。每一细支气管连同它的分支和肺泡组成一个肺小叶（图 11-16），临床上常见累及若干肺小叶的炎症，称小叶性肺炎。肺小叶呈锥形，尖朝向肺门，底向肺表面，小叶之间有结缔组织间隔，在肺表面可见肺小叶底部轮廓，直径1.0~2.5cm。每叶肺有50~80个肺小叶，它们是肺的结构单位。

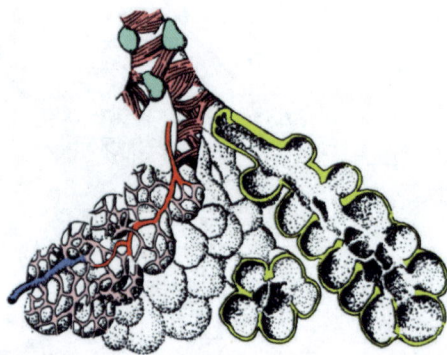

图 11-16　肺小叶立体模式图

（一）肺导气部

1.叶支气管至小支气管　管壁结构由内向外分黏膜

层、黏膜下层和外膜三部分。黏膜层包括上皮和固有层,上皮为假复层纤毛柱状上皮,固有层为较为致密的结缔组织;黏膜下层由疏松结缔组织构成,内含气管腺;外膜由透明软骨和结缔组织等构成。随管径变小,管壁变薄,三层结构分界不明显。上皮仍为假复层纤毛柱状上皮,杯状细胞、腺体和软骨片逐渐减少,固有层外平滑肌纤维相对增多,呈现为断续的环行平滑肌束(图 11-17)。

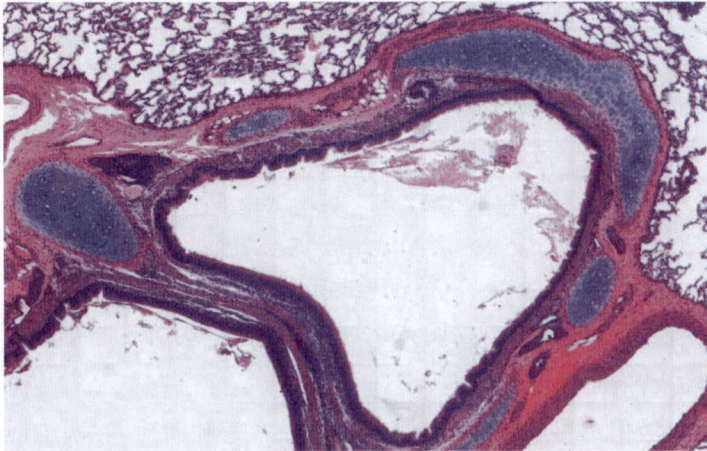

图 11-17 小支气管光镜图

2.细支气管和终末细支气管 细支气管管径约 1.0mm,上皮由假复层纤毛柱状渐变为单层纤毛柱状。终末细支气管的上皮为单层柱状。杯状细胞、腺体和软骨片全部消失,有完整的环行平滑肌。

(二)肺呼吸部

1.呼吸性细支气管 是终末细支气管的分支,每个终末细支气管分出 2 支或 2 支以上呼吸细支气管,管壁上有肺泡相接,具有气体交换功能。

2.肺泡管 是呼吸细支气管的分支,每个呼吸细支气管分支形成 2~3 个或更多个肺泡管。肺泡管由许多肺泡组成,故其自身的管壁结构很少,相邻肺泡开口之间有结节状膨大。

3.肺泡囊 与肺泡管连续,每个肺泡管分支形成 2~3 个肺泡囊。肺泡囊结构与肺泡管相似,也由许多肺泡围成,是许多肺泡共同开口而成的囊腔。肺泡囊的相邻肺泡之间为薄层结缔组织隔(肺泡隔),在肺泡开口处无环行平滑肌,无结节状膨大。

4.肺泡 是支气管树的终末部分,是构成肺的主要结构。肺泡为半球形小囊,开口于呼吸细支气管、肺泡管或肺泡囊,是肺进行气体交换的场所。肺泡壁很薄,表面覆以单层肺泡上皮,有基膜。相邻肺泡紧密相贴,仅隔以薄层结缔组织,称肺泡隔,直径约 $200\mu m$。成人肺约有 3 亿~4 亿个肺泡,吸气时总表面积可达 $140m^2$。

(1)肺泡上皮 由Ⅰ型肺泡上皮细胞和Ⅱ型肺泡上皮细胞组成(图 11-18)。

Ⅰ型肺泡细胞覆盖肺泡约 95% 的表面积,是进行气体交换的部位。细胞除含核部分略厚外其余部分扁平;细胞器少,吞饮小泡多;无增殖能力,损伤后靠Ⅱ型肺泡细胞补充。

Ⅱ型肺泡细胞呈立方或圆形,散在凸起于Ⅰ型肺泡细胞之间,覆盖肺泡约 5% 的表面积。细胞以胞吐方式将内容物分泌到肺泡上皮表面,铺展形成一薄层液体膜,称表面活性物质,有降低肺泡表面张力,稳定肺泡大小的重要作用。

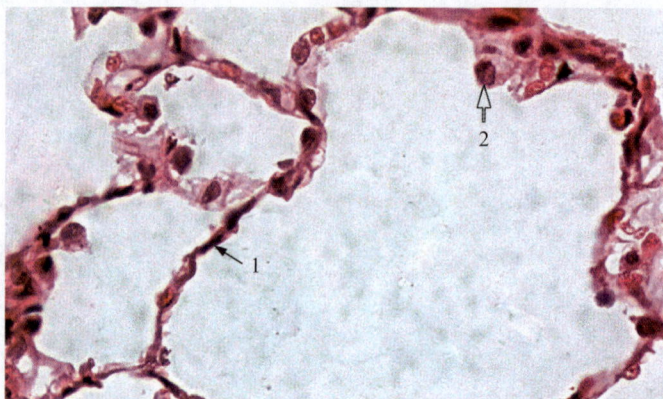

图 11-18　肺泡结构（光镜，高倍）
1.Ⅰ型肺泡上皮细胞；2.Ⅱ型肺泡上皮细胞

（2）肺泡隔　相邻肺泡之间的薄层结缔组织构成肺泡隔，其内有密集的连续毛细血管和丰富的弹性纤维，起回缩肺泡的作用。

肺巨噬细胞是由血液中单核细胞演化而来，广泛分布于肺间质，在肺泡隔中最多。肺巨噬细胞具有活跃的吞噬功能，能清除进入肺泡和肺泡间质的尘粒、细菌等异物，发挥重要的免疫防御作用。吞噬了较多尘粒的肺巨噬细胞称尘细胞。

（3）肺泡孔　是相邻肺泡之间气体流通的小孔，直径 $10\sim15\mu m$，一个肺泡壁上可有一至数个，可均衡肺泡间气体含量。

（4）气血屏障　是肺泡与血液之间气体进行交换的结构。它包括肺泡表面活性物质层、Ⅰ型肺泡细胞与基膜、薄层结缔组织、毛细血管基膜与连续内皮。有的部位两层基膜间无结缔组织，两层基膜融合，有利于气体迅速交换。临床上急、慢性炎症引起的炎性细胞浸润、渗出或增生均会影响正常气体交换。

四、常见疾病与防治

（一）肺结核

1.概念　肺结核是由结核分枝杆菌感染引起的呼吸系统传染病，是结核病中最常见的一种。病灶主要发生在肺组织、气管、支气管和胸膜部位。

2.临床表现　肺结核的临床症状多样，其临床表现与病灶类型、性质、范围和机体反应有关。发热是肺结核最常见的全身性症状，常提示结核病的活动和进展，患者多起病缓慢，表现为低热（多在午后或傍晚），伴有盗汗、乏力、食欲下降、体重减轻、女性月经失调等肺结核症状。呼吸道症状主要表现为咳嗽、咳痰、咯血、胸痛、不同程度胸闷或呼吸困难等。

3.主要病因　人体感染结核分枝杆菌是肺结核发生的基本病因。健康人吸入带有结核分枝杆菌的飞沫即可能发生感染，并进一步发展为肺结核，而感染或发病与否还取决于机体抵抗力或免疫力、结核分枝杆菌数量等因素。

4.疾病防治　控制传染源，切断传播途径，是预防与控制肺结核的关键。此外，多开窗通风，科学消毒，接种卡介苗等都能很好地预防肺结核的传播。临床上，及时发现肺结核患者，并予合理治疗，大多可以临床痊愈。

(二)肺癌

1.概念 肺癌是起源于肺部支气管黏膜或腺体的恶性肿瘤,是最常见的肺部原发性恶性肿瘤,发病率和死亡率增长较快,是威胁人类生命健康的恶性肿瘤之一。肺癌无传染性,但具有一定的家族聚集性和遗传易感性。

2.临床表现 肺癌的临床症状与肿瘤大小、类型、发展阶段、发生部位、有无并发症和转移密切相关。肺癌可无明显症状,当疾病发展到一定阶段后才出现症状。5%～15%的患者在常规体检、胸部影像学检查时发现,发现时并无明显症状。有症状的患者最常出现的症状有咳嗽、痰中带血或咯血、喘鸣、胸痛、声嘶、发热等,根据部位将其分为原发肿瘤局部生长、侵犯邻近器官组织、远处转移引起的症状和肺外症状四类。

3.主要病因 肺癌的病因多种多样,形成的原因非常复杂,致病因素主要包括吸烟、职业和环境接触、空气污染、电离辐射、饮食习惯、遗传、肺部病史等。

4.疾病防治 肺癌是可以预防的,也是可以控制的。致病因素干预,包括控制吸烟、保护环境、职业因素的预防、科学饮食等。早期筛查和早期诊断,做到早诊早治,积极治疗肺结核和支气管炎等肺部疾病。远离致癌环境,开抽油烟机尽量减少油烟的接触,尽量不选择容易导致尘肺的工作。此外,保证睡眠充足,适当运动、合理膳食、均衡营养,增强免疫力能起到预防疾病的作用。

❖ 知识拓展

吸烟和肺癌

吸烟和肺癌有着密切的关系,长期吸烟、大量吸烟或长期大量吸入二手烟,都有可能导致肺癌。85%～90%的肺癌可归因于吸烟。香烟里含有7000多种化学物质、几百种有害物质,明确的致癌物质有69种(如亚硝胺、苯并芘二醇环氧化物)。

在吸烟过程中,有害气体会使支气管上皮细胞增生、鳞状上皮增生,容易诱发鳞状上皮细胞癌或小细胞未分化癌。吸烟可显著增加肺腺癌的发生率。虽然吸烟对肺腺癌的影响程度仍不明确,但吸烟可引起肺癌得到了广泛的认可,尽早戒烟是预防肺癌的重要措施。

思考题

1.通过对肺的观察,如何判断新生儿是出生前死亡还是出生后死亡?
2.吸烟有哪些危害?据你所知,哪些疾病与吸烟有关?
3.哪些肺部疾病可引起痰中带血丝?

第十二章 | 泌尿器官的结构与疾病

学习要点

1. 泌尿系统的组成及其功能。

2. 肾的形态结构与疾病。

3. 膀胱的形态结构与疾病。

4. 输尿管的形态结构与疾病。

泌尿系统（urinary system）由肾、输尿管、膀胱和尿道组成（图 12-1），是人体代谢产物的主要排泄系统。

机体在新陈代谢过程中所产生的溶于水的各种代谢产物，如尿素、尿酸及多余的水分和某些无机盐等，随血液循环运送至肾，在肾内形成尿液，然后经输尿管流入膀胱进行暂时储存，当尿液达到一定量时，经尿道排出体外。

第一节 肾的结构与疾病

12-1 肾的形态

一、形态

肾（kidney）是成对的实质性器官，贴附于腹后壁，左右各一，形似蚕豆，新鲜时呈红褐色，质软而光滑。肾的大小因人而异，男性略大于女性。

肾可分为上、下两端，前、后两面和内、外两缘（图 12-2）。肾的上端宽而薄，下端窄而厚。前面较隆凸，朝前外侧；后面较平坦，紧贴腹后壁。外侧缘隆凸；内侧缘中部凹陷，称肾门（renal hilum），是肾的血管、淋巴管、神经和肾盂出入肾的门户。出入肾门的这些结构被结缔组织包裹

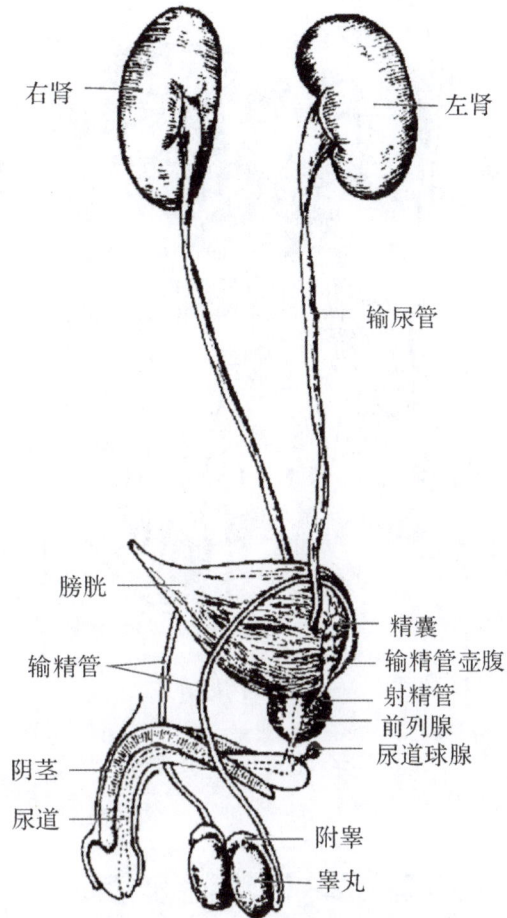

右肾　　左肾

输尿管

膀胱　　精囊
　　　　输精管壶腹
输精管　　射精管
　　　　前列腺
　　　　尿道球腺
阴茎
尿道　　附睾
　　　　睾丸

图 12-1　泌尿系统（男）

在一起,合称肾蒂。肾蒂内的结构,从上向下依次有肾动脉、肾静脉和肾盂;从前向后依次有肾静脉、肾动脉和肾盂。右侧肾蒂较左侧短,故临床上右肾手术相对困难些。肾门向肾内凹陷形成一个较大的腔隙,称为肾窦,内有肾动脉的主要分支、肾静脉的主要属支、肾小盏、肾大盏、肾盂、淋巴管、神经和脂肪组织等。肾窦内有 7~8 个呈漏斗状的肾小盏,包绕肾乳头。2~3 个肾小盏合成一个肾大盏。2~3 个肾大盏再汇合成一个前后扁平的呈漏斗状的肾盂。肾盂出肾门后,弯向下行,逐渐变细,平肾下端处移行为输尿管。

二、位置

肾位于脊柱两侧,紧贴腹后壁的上部,在壁腹膜的后方,属腹膜外位器官(图 12-2)。左肾上端平第 11 胸椎下缘,右肾上端平第 12 胸椎上缘;左肾下端平第 2 腰椎下缘,第 12 肋横过其后面中部,右肾下端平第 3 腰椎上缘,第 12 肋横过其后面上部。肾门约平第 1 腰椎,距后正中线约 5cm。在竖脊肌的外侧缘与第 12 肋下缘形成的夹角部位,称为肾区(图 12-3)。肾脏患某些疾病时,叩击和触压该区,常可引起疼痛。肾的位置存在个体差异,成人一般女性低于男性,儿童低于成人,新生儿位置更低。

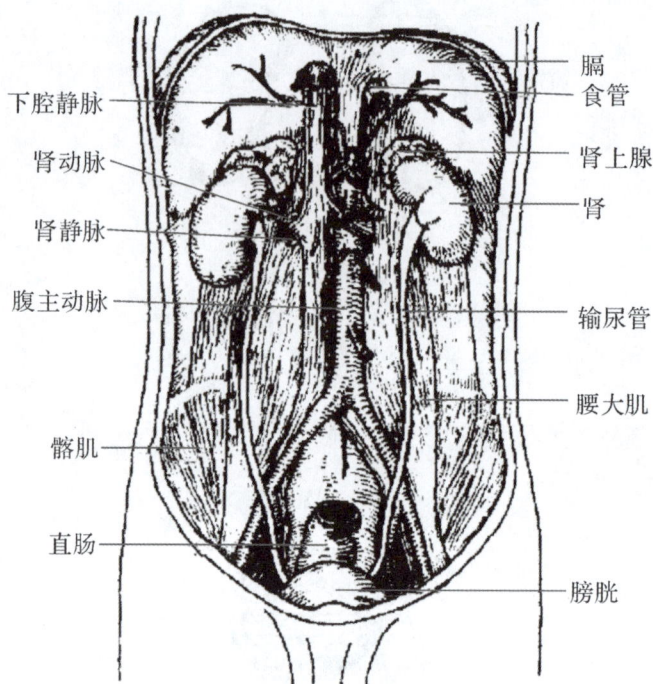

图 12-2　肾的位置（前面观）

下腔静脉
肾动脉
肾静脉
腹主动脉
髂肌
直肠

膈
食管
肾上腺
肾
输尿管
腰大肌
膀胱

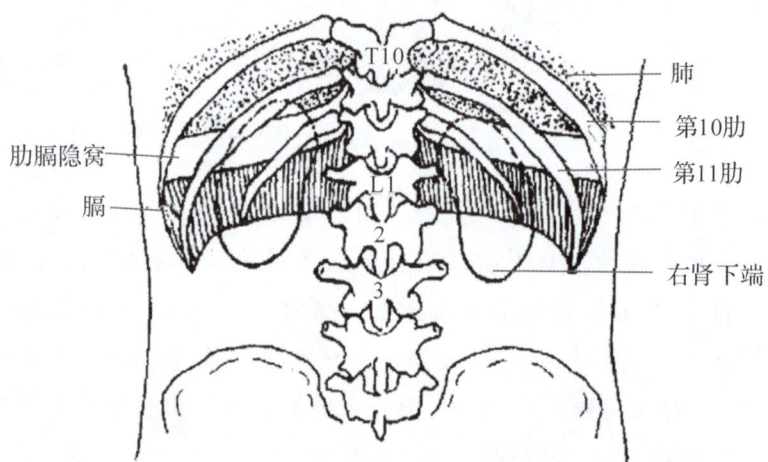

图 12-3　肾的位置（后面观）

T10
肋膈隐窝
膈

肺
第10肋
第11肋
右肾下端

三、肾的被膜

肾的被膜有三层，由外向内依次为肾筋膜、脂肪囊和纤维囊（图 12-4）。

（一）肾筋膜

肾筋膜包被肾和肾上腺的周围，它发出的结缔组织小梁穿过脂肪囊与纤维囊相连，可以起固定肾的作用。肾筋膜分为前、后两层，在肾上腺的上方，两层相互愈合。在肾的下方，两层分开，其间有输尿管通过。在肾的外侧缘，两层也相互愈合。在肾的内侧，前层被覆于肾血管、腹

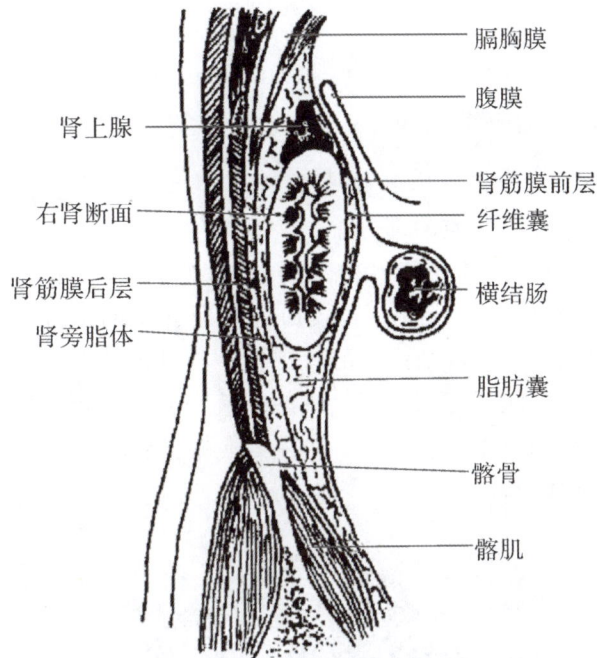

图 12-4　肾的被膜

主动脉和下腔静脉前面,与对侧的肾前筋膜相移行;后层向内经肾血管和输尿管等结构的后方,与腰大肌、椎体和椎前筋膜相移行。

(二)脂肪囊

脂肪囊是位于肾筋膜内面、填充于肾纤维囊外的脂肪层,又称肾床,在肾的下端和边缘较为丰富。脂肪经肾门深入肾窦内,填充于肾窦内容物的间隙内。脂肪囊对肾可起到保护作用。临床上做肾囊封闭时,就是将药物注入此囊内。

(三)纤维囊

纤维囊由坚韧的致密结缔组织和少量的弹性纤维构成,包裹于肾实质的表面,正常时与肾实质连接疏松,易于剥离。在病理情况下,与肾实质粘连,故不易剥离。在肾破裂或肾部分切除时,应缝合此膜。

四、肾的血管与肾段

肾动脉在肾实质的分支呈节段性分布。肾动脉进入肾门之前,通常分为前干和后干,再进入肾窦内,分别走行在肾盂的前方和后方,由前干和后干再分出肾段动脉;每支肾段动脉分布区的肾实质为一个肾段。每个肾可分为5个肾段,即上段、上前段、下前段、下段和后段(图12-5)。各肾段由其同名动脉供应,各段动脉分支间无吻合。若某一肾段动脉的血流障碍时,它所供应的肾段即可发生坏死。肾内静脉无一定节段性,相互之间有丰富的吻合支。了解肾段知识,对肾血管造影及肾部分切除术有重要的临

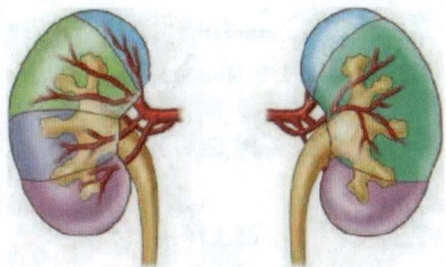

图 12-5　肾动脉及肾段

床意义。

五、肾的结构

肾组织可以分为实质和间质(图 12-6)。

(一)肾实质

肾实质又可分为肾皮质和肾髓质两部分。

在肾的冠状切面上,可见肾皮质位于肾的浅层,富含血管,新鲜标本呈红褐色。肾皮质上肉眼可见密布的红色点状颗位,即为肾小体。肾皮质深入肾髓质的部分称肾柱。肾髓质位于肾皮质深部,血管较少,色淡,内有 15～20 个锥状的肾锥体。肾锥体的基底朝向皮质,尖端圆钝,朝向肾窦,称肾乳头。肾乳头上有许多乳头孔,肾生成的尿液经乳头孔流入肾小盏内。从肾锥体底部呈辐射状伸入皮质的条纹称髓放线,髓放线之间的皮质称皮质迷路。每条髓放线及两边的皮质迷路称为肾小叶;一个肾锥体与肾相连的皮质称为肾叶。

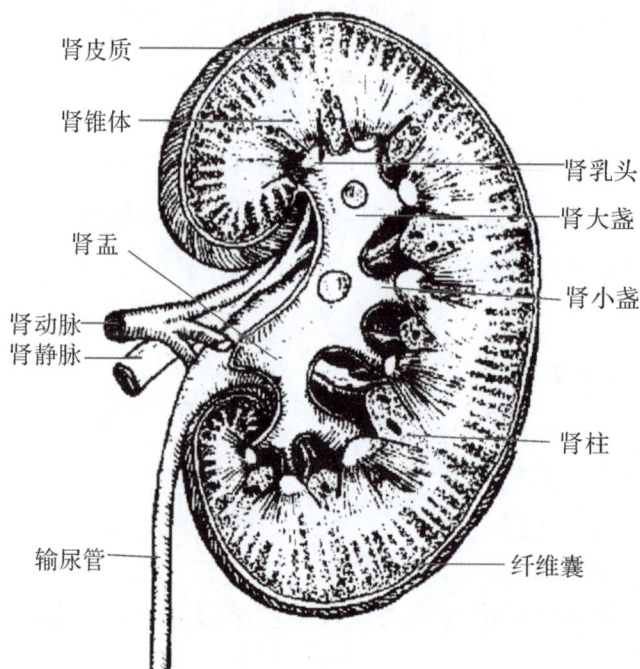

图 12-6　肾的冠状切面

从镜下观察,肾实质由大量肾单位和集合管组成。

1.肾单位　肾单位是肾的结构和功能单位,由肾小体和与它相连的肾小管构成。人体每个肾约有 150 万个肾单位,它们与集合管共同行使泌尿功能。肾小管和集合管均是单层上皮性管道,合称泌尿小管。

肾小体和肾小管的弯曲部分位于皮质迷路和肾柱内,肾小管的直行部分和集合管位于髓放线和肾锥体内。近直小管、细段和远直小管三者构成"U"形的襻称为髓襻(medullary loop)。

(1)肾小体　呈球形,故又称肾小球,直径约 $200\mu m$,由血管球及肾小囊构成。肾小体有两个极,微动脉出入端称血管极,与肾小管相连端称尿极(图 12-7)。根据肾小体在皮质中深浅位置的不同,可将肾单位分为浅表肾单位和髓旁肾单位两种。浅表肾单位约占肾单位总数的 85％,其肾小体位于皮质浅层,体积小,髓襻短,在尿液形成中起重要作用。髓旁肾单位约占肾单位总数的

15%,其肾小体位于皮质深部,体积大,髓袢长,对尿液浓缩具有重要的生理意义。

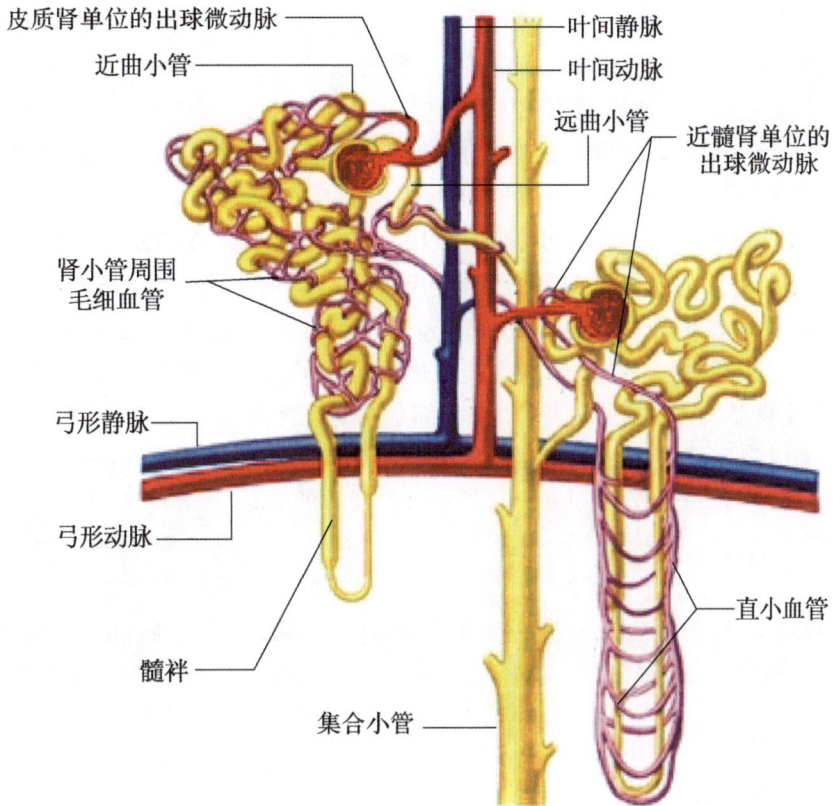

图 12-7　肾单位和集合管模式图

1)血管球　是肾小囊内一团弯曲的毛细血管(图 12-8)。入球微动脉从血管极进入肾小囊后,分成 4～5 条初级分支,每支再继续分支形成网状毛细血管袢,血管袢之间有血管系膜支持,近血管极处毛细血管又汇合形成一条出球微动脉,离开肾小囊。由于入球微动脉管径较出球微动脉粗,故血管球毛细血管内的血压较高。毛细血管为有孔型,孔径 50～100nm,孔上多无隔膜覆盖,因而管壁通透性较大。当血液流经血管球时,因血压较高,血管通透性大,有利于血液中物质滤出。

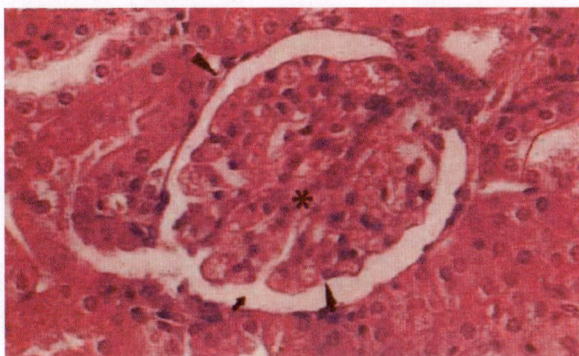

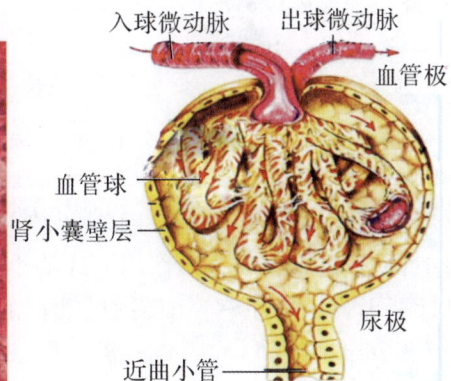

A.光镜结构　　　　　　　　　　　　　B.模式图

图 12-8　血管球光镜结构及模式图

血管系膜又称球内系膜,位于毛细血管之间,由球内系膜细胞和系膜基质组成。球内系膜细胞形态不规则,核小染色深,有较多突起,其突起可伸至内皮与基膜之间,胞质内有较发达的粗面内质网、高尔基复合体、溶酶体和吞噬体等,能合成基膜和系膜基质的成分,还可吞噬和降解沉积在基膜上的免疫复合物,以维持基膜的通透性,并参与基膜的更新和修复。系膜基质填充在系膜细胞之间,在血管球内起支持和通透作用。

2)肾小囊 是肾小管起始部膨大凹陷而成的杯状双层囊,外层(壁层)为单层扁平上皮,在肾小体尿极处与肾小管上皮相连续;在血管极处上皮向内反折为肾小囊内层(脏层)。内层由足细胞组成,足细胞胞体体积较大,突向肾小囊腔;核染色较浅,胞质内有丰富的细胞器;扫描电镜下,可见从胞体伸出几支粗大的初级突起,继而再分出许多指状的次级突起,相邻的次级突起相互交叉嵌合,呈栅栏状,紧贴在毛细血管基膜外面。次级突起内含较多微丝,足细胞可通过微丝收缩,从而改变裂孔宽度(图 12-9)。内、外两层上皮之间的狭窄腔隙称为肾小囊腔,与肾小管相通。

肾小体犹如过滤器,当血液流过血管球毛细血管时,管内血压较高,血浆内部分物质经有孔内皮、基膜和足细胞裂孔膜滤入肾小囊腔,这三层结构合称滤过屏障或称滤过膜(图 12-10)。一般情况下,相对分子质量在 7000 以下、直径 4nm 以下的物质可通过滤过膜,多肽、葡萄糖、尿素、电解质和水等易于通过。滤入肾小囊腔的液体称原尿。成人双肾一昼夜可产生原尿约 180L(约 125ml/min)。若滤过膜受损(如肾小球肾炎),则大分子蛋白质甚至血细胞均可透过滤过膜,出现蛋白尿或血尿。当系膜细胞清除了基膜内沉淀物,内皮细胞和足细胞重建新的基膜后,滤过膜功能又可恢复。

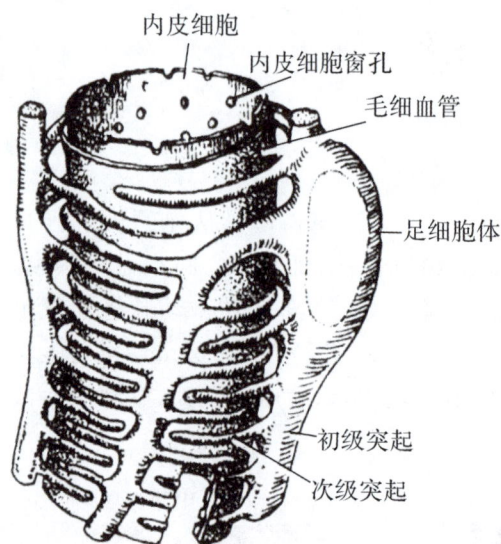

图 12-9 足细胞超微结构模式图

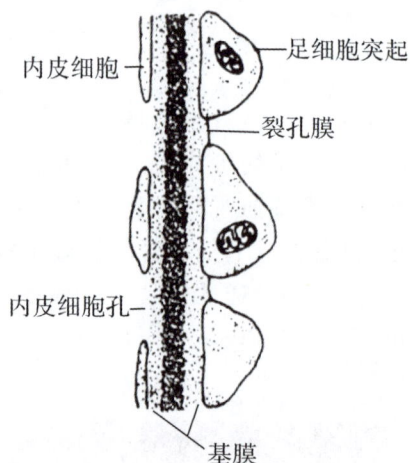

图 12-10 滤过屏障

(2)肾小管 由单层上皮围成,上皮外有基膜及少量结缔组织。肾小管分为近端小管、细段和远端小管,有重吸收和排泄作用。近端小管与肾小囊相连,远端小管连接集合管。

1)近端小管 是肾小管中最粗、最长的一段,分曲部和直部,分别称近曲小管和近直小管。管径 50～60μm,长约 14mm,约占肾小管总长的一半,迂曲行于肾小体附近。光镜下,管壁上皮细胞呈锥体或立方形,胞体较大,细胞分界不清,核圆,位于近基底部;胞质嗜酸性;细胞游离面(腔面)有刷状缘,基底部纵纹明显(图 12-11)。电镜下可见刷状缘由大量密集排列的微绒毛组成;基底纵纹为质膜内褶,内褶之间有许多纵行排列的杆状线粒体;细胞侧面有许多侧突,侧突相互嵌合,故光镜下细胞分界不清(图 12-12)。

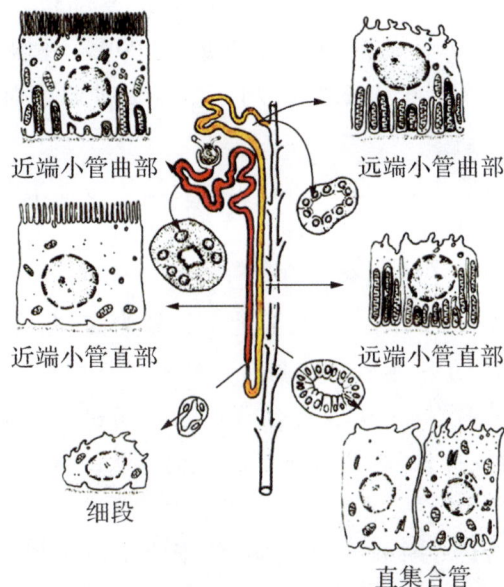

图 12-11　近端小管和远端小管模式图

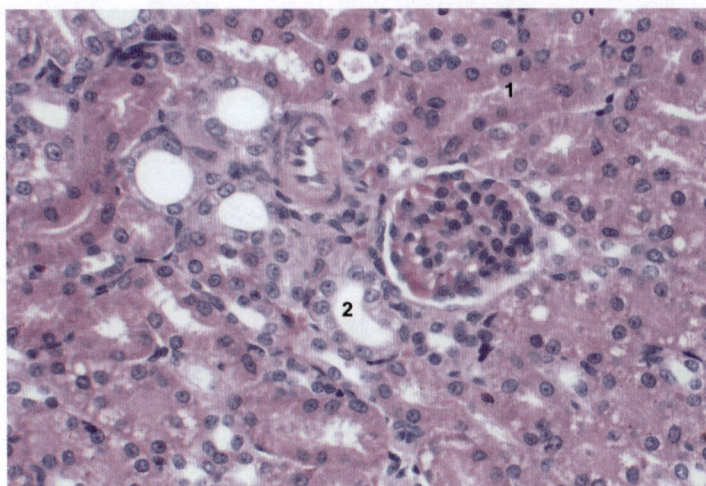

图 12-12　近曲小管和远曲小管 光镜(高倍)
1.近曲小管;2.远曲小管

　　近端小管的上述结构特点使其具有良好的吸收功能,是重吸收原尿成分的主要场所。原尿中几乎全部葡萄糖、氨基酸和蛋白质以及大部分水、离子和尿素等均在此重吸收。此外,近端小管还向腔内分泌 H^+、氨、肌酐和马尿酸等。

　　2)细段　管径细,直径 $10\sim15\mu m$,管壁为单层扁平上皮,细胞核椭圆形,含核部分突向管腔;胞质着色较浅,无刷状缘。电镜下可见,上皮细胞游离面(腔面)有少量短微绒毛,基底面有少量质膜内褶。由于细段上皮薄,有利于水和离子通透。

　　3)远端小管　分直部和曲部,分别称远直小管和远曲小管。远端小管比近端小管细,管腔较大而规则。管壁上皮细胞呈立方形,比近端小管的细胞小,染色较浅,细胞界限较清楚,核位于近腔侧,游离面无刷状缘。电镜下可见,细胞游离面(腔面)仅有少量短而小微绒毛;基底部质膜内褶发达,纵纹明显。其底部质膜上有丰富的 Na^+-K^+-ATP 酶,能主动向间质内转运钠离子,有利于水分的重吸收。远端小管是离子交换的重要部位,细胞有吸收水、Na^+ 和排出 K^+、H^+、NH_4^+ 等功能,对维持体液的酸碱平衡起重要作用。远曲小管的功能活动受激素调节,醛固酮促进此段重吸收 Na^+ 和排出 K^+;抗利尿激素促进此段对水的重吸收,使尿液浓缩,尿量减少。

2.集合管 分为弓形集合管、直集合管和乳头管三段。弓形集合管很短,位于皮质迷路内,一端连接远曲小管,呈弧形弯入髓放线,另一端与直集合管相通。直集合管在髓放线和肾锥体内下行至肾乳头,改称乳头管,开口于肾小盏。直集合管的管径由细($40\mu m$)变粗($200 \sim 300\mu m$),管壁上皮由单层立方上皮逐渐增高为单层柱状,至乳头管处为高柱状上皮。集合管的上皮细胞分界清楚,胞质着色浅,核圆形,位于细胞中央。超微结构可见细胞器少,细胞游离面仅有少量短微绒毛,也可见少量侧突和短小的质膜内褶。集合管在醛固酮和抗利尿激素的调节下重吸收水和交换离子,使原尿进一步浓缩。此外,集合管还受心房钠尿肽的调节,减少对水的重吸收,导致尿量增多。

3.球旁复合体 球旁复合体又称肾小球旁器,位于肾小体血管极处,由球旁细胞、致密斑和球外系膜细胞组成(图 12-13)。

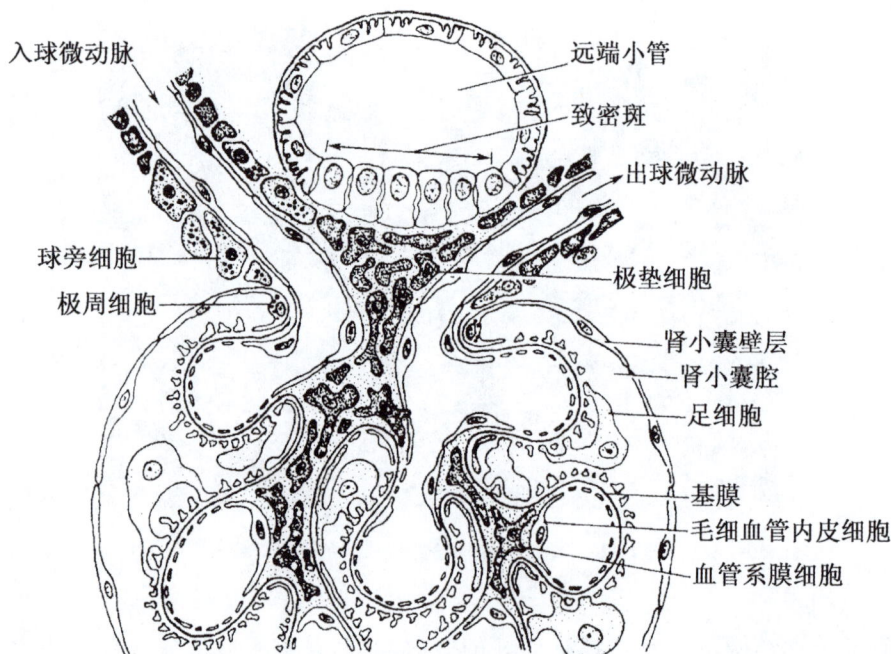

图 12-13　球旁复合体立体模式图

(1)球旁细胞 入球微动脉行至肾小体血管极处,管壁的平滑肌纤维转变为上皮样细胞,称球旁细胞。细胞体积较大,呈立方形,核大而圆,胞质弱嗜碱性,含有较丰富的分泌颗粒,内含肾素。肾素是一种蛋白水解酶,能使血浆中的血管紧张素原转变成血管紧张素Ⅰ,后者在血管内皮细胞分泌的转换酶作用下转变为血管紧张素Ⅱ。两者均可使血管平滑肌收缩,血压升高;血管紧张素还可刺激肾上腺皮质分泌醛固酮,促进肾远曲小管和集合小管重吸收 Na^+ 和水,导致血容量增大,血压升高。肾素-血管紧张素系统是机体调节血压的重要机制之一。

（2）致密斑 位于远曲小管靠近血管极一侧，此处上皮细胞增高、变窄，形成椭圆形斑。细胞排列紧密，呈高柱状，核位于近细胞顶部，呈椭圆形，胞质着色浅。致密斑是一种离子感受器，能敏感地感受远端小管滤液中 Na^+ 浓度的变化，当 Na^+ 浓度降低时，致密斑细胞将信息传递给球旁细胞，促使其分泌肾素。

（3）球外系膜细胞 又称极垫细胞，位于血管极三角区。球外系膜与球内系膜相延续，结构也与球内系膜细胞相似。球外系膜细胞与球旁细胞、球内系膜细胞之间有缝隙连接，在球旁复合体功能活动中，可能起到信息传递作用。

（二）肾间质

肾内的少量结缔组织、血管和神经等构成肾间质。皮质内的结缔组织较少，越接近肾乳头结缔组织越多。髓质中的成纤维细胞因形态和功能较特殊，称为间质细胞。间质细胞能合成间质内的纤维和基质，产生前列腺素（可舒张血管，促进周围血管内的血液流动，加快重吸收水分的转运，从而促进尿液浓缩）。此外，肾小管周围的血管内皮细胞能产生促红细胞生成素，刺激骨髓中红细胞生成。因此，肾病患者晚期往往伴有贫血。

六、常见疾病与防治

（一）肾病综合征

1. 概念 各种原因所致以肾小球基膜通透性增加，表现为大量蛋白尿（>3.5g/d）、低蛋白血症（<30g/L）、明显水肿和（或）高脂血症的临床综合征。

2. 临床表现 主要临床表现为大量蛋白尿、低蛋白血症、（高度）水肿和高脂血症，即所谓的"三高一低"，及其他代谢紊乱为特征的临床综合征。

3. 主要病因 主要为肾小球损伤引起，分为原发性及继发性两大类（表 12-1）。

表 12-1 肾病综合征的分类和常见病因

分类	儿童	青少年	中老年
原发性	微小病变型肾病	系膜增生性肾小球肾炎	膜性肾病
		微小病变型肾病	
		局灶节段性肾小球硬化	
		系膜毛细血管性肾小球肾炎	
继发性	过敏性紫癜肾炎	系统性红斑狼疮肾炎	糖尿病肾病
	乙型肝炎病毒相关性肾炎	过敏性紫癜肾炎	肾淀粉样变性
	系统性红斑狼疮肾炎	乙型肝炎病毒相关性肾炎	骨髓瘤性肾病
			淋巴瘤或实体肿瘤性肾病

4. 疾病防治 临床多采用对症治疗，如利尿消肿、减少尿蛋白、降脂治疗等。严重时需卧床休息。水肿消失、一般情况好转后，可起床活动。因高蛋白饮食增加肾小球高滤过，加重蛋白尿并促进肾脏病变进展，故虽然患者丢失大量尿蛋白，但不主张高蛋白饮食，给予正常量 0.8～1.0g/（kg·d）的优质蛋白（富含必需氨基酸的动物蛋白）即可。此外，日常饮食需注意，低盐（<3g/d）饮食，减少富含饱和脂肪酸（动物油脂）的饮食，多吃富含多聚不饱和脂肪酸（如植物油、鱼油等）及富含可溶性纤维（如燕麦、米糠及豆类）的饮食，以减轻高脂血症。

(二)慢性肾衰竭综合征

1. 概念　是各种原因引起的慢性肾脏结构和功能障碍（肾脏损害病史大于3个月）持续进展到一定程度，代谢产物潴留，水、电解质及酸碱代谢失衡和全身各系统症状为表现的一种临床综合征。

2. 临床表现　疾病不同阶段临床表现各不相同。在慢性肾衰竭3期之前，患者可以无任何症状，或仅有乏力、腰酸、夜尿增多等轻度不适；少数患者可有食欲减退、代谢性酸中毒及轻度贫血。3期以后，上述症状进一步加重，有时可出现高血压、心力衰竭、严重高钾血症、酸碱平衡紊乱、消化道症状、贫血、矿物质骨代谢异常、甲状旁腺功能亢进和中枢神经系统障碍等，甚至会有生命危险。

3. 主要病因　包括糖尿病肾病、高血压肾小动脉硬化、原发性与继发性肾小球肾炎、肾小管间质疾病（慢性间质性肾炎、慢性肾盂肾炎、尿酸性肾病、梗阻性肾病等）、肾血管疾病、遗传性肾病（多囊肾病、遗传性肾炎）等。

4. 疾病防治　早期诊断、有效治疗原发性疾病和去除导致肾功能恶化的因素，如及时、有效地控制高血压，严格控制血糖，控制蛋白尿等，是慢性肾衰竭防治的基础，也是保护肾功能和延缓慢性肾病进展的关键。

第二节　膀胱的结构与疾病

膀胱（urinary bladder）是储存尿液的囊性器官，伸缩性很大，其形状、大小、位置及壁的厚薄均随尿液的充盈程度而异。通常正常成人的膀胱容量为350～500ml，最大容量可达800ml。成人一般女性膀胱容量较男性稍小。新生儿膀胱容量约为成人的1/10。老年人由于肌张力降低，容量增大。

一、形态

膀胱空虚时呈锥体形，可分为尖、体、底、颈四部分，各部分之间无明显界限。膀胱尖细小，朝向前上方，在耻骨联合上部的后面。膀胱体为膀胱尖与膀胱底之间的部分。膀胱底呈三角形，朝向后下方。膀胱颈为膀胱的最下部，在男性为尿道内口紧接前列腺的部分，在女性为尿道内口紧接尿生殖膈的部分。膀胱充盈时呈梨形（图12-14）。

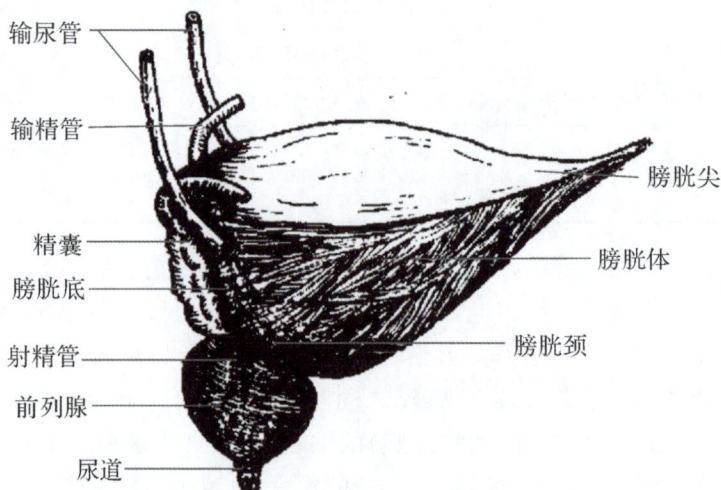

图 12-14　膀胱的形态

二、位置

膀胱的位置随年龄和充盈程度的变化而不同。

在成人,膀胱空虚时,全部位于盆腔的前部。膀胱的下方,在男性邻前列腺,在女性邻尿生殖膈。膀胱的前方,与耻骨联合相邻。膀胱的后方,在男性有精囊、输精管和直肠相邻,在女性有子宫和阴道相邻(图 12-15)。

在膀胱充盈时,膀胱与腹前外侧壁之间的腹膜返折线也随之上移到耻骨联合上方,膀胱前下壁直接与腹前壁相贴,此时沿耻骨联合上缘处施行膀胱穿刺术,可不经腹膜腔,因此,不会伤及腹膜和污染腹膜腔。

新生儿膀胱位置比成人的高,大部分位于腹腔内,随年龄的增长和盆腔的发育而逐渐降入盆腔,约至青春期达成人位置。老年人由于盆底肌的松弛,膀胱位置可比中青年人群低。

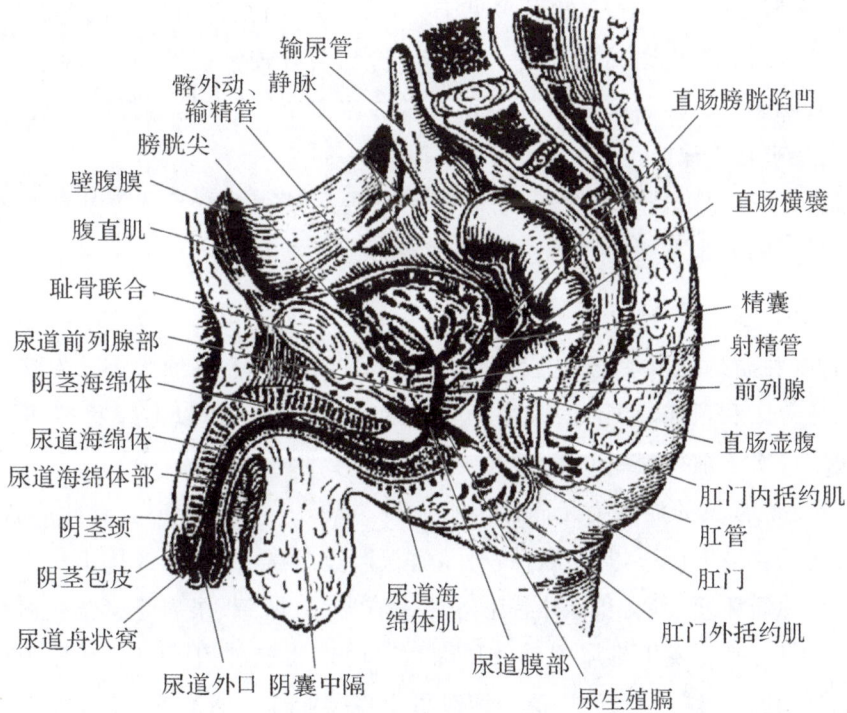

图 12-15 膀胱的毗邻(男)

三、结构

膀胱内面被覆黏膜,除膀胱三角处的黏膜外,与肌层连结疏松。在膀胱空虚时,由于肌层的收缩而形成许多黏膜皱襞。当膀胱充盈时,皱襞可全部消失。膀胱底部的内面,两输尿管口与尿道内口之间的一个三角形区域,称膀胱三角,此区内缺少黏膜下层,黏膜与肌层紧密相连,无论膀胱处于空虚还是充盈时,黏膜均保持平滑状,不形成皱襞。膀胱三角是肿瘤和结核的好发部位。两输尿管口之间的横行黏膜皱襞,称输尿管间襞,临床上做膀胱镜检查时,呈苍白色,是寻找输尿管口的标志。

四、常见疾病与防治

(一)膀胱结石

1. 概念　膀胱结石即在膀胱内有结石,分为原发性膀胱结石和继发性膀胱结石。原发性膀胱结石在膀胱内形成,多由于营养不良引起,多发于儿童。继发性膀胱结石指来源于上尿路或继发于下尿路梗阻、感染、膀胱异物或神经源性膀胱等因素而形成的膀胱结石。

2. 临床表现　常见症状是下腹部疼痛、排尿困难和血尿。疼痛在排尿时尤为明显,并向会阴部和阴茎头部放射,常伴有终末血尿。结石可在膀胱内活动,表现为排尿困难症状时轻时重。若排尿时结石落于膀胱颈会引起尿流突然中断现象,此时患者改变体位,使结石离开膀胱颈侧又可排出尿液。这种现象是由于结石在膀胱颈形成的"球阀"样作用所致。若结石持续嵌顿于膀胱颈,可发生急性尿潴留。

3. 主要病因　原发性膀胱结石较少,多见于男童,与低蛋白、低磷酸盐饮食有关;少数发生在成人,可能与机体脱水和钙代谢异常有关。继发性膀胱结石较为多见,其病因主要是尿道狭窄、前列腺增生症、膀胱憩室和神经源性膀胱所致的慢性尿潴留,其次是膀胱内异物和感染。此外,膀胱结石也可直接来自上尿路。

4. 疾病防治　治疗原则是取出结石,解除梗阻和控制感染等。具体方法的选择取决于患者的年龄和体质、结石的大小和硬度、有无泌尿及其他原发性疾病。

(二)膀胱肿瘤

1. 概念　膀胱肿瘤是泌尿系统中的常见肿瘤,多数为移行上皮细胞癌。发病部位多见于膀胱侧壁及后壁、三角区和顶部。男性发病率为女性的 $3\sim4$ 倍,50 岁以上好发,在男性泌尿生殖器肿瘤中,其发病率仅次于前列腺癌,居第 2 位。

2. 临床表现　最常见的症状为无痛性肉眼血尿。$70\%\sim98\%$ 的患者有此症状,多为全程血尿,也可表现为初期或终末血尿,常间歇性发作,血尿严重时常有血块,或排出洗肉水样尿液及腐肉组织。此外,因肿瘤坏死、溃疡和合并感染等还伴有尿频、尿急、尿痛等膀胱刺激症状。如肿瘤较大或堵塞膀胱出口,则可发生排尿困难及尿潴留。晚期膀胱肿瘤可引起输尿管梗阻、腰痛、尿毒症、腹痛、严重贫血、消瘦等。盆腔广泛浸润时可出现腰骶部疼痛及下肢浮肿。

3. 主要病因　与膀胱肿瘤发生发展有关的因素很多,主要的致癌因素是芳香族的胺,而潜在的致癌物是饮食硝酸盐和经肠道菌群作用后产生的亚硝酸盐。公认的化学致癌物有 2-萘胺、联苯胺、4-氨基双联苯、4-硝基双联苯、2-氨基萘酚等。长期接触这些制造染料的中间产物或橡胶塑料的抗氧化剂、油漆、洗涤剂或暴露于燃烧气或煤烟中都有可能发生膀胱癌。

4. 疾病防治　治疗方法很多,但仍以手术治疗为主,化疗、放射治疗和免疫治疗为辅。原则上 T_a、T_1 的表浅膀胱肿瘤和局限的 T_2 期肿瘤可采用保留膀胱的手术,较大的多发、反复复发的 T_2 期及 T_3、T_4 期肿瘤,应行膀胱全切除术。手术方法可分为经尿道电切术、经尿道激光肿瘤切除术、膀胱切开肿瘤切除术、单纯膀胱切除术和根治膀胱切除术。

第三节 输尿管的结构与疾病

一、形态

输尿管(ureter)左、右各一,是细长的肌性管道,起自肾盂,终于膀胱,全长 25～30cm,管径 0.5～1.0cm。管壁有较厚的平滑肌层,可进行节律性蠕动,使尿液不断流入膀胱。按输尿管的走行与位置,可分为输尿管腹部、输尿管盆部和输尿管壁内部(图 12-2)。

(一)输尿管腹部

输尿管腹部位于腹膜后面,起自肾盂,沿腰大肌表面下降,至其中点稍下方处,经过睾丸血管(男性)或卵巢(女性)后面,至小骨盆上口处,左输尿管跨过左髂总动脉的末端前面,右输尿管则跨过右髂外动脉的起始部的前面进入盆腔,移行为盆部。

(二)输尿管盆部

输尿管盆部起自小骨盆入口处,先沿盆侧壁向后下行,然后转向前内达膀胱底。在男性,有输精管绕过此部末端前方至其内侧;在女性,距子宫颈外侧约 2cm 处有子宫动脉从外侧向内侧越过输尿管前方,故当行子宫切除术处理子宫动脉时应注意区别,以免误伤输尿管。

(三)输尿管壁内部

输尿管壁内部是输尿管斜穿膀胱底的部分,长约 1.5cm,以输尿管口开口于膀胱内面。

输尿管全长有 3 处生理性狭窄,狭窄处平均口径只有 0.2～0.3cm,是输尿管结石易滞留之处。上狭窄:位于肾盂与输尿管移行处。中狭窄:位于小骨盆上口与髂血管交叉处。下狭窄:位于输尿管的壁内部。

二、结构

管壁有较厚的平滑肌层,可进行节律性蠕动,使尿液不断流入膀胱。当膀胱充盈时,膀胱内压力增高挤压输尿管壁内部,使管腔闭合,防止尿液逆流入输尿管,此时由于输尿管的蠕动,尿液仍可不断地流入膀胱。

三、常见疾病与防治

临床最常见的疾病为输尿管结石。

1.概念　输尿管结石一般是肾结石在排出过程中,暂时受阻在输尿管的狭窄处所引起的疾病,往往伴有绞痛、血尿甚至肾积水等。

2.临床表现　腹部绞痛伴血尿是输尿管结石的特征性表现。肾绞痛是输尿管结石的典型症状,通常在运动后或夜间突然发生一侧腰背部剧烈疼痛,形似"刀割样",同时可以出现下腹部及大腿内侧疼痛、恶心呕吐、面色苍白等,有些患者表现为腰部隐痛、胀痛,疼痛之后部分患者可以发现随尿排出结石。约 80% 的患者出现血尿。如结石堵塞了输尿管,尿液排出不畅,会造成肾积水。长期肾积水,会造成患侧肾功能受损。双侧肾积水严重者可能导致尿毒症。当输尿管结石诱发细菌感染,会导致肾积脓、高热等。

3.主要病因　输尿管结石多来自肾结石,原发性输尿管结石甚少。

4.疾病防治　输尿管结石有自行排出的可能,故临床首先考虑保守治疗,可服用排石冲剂等,以利排石。如结石较大难以排除,考虑体外碎石或输尿管镜取石等。

❖ 知识拓展

Alport 综合征

　　Alport 综合征又称眼-耳-肾综合征,为遗传性肾炎中最常见的一种。临床表现似慢性肾小球肾炎。1875 年,由 DicRinson 首先在一个三代血尿家族中报道。1902 年,Guthrie 报道在一个家族中多人出现血尿,1927 年,Alport 描述除血尿外,患者尚有听力障碍,男性较女性易进入肾功能衰竭,从而确立本病诊断。本病尚无特效治疗,避免感染、劳累和妊娠及损伤肾脏的药物。一旦肾功能不全,应限制蛋白及磷摄入量,并积极控制高血压,防止后天因素加速病变进展。

思考题

1.试述膀胱三角的位置、结构特点和临床意义。

2.原尿形成终末尿,会经历哪些结构,各结构中主要发生哪些生理活动?

3.临床上,泌尿系统结石有哪些种类,结石排出体外的途经器官有哪些,会经历哪些狭窄?

第十三章 感觉器的结构与疾病

感受器有的结构比较简单,单纯的是感觉神经的游离末梢,如痛觉感受器;有的结构复杂,由一些组织形成被囊包裹神经末梢所构成,如触觉小体、环层小体等。

感觉器(sensory organ)是机体感受刺激的装置,是感受器及其附属结构的总称。感受器是指感受内、外环境刺激而产生兴奋的结构,广泛分布于人体各部。感觉器的结构比感受器复杂,一般具有复杂的附属结构。

感受器接受相应的刺激后,能将其转变为神经冲动,由传入神经和中枢神经系统的传导通路传到大脑皮质,产生相应的感觉,再由端脑相关的神经中枢发出神经冲动经运动神经至效应器,对刺激做出相应的反应。

根据接受刺激的来源分类,感受器可分为以下几类:

1.外感受器 分布在皮肤、黏膜、视器和听器等处,感受来自外界环境的刺激,如触、压、痛、温、光、声等刺激。

2.内感受器 分布在内脏器官和心血管等处,接受机体内环境的物理和化学刺激,如渗透压、压力、温度、离子和化合物浓度的变化等。

3.本体感受器 分布在肌、肌腱、关节、韧带和内耳的位觉器等处,接受机体运动和平衡变化时产生的刺激。

根据特化程度分类,感受器可分为以下几类:

1.一般感受器 分布在全身各部,如分布在皮肤的粗触觉、压觉、痛觉、温度觉和精细触觉感受器,分布在肌、肌腱、关节的运动觉和位置觉感受器,以及分布在内脏和心血管的各种感受器。

2.特殊感受器 分布在眼、耳、鼻、舌等的感受器,包括视器、听器、平衡器、嗅器、味器等。

第一节　眼的结构与疾病

视器(visual organ)由眼球和眼副器共同构成。眼球的功能是接受光波刺激,将光刺激转变为神经冲动,经视觉传导通路传至大脑视觉中枢。眼副器位于眼球周围,包括眼睑、结膜、泪器、眼球外肌、眶脂体和眶筋膜等,对眼球起支持、保护和运动作用。

一、形态

(一)眼球

眼球由眼球壁和眼球内容物构成。

1.眼球壁　从外向内依次可分为眼球纤维膜、眼球血管膜和视网膜 3 层(图 13-1)。

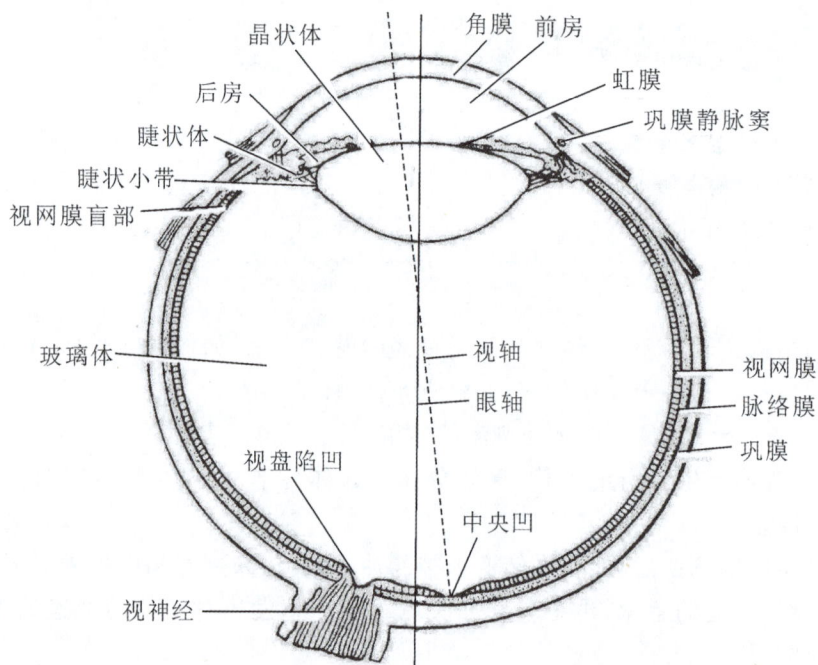

图 13-1　右侧眼球水平切面

(1)眼球纤维膜　由坚韧的纤维结缔组织构成,有支持和保护作用,由前向后依次为角膜和巩膜。

1)角膜　占眼球纤维膜的前 1/6,无色透明,富有弹性,无血管但富有感觉神经末梢,因此感觉敏锐。角膜的曲度较大,外凸内凹,具有曲光作用。角膜的营养来自周围的毛细血管、泪液和房水。角膜炎或溃疡可致角膜混浊甚至穿孔,失去透明性,使视力遭到损害。

2)巩膜　占眼球纤维膜的后 5/6,乳白色不透明,厚而坚韧,有保护眼球内容物和维持眼球固有形态的作用。巩膜前部露于眼裂的部分,正常呈乳白色,若呈黄色则是黄疸的重要体征;老年人的巩膜因脂肪沉积略呈黄色;先天性薄巩膜呈蔚蓝色。在靠近角膜处的巩膜实质内,有环形的巩膜静脉窦,是房水回流的通道。

(2)眼球血管膜　是眼球壁的中层,位于眼球纤维膜与视网膜之间,富含血管和色素细胞,有营养眼内组织的作用,并形成暗的环境,有利于视网膜对光、色的感应。由前至后分为虹膜、睫状体和脉络膜 3 部分。

1)虹膜 位于血管膜最前部,呈冠状位,为一圆盘形薄膜(图 13-2),中央有圆形的瞳孔。角膜与晶状体之间的间隙称眼房。虹膜将眼房分为较大的前房和较小的后房,两者借瞳孔相交通。在前房的周边,虹膜与角膜交界处的环形区域,称虹膜角膜角,又称前房角。虹膜内有两种方向的平滑肌纤维:一部分环绕瞳孔周缘,称瞳孔括约肌,使瞳孔缩小,由副交感神经支配;另一部分呈放射状排列,称瞳孔开大肌,使瞳孔开大,由交感神经支配。在弱光或视远物时,瞳孔开大;在强光下或看近物时,瞳孔缩小,以调节光的进入量。在活体上,透过角膜可见虹膜及瞳孔。虹膜的颜色取决于色素的多少,有种族差异,可有黑、棕、蓝和灰色等。虹膜内有很多相互交错的斑点、细丝、条纹、隐窝等的细节特征,这些特征在胎儿发育阶段形成后,在整个生命历程中将是保持不变的。这些特征决定了虹膜特征的唯一性,同时也决定了身份识别的唯一性。因此,可以将眼球的虹膜特征作为每个人的身份识别对象。

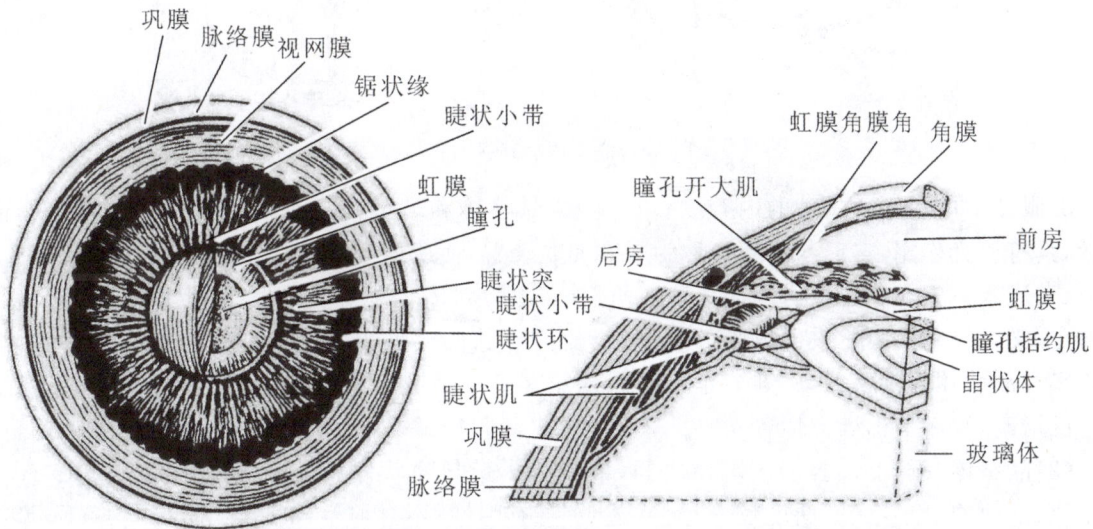

图 13-2 眼球前半部后面观及虹膜、睫状体的结构

2)睫状体 位于巩膜与角膜移行部的内面,为血管膜中部最肥厚的部分。其前部有向内突出呈放射状排列的皱襞,称睫状突,后部向内侧发出睫状小带与晶状体相连。睫状体后部较为平坦,为睫状环。在眼球水平切面上,睫状体呈三角形。睫状体内含睫状肌,由副交感神经支配。睫状体有调节晶状体曲度和产生房水的作用。

3)脉络膜 占血管膜的后 2/3。外面与巩膜疏松相连,内面紧贴视网膜的色素层,后方有视神经穿过。脉络膜富含血管及色素。其主要功能是营养视网膜外层及玻璃体,并有帮助构成暗环境加强感光作用,使反射的物像清楚。

(3)视网膜 位于眼球血管膜的内面,自前向后分为 3 部分,即视网膜虹膜部、睫状体部和脉络膜部。虹膜部和睫状体部分别附着于虹膜和睫状体的内面,薄,无感光作用,故也称为视网膜盲部。脉络膜部附着于脉络膜内面,面积最大,有感光作用,又称为视网膜视部。视网膜的厚度愈向前愈薄,后部最厚。在视神经的起始处有一境界清楚略呈椭圆形的盘状结构,称视神经盘,又称视神经乳头,有视网膜中央动、静脉穿过,无感光细胞,故称生理性盲点。在视神经盘的颞侧稍下方约 3.5mm 处有一黄色小区,直径约 1.8~2.0mm,由密集的视锥细胞构成,其中央凹陷称中央凹,此区无血管,为感光最敏锐的区域(图 13-3)。

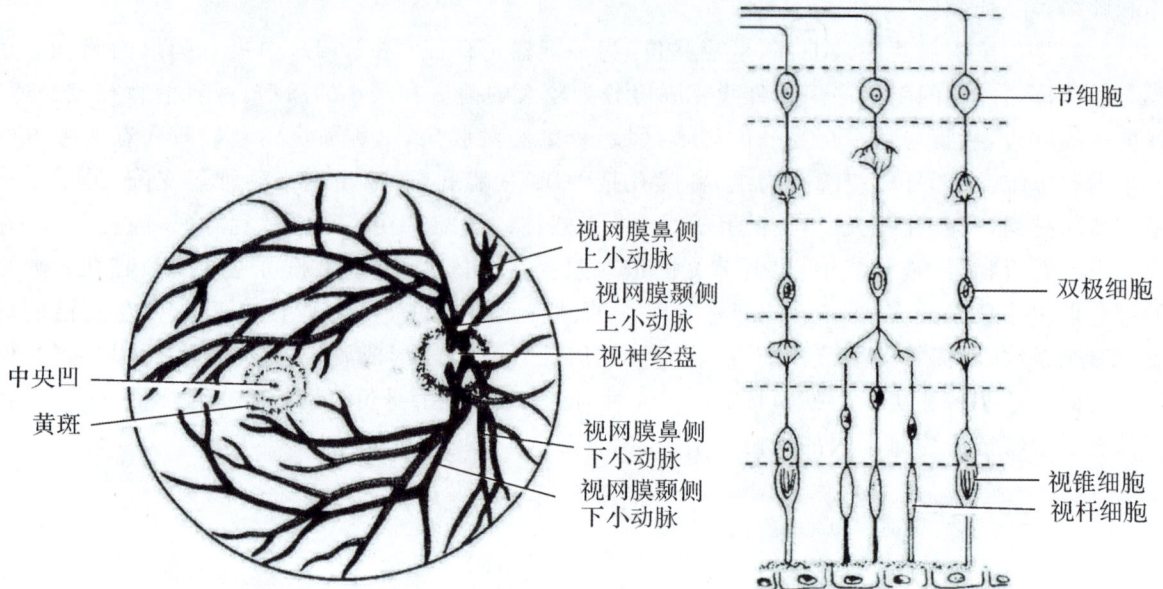

图 13-3　右侧眼底及视网膜结构

2.眼球的内容物　眼球的内容物包括房水、晶状体和玻璃体（图 13-1）。这些结构透明而无血管，具有屈光作用，它们与角膜合称为眼的屈光装置，使所看到的物体在视网膜上清晰成像。

（1）房水　为充填于眼房内的无色透明液体，由睫状体上皮细胞产生，进入眼后房，经瞳孔至眼前房，又经虹膜角膜角进入巩膜静脉窦，经睫前静脉回流入眼上、下静脉。房水的生理功能是为角膜和晶状体提供营养，并维持正常的眼内压。病理情况下房水代谢紊乱或回流不畅可造成眼内压增高，临床上称继发性青光眼。

（2）晶状体　位于虹膜和玻璃体之间，借睫状小带与睫状体相连。呈双凸透镜状，前面曲度小，后面曲度较大；无色透明，富有弹性；不含血管和神经。外面包有高度弹性的薄膜，称为晶状体囊。晶状体本身由平行排列的晶状体纤维组成，周围部较软称为晶状体皮质，中央部较硬称为晶状体核。若晶状体因疾病或创伤而变混浊，称为白内障。临床上，糖尿病患者常并发白内障及视网膜病变。

13-1 晶状体的
结构与病变

晶状体是眼屈光系统的主要装置，其曲度随所视物体的远近不同而改变。视近物时，睫状肌收缩，牵引脉络膜向前，使睫状突内伸，睫状小带变松弛，晶状体借助晶状体囊及其本身的弹性而变凸，特别是其前部的凸部增大，屈光度加强，使进入眼球的光线恰能聚焦于视网膜上；反之，视远物时，睫状肌舒张，睫状突外伸，睫状小带加强了对晶状体的牵拉，晶状体曲度变小，使远处物体清晰成像。

若眼轴较长或屈光装置的屈光率过强，则物像落在视网膜前，称为近视；反之，若眼轴较短或屈光装置的屈光率过弱，物像落在视网膜后，称为远视。随年龄增长，晶状体核逐渐增大变硬，弹性减退，睫状肌逐渐萎缩，晶状体的调节能力减弱，视近物时困难，出现老视，即"老花眼"。

（3）玻璃体　填充于晶状体和视网膜之间，约占眼球内腔的后 4/5，对视网膜起支撑作用，使视网膜与色素上皮紧贴。玻璃体为无色透明的胶状物，表面被覆玻璃体膜，由水及透明质酸钠组成。随着年龄的增大，或由于高度近视等原因，凝胶状玻璃体会逐渐液化，其支撑作用减弱，易导致视网膜剥离。玻璃体混浊时，可影响视力。

（二）眼副器

眼副器是保护、运动和支持眼球的装置，包括眼睑、结膜、泪器、眼球外肌、眶脂体和眶筋膜等结构。

1.眼睑　位于眼球的前方,是保护眼球的屏障(图 13-4)。眼睑可分为上睑和下睑,两者之间的裂隙称睑裂。睑裂的内、外侧端分别称为内眦和外眦。睑的游离缘称睑缘,又分为睑前缘和睑后缘。睑缘生长有 2~3 行睫毛,有防止异物进入眼内和减弱强光照射的作用。如果睫毛向后方生长,摩擦角膜称为倒睫,可引起角膜炎、溃疡等。睫毛的根部有睫毛腺(Moll 腺),近睑缘处有睑缘腺(Zeis 腺)。睫毛毛囊或睫毛腺的急性炎症,称麦粒肿。

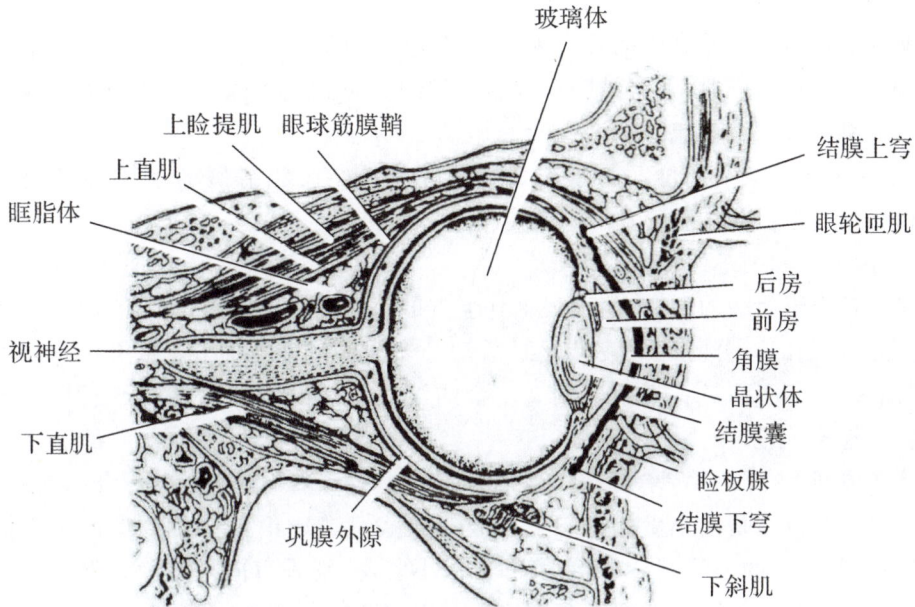

图 13-4　右侧眼眶(矢状切面)

眼睑由浅至深可分为 5 层,分别为皮肤、皮下组织、肌层、睑板和睑结膜。眼睑的皮肤细薄,皮下组织疏松,可因积水或出血发生肿胀。睑部感染、肾炎等疾病常伴有眼睑水肿。肌层主要是眼轮匝肌的睑部,该肌收缩可闭合睑裂。在上睑还有上睑提肌,该肌的腱膜止于上睑的上部,可向上提起上睑。睑板为一半月形致密结缔组织板,上、下各一,可为眼睑提供支持并维持其形状(图 13-5)。睑板内有与睑板缘垂直的麦穗状的睑板腺,开口于睑缘。睑板腺分泌油样液体,可润

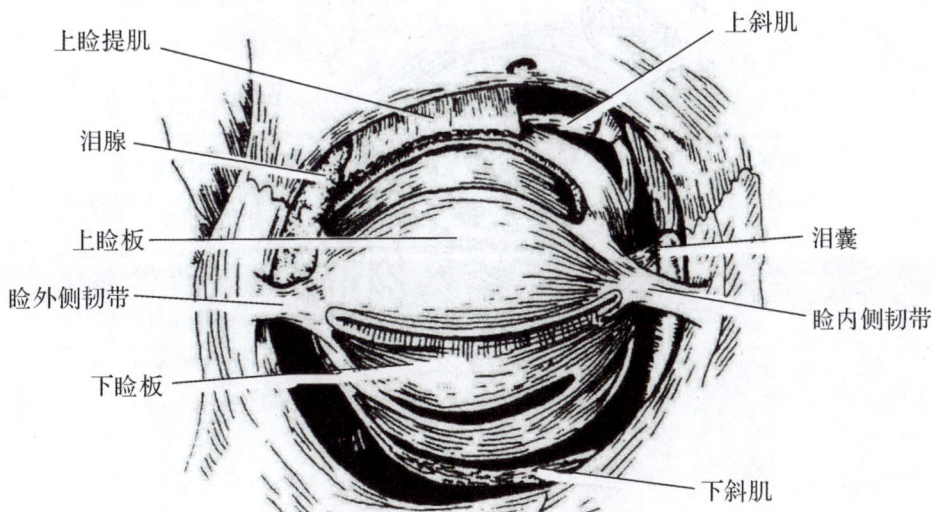

图 13-5　睑板示意图

滑眼睑,防止泪液外流。若睑板腺导管阻塞,形成睑板腺囊肿,亦称霰粒肿。

2.结膜 覆盖于眼睑内面及眼球前面,是一层薄而透明、富含血管的黏膜,不同程度贫血时,可见结膜变浅或变苍白。按所在部位可分为 3 部,分别为睑结膜、球结膜和结膜穹。

(1)睑结膜 衬覆于上、下睑的内面,与睑板结合紧密。在睑结膜的内表面,可看到深层的小血管和睑板腺。

(2)球结膜 覆盖于眼球前面,于近角膜缘处移行为角膜上皮,该处与巩膜结合紧密,其余部分连接疏松易移动。

(3)结膜穹 睑结膜与球结膜的移行处,分为结膜上穹和结膜下穹。一般结膜上穹较结膜下穹为深。当上、下眼睑闭合时,整个结膜形成囊状腔隙,称结膜囊,通过睑裂与外界相通,闭合时,可保护眼球,并协助将泪液引流到泪道。

结膜病变常局限于某一部位。例如,沙眼易发生于睑结膜和结膜穹,疱疹则多见于角膜缘的结膜和球结膜,炎症常引起结膜充血。

3.泪器 由泪腺和泪道组成(图 13-6)。

(1)泪腺 是分泌泪液的器官,位于眼眶外上方的泪腺窝内,长约 2cm,有 10～20 条排泄管开口于结膜上穹的颞侧部。分泌的泪液借眨眼活动分布于眼球表面,有湿润角膜和冲刷异物的作用。此外,泪液所含溶菌酶具有灭菌作用。多余的泪液流向内眦处的泪湖,经泪点、泪小管进入泪囊,再经鼻泪管至鼻腔。

(2)泪道 包括泪点、泪小管、泪囊和鼻泪管。在上、下睑缘近内侧端各有一隆起称泪乳头,其顶部有一小孔称泪点,是泪小管的开口。沙眼等疾病可造成泪点位置改变而引起泪溢症。泪小管是连接泪点与泪囊的小管,分上泪小管和下泪小管,分别垂直向上、下行,继而几乎成直角转向内侧汇在一起,开口于泪囊上部。泪囊位于眶内侧壁前下部的泪囊窝中,为一膜性囊。上端为盲端,高于内眦,下部移行为鼻泪管。鼻泪管为一膜性管道,上部包裹在由上颌骨、泪骨和下鼻甲共同构成的骨性鼻泪管中,紧密贴附于骨膜,下部在鼻腔外侧壁黏膜的深面,开口于下鼻道外侧壁。鼻泪管开口处的黏膜内有丰富的静脉丛,感冒时,黏膜充血和肿胀,可导致鼻泪管下口闭塞,泪液向鼻腔引流不畅,故感冒时常有流泪的现象。

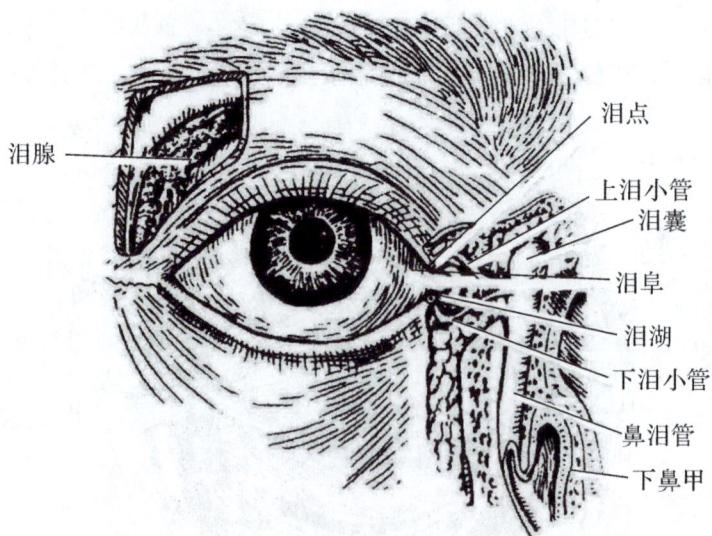

图 13-6 泪器

4. 眼球外肌 为视器的运动装置,包括运动眼球的 4 块直肌、2 块斜肌和运动眼睑的上睑提肌,均为骨骼肌(图 13-7)。上睑提肌起自神经管上方的眶壁,在上直肌上方向前走行,止于上睑的皮肤和上睑板。该肌收缩可上提上睑,开大眼裂,由动眼神经支配。若上睑提肌瘫痪可导致上睑下垂。运动眼球的 4 块直肌为上直肌、下直肌、内直肌和外直肌,四条直肌共同附着于环绕视神经管周缘和眶上裂内侧的总腱环,在赤道的前方分别止于巩膜的上侧、下侧、内侧和外侧。上、下、内、外直肌收缩时,分别使瞳孔转向上内、下内、内侧和外侧(图 13-7)。上直肌、下直肌、内直肌受动眼神经支配,而外直肌则受展神经支配。2 块斜肌分别为上斜肌和下斜肌,上斜肌收缩使瞳孔转向下外方,下斜肌收缩使瞳孔转向上外方。

眼球的正常运动,并非单一肌肉的收缩,而是两眼数条肌肉协同作用的结果。如俯视时,两眼的下直肌和上斜肌同时收缩;仰视时,两眼上直肌和下斜肌同时收缩;一侧眼的外直肌和另一侧眼的内直肌共同作用,聚视中线时,则是两眼内直肌共同作用的结果。当某一眼肌麻痹时,可出现斜视和复视现象。

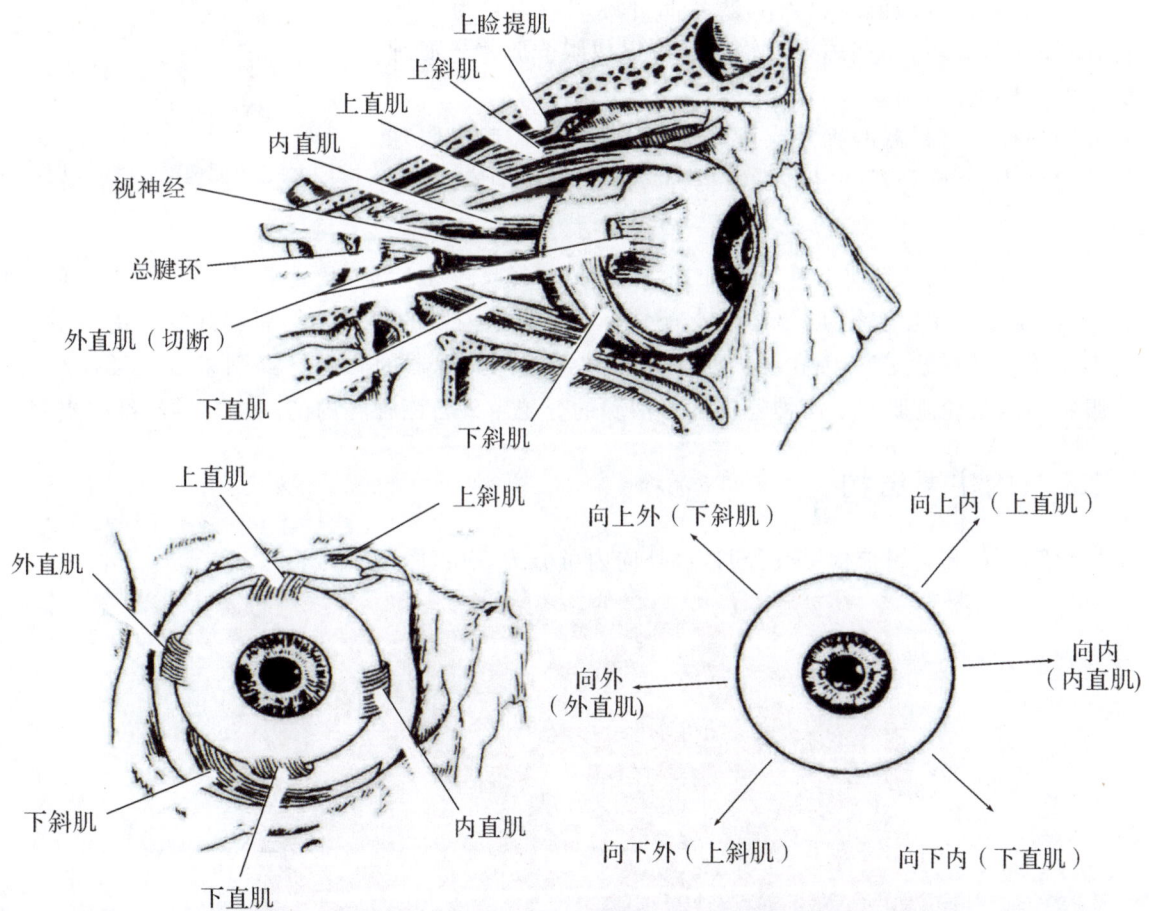

图 13-7 眼肌及其作用示意图(右眼外侧面观)

5. 眶内结缔组织性结构 眼眶内有眶脂体、眶筋膜等结缔组织性结构。眶脂体为眼眶内的脂肪组织,充填于眼球、眼肌与眶骨膜之间,起支持和保护作用(图 13-4),还可减少外来震动对眼球的影响。眶筋膜包括眶骨膜、眼球筋膜鞘、眼肌筋膜和眶隔。

(三)眼的血管和神经

1. 眼的动脉　眼球和眶内结构的血液供应主要来自眼动脉（图 13-8）。眼动脉起自颈内动脉，在视神经的下方经视神经管入眶，先居视神经的下外侧，位于动眼神经、展神经、睫状神经节的外直肌内侧，再走行在视神经与上直肌之间至眶内侧，经上斜肌和上直肌之间前行，终支出眶，终于额动脉。在行程中发出分支分布于眼球、眼球外肌、泪腺和眼睑。其主要分支包括视网膜中央动脉、睫后短动脉、睫后长动脉、睫前动脉和泪腺动脉。

2. 眼的静脉　分眼球内静脉和眼球外静脉。眼球内静脉包括视网膜中央静脉和涡静脉、睫前静脉等，分别收集视网膜的血液注入海绵窦或眼上静脉，收集虹膜、睫状体、脉络膜的血液注入眼上静脉和眼下静脉。眼球外静脉包括眼上静脉和眼下静脉。眼静脉无瓣膜，向前行至内眦处与面静脉的内眦静脉有吻合，向后注入海绵窦，面部感染时感染源可以由眼静脉侵入海绵窦引起颅内感染。

3. 眼的神经　视器的神经支配来源较多，视神经起于眼球后极的内侧约 3mm 处，行向后内，经视神经管进入颅中窝，连于视交叉，传导视觉。

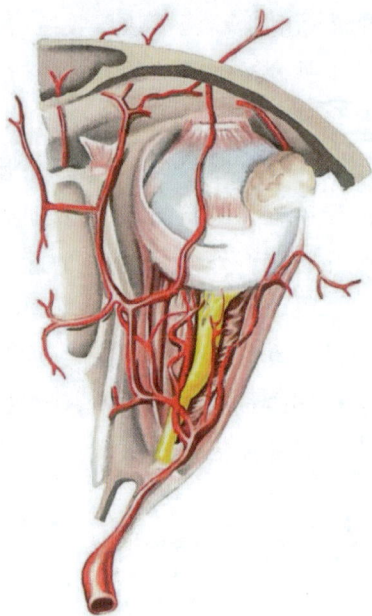

图 13-8　眼的动脉（右眼上面观）

除视神经外，眼球外肌的神经支配如下：动眼神经支配上睑提肌、上直肌、下直肌、内直肌和下斜肌；滑车神经支配上斜肌；展神经支配外直肌。眼球内肌的瞳孔括约肌和睫状肌由动眼神经内的副交感神经纤维支配，瞳孔开大肌由交感神经支配。视器的感觉神经则来自三叉神经的眼支。眼睑内的眼轮匝肌则受面神经支配。泪腺的分泌由来自面神经内的副交感神经纤维支配。

二、眼的主要结构

1. 角膜　角膜组织结构层次分明，自外向内可分为 5 层（图 13-9）。

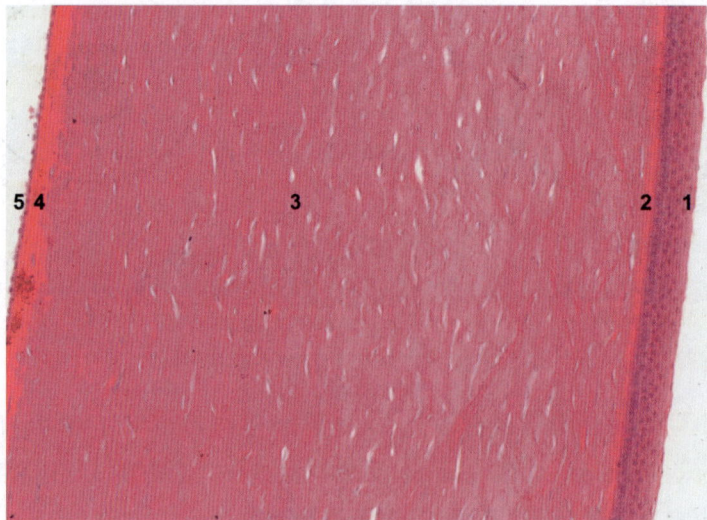

图 13-9　角膜的结构（光镜，高倍）

1.角膜上皮；2.前界层；3.角膜基质；4.后界层；5.角膜内皮

（1）角膜上皮　为未角化的复层扁平上皮，与周边的结膜上皮相延续，由5～7层排列整齐的细胞组成，约占整个角膜厚度的10%。上皮的表面有泪液覆盖，基底面平整，通过基膜与深层的结缔组织相连。角膜上皮细胞可分为3种类型：①基底细胞：为位于上皮基底部的一层柱状细胞，常见分裂象，表明角膜上皮更新较快，并有较强的再生能力。②翼状细胞：为中间2～3层的多角形细胞。③扁平细胞：位于上皮表面，有1～2层，细胞游离面有许多短小的微绒毛，细胞之间有桥粒相连，在正常情况下，上皮内偶见散在的淋巴细胞和朗格汉斯细胞，当角膜发生炎症时，这些细胞的数量增多。

（2）前界层　是一层透明的均质层，厚10～16μm，由固有层分化而来，故认为它没有再生能力。前界层内含有I型胶原蛋白构成的胶原，直径16～24nm，排列散乱，深部原纤维聚集呈斜行排列，与固有层浅部纤维方向一致。前界层对损伤和细菌等具有屏障保护作用。

（3）角膜基质　又叫固有层，约占整个角膜厚度的9/10，主要由规则的致密结缔组织组成，其中胶原含量在70%以上，大部分为I型和V型胶原。角膜基质的结构特点为大量胶原原纤维排列成板状，每个板层厚约2μm，共有200～500个板层。同一板层内的胶原原纤维呈平行排列，但相邻板层原纤维的排列却呈互相垂直的关系，此种结构形式具有高度抗损伤及抗变形能力。板层之间有角膜细胞分布，为一种有细长突起的成纤维细胞，具有形成纤维和基质的能力，并参与角膜损伤的修复。角膜基质中还含有硫酸软骨素A、硫酸角质素和透明质酸以及纤维连接蛋白等，它们起黏合和保持水分的作用。角膜基质不含血管，其营养主要由房水和角膜巩膜缘的血管供应。角膜基质的这些结构特点是角膜保持透明的重要因素。

（4）后界层　又叫Descemer膜，为一层透明的均质膜，厚5～10μm，由胶原原纤维和基质组成，含Ⅷ型胶原蛋白。后界层由角膜内皮分泌形成，属于角膜内皮的基膜，会随年龄增长而增厚。

（5）角膜内皮　为单层扁平上皮，细胞之间连接紧密，其基底部坐落在后界层上，游离面与房水接触。角膜内皮细胞具有合成和分泌蛋白的超微结构特点，胞质内还含有大量线粒体和吞饮小泡，表明其具有活跃的物质转运功能。在内皮细胞侧面的胞膜上，有Na^+-K^+-ATP酶，能主动从角膜基质中转运水分至前房，以维持基质水分的恒定，保证角膜的透明及折光率恒定。

2.视网膜　视网膜视部分两层，外层为色素上皮层，由大量单层色素上皮细胞构成，内层为神经层，是视网膜的固有结构。在病理情况下这两层可分开，称为视网膜脱离。视网膜的色素上皮层与脉络膜紧密相连，由色素上皮细胞组成，它们具有支持和营养感受器细胞、遮光、散热、再生和修复等作用。视网膜视部的神经层主要由3层神经细胞组成。外层为视锥细胞和视杆细胞，它们是感光细胞，紧邻色素上皮层。视锥细胞主要分布在视网膜的中央，对亮光敏感，而且可以分辨颜色，在白天或明亮处视物时起主要作用；视杆细胞主要分布于视网膜的周边部，只能感受弱光刺激，其分辨率比较低，而且不能分辨颜色，在夜间或暗处视物时起主要作用。中层为双极细胞，将来自感光细胞的神经冲动传导至内层的节细胞，节细胞的轴突向视神经盘汇集，穿脉络膜和巩膜后构成视神经。

三、常见疾病与防治

（一）白内障

1.概念　白内障是指各种原因引起的晶状体代谢紊乱，导致晶状体蛋白质变性而发生混浊的疾病。

2.临床表现　主要表现为视力进行性减退,由于晶体皮质混浊导致晶状体不同部位屈光力不同,有的可有眩光感,或单眼复视,近视度数增加等。该病可单侧发病,也可双侧发病,两眼发病亦可有先后。

3.主要病因　可分先天性和后天性。

(1)先天性白内障　又叫发育性白内障,多在出生前后即已存在,多为静止型,可伴有遗传性疾病,有内生性与外生性两类,内生性者与胎儿发育障碍有关,外生性者是母体或胎儿的全身病变对晶状体造成损害所致。先天性白内障分为前极白内障、后极白内障、绕核性白内障及全白内障。

(2)后天性白内障　出生后因全身疾病或局部眼病、营养代谢异常、中毒、变性及外伤等原因所致的晶状体混浊,分为老年性白内障、并发性白内障、外伤性白内障、代谢性白内障、放射性白内障、药物及中毒性白内障等。老年性白内障最常见,多见于 40 岁以上,且随年龄增长而增多。

4.疾病防治　早期白内障,可口服维生素 C、维生素 B_2、维生素 E 等,也可用一些药物延缓病情发展。白内障的进展是一个较漫长的过程,它有可能自然停止在某一发展阶段而不至于严重影响视力;但若进展到成熟期,则药物治疗无实际意义,此时可以采取手术治疗。手术疗法包括白内障超声乳化术、白内障囊外摘除术等。白内障超声乳化术为近年来国内外开展的新型白内障手术,具有切口小、组织损伤少、手术时间短、视力恢复快等特点。老年性白内障发展到视力低于 0.3 或白内障的程度和位置显著影响或干扰视觉功能者,可行超声乳化白内障摘除手术。其通过使用超声波将晶状体核粉碎呈乳糜状,然后连同皮质一起吸出,术毕保留晶状体后囊膜,可同时植入房型人工晶状体。白内障囊外摘除术为目前白内障的常规手术方法,主要是通过切口将混浊的晶状体核排出,吸出皮质,但留下晶状体后囊,同时植入后房型人工晶状体,患者术后可立即恢复视力功能。

(二)近视

1.概念　当眼在调节放松状态下,平行光线进入眼内聚焦在视网膜之前,导致视网膜上不能形成清晰的像,称为近视,是屈光不正的一种。

2.临床表现　看近处基本正常,看远处视物模糊。随着近视度数的增加,还会伴随视物遮挡、视物变形、视物重影、色觉异常、光觉异常等其他视觉症状。高度近视时,还会发生眼底损害等。

3.主要病因　大多认为近视与多种因素有关,包括遗传因素、环境因素、不良用眼习惯等。

(1)遗传因素　大量调查表明,近视具有一定的遗传倾向,常可见家族聚集性,父母双方或一方近视,孩子发生近视的可能性会增大。其中比较明确的是,高度近视的发生为常染色体隐性遗传。

(2)环境因素　长期近距离用眼是我国青少年近视高发的主要原因。此外,阅读时照明不佳、阅读字迹过小或模糊不清、持续阅读时间过长、缺乏户外活动等均容易造成近视的发生与发展。

(3)诱发因素　有研究结果提示,微量元素缺乏、营养成分失调以及大气污染可能是近视的诱发因素。随着近年来电子产品的普及,长期近距离看电子屏幕也可能会促使近视发生发展。

4.疾病防治　近视矫正方法目前主要是佩戴框架眼镜、角膜接触镜和屈光手术,不管何种方式,均是通过镜片或者改变眼屈光面的折射力,达到清晰成像在视网膜上的目的。

(1)一般治疗　近视可以通过佩戴眼镜调节视力,常见的有框架眼镜、角膜接触镜以及角膜塑形镜等。

框架眼镜方便、经济、安全,是最常见的近视纠正方法。一般认为,近视度数高于 200 度,会影响正常工作学习,应该佩戴眼镜;对于青少年来说,其用眼较多且视力处于发展阶段,建议超过 200 度应该佩戴框架眼镜,通过矫正视力减轻视疲劳。

角膜接触镜,又称隐形眼镜,其矫正原理和框架眼镜基本相同,优点在于没有框架,不影响打篮球等运动的开展,缺点在于操作不当,容易损伤角膜。

角膜塑形镜,又称 OK 镜,是一种特殊设计的透气性硬镜,通过佩戴使角膜中央区域的弧度在一定范围内变平,从而暂时性降低一定量的近视度数,但是这种效果有限,一般适用于 600 度以下的人群,且效果是可逆的,一旦停戴,近视度数会恢复原有水平,不能真正治愈近视。因其佩戴要求高,未成年儿童需要有家长监护配合治疗。

(2)药物治疗　低浓度阿托品滴眼液用于控制近视进展是近年来视光学中药物控制近视研究的热点,虽然已有大量的临床研究证实了其对儿童近视控制的有效性,但并未进入临床指南推荐。

(3)手术治疗　角膜屈光手术和人工晶状体植入术等可用于降低近视度数或治愈近视,主要适用于 18 岁以上度数稳定的近视患者,近视发展稳定在 2 年以上,每年近视屈光度增长不超过 50 度。角膜屈光手术是通过改变角膜前表面的形态以矫正屈光不正,最近十几年技术发展很快。人工晶状体植入术适用于不愿意戴眼镜但又不适合激光角膜屈光手术者。

此外,日常注意用眼卫生,对预防近视非常重要,具体需关注:控制用眼距离,避免用眼距离 <33cm,避免近距离用眼时间超过 45 分钟,工作或阅读时保持"一尺一拳一寸(阅读距离 33cm;身体距桌 8cm;手距笔尖 3.33cm)"。长时间用眼后注意眺望远方 5 分钟以上,让眼睛得以休息;增加户外活动,坚持每天 2 小时以上、每周 10 小时以上户外活动时间;改善照明条件,避免在较暗光线下学习工作;保障充足睡眠时间,让眼睛得以充分休息;培养良好的阅读习惯,不躺着看书、玩手机等,尤其需控制使用电子产品的时间。

(三)远视

1.概念　平行光束经过调节放松的眼球折射后成像于视网膜之后,称为远视,也是屈光不正的一种。

2.临床表现　常引起不同程度的视力降低和视疲劳。由于远视眼无论是看远还是视近都必须动用调节作用,故看书写字或其他视近工作时都易产生视觉疲劳,即视近用眼稍久,会视物模糊、眼球沉重且出现压迫感、酸胀感,甚至眼球深部作痛,或有不同程度的头痛,眼部容易出现结膜充血和流泪,严重者还会出现额部或眶上部疼痛,有时引起肩胛部不适、偏头痛,甚或恶心、呕吐等。

3.主要病因

(1)轴性远视　远视中最常见的是轴性远视,即眼的前后轴比正视眼短,是眼屈光异常中比较多见的一种。它可以是生理性变化,也可见于病理情况。病理性轴性远视主要有眼肿瘤或眼眶的炎性肿块可使眼球后极内陷并使之变平,球后新生物和球壁组织水肿均可使视网膜的黄斑区向前移等。

(2)曲率性远视　远视眼的另一原因为曲率性远视。从光学的理论计算可知,角膜的弯曲半径每增加1毫米可产生600度的远视,由于眼球屈光系统中任何屈光体的表面弯曲度变小可导致曲率性远视眼。角膜是最容易发生以上变化的部位,既有先天性的平角膜,也有外伤或角膜疾病所致者。

(3)指数性远视　指数性远视眼是由于晶状体的屈光力减弱所致。这类远视多因年老时所发生的生理性变化及糖尿病者在治疗中引起的病理变化所造成;晶状体向后脱位或晶状体缺乏也可导致远视。

4.疾病防治　远视也可以通过佩戴眼镜调节视力,常见的有框架眼镜、角膜接触镜等,只是镜片曲度和近视镜片相反。此外,随着科学技术的发展,近年屈光手术仪器不断更新,可以通过表层角膜镜片激光术、屈光性角膜切削术(PRK)、准分子激光角膜原位磨镶术(LASIK)等矫正视力。

第二节　耳的结构与疾病

耳(ear)即前庭蜗器(vestibulocochlear organ),是听觉和位觉器官。

一、形态

耳由外耳、中耳和内耳三部分组成。外耳和中耳传导声波,内耳有听觉和位觉感受器。

(一)外耳

外耳包括耳廓、外耳道和鼓膜三部分(图13-10)。

1.耳廓　位于头部两侧,由弹性软骨和结缔组织构成。耳廓下1/3为耳垂(不含软骨),由纤维组织、脂肪和血管构成,易于穿孔取血样及挂耳环。耳廓血管位置浅表,皮肤菲薄,故易冻伤。

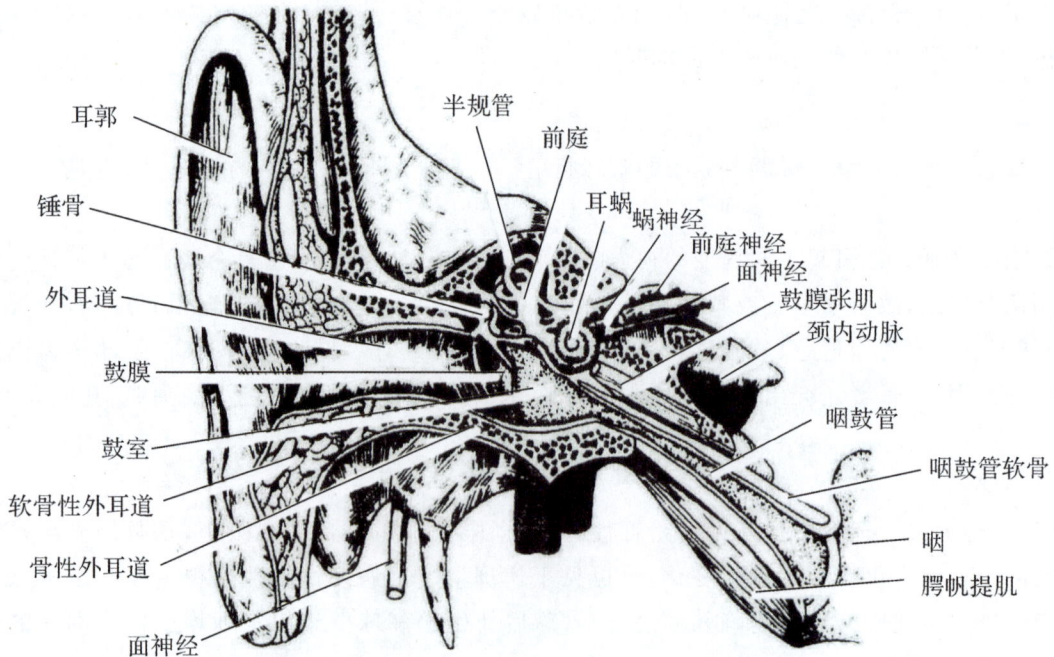

图13-10　前庭蜗器

2.**外耳道** 是自外耳门向内侧延伸到鼓膜的弯曲管道,成人长 2.5～3.5cm,前下壁较后上壁为长。方向是先向内前上,转向内后上,再转向内前下。外侧 1/3 以外耳道软骨为基础,为软骨性外耳道,内侧 2/3 以骨为基础,为骨性外耳道。两者交界处较狭窄;狭窄处距外耳门约 2cm,外耳道最狭窄处称为峡,有阻止异物进入外耳道侵害鼓膜的作用。外耳道软骨和耳廓软骨相连续,临床上检查鼓膜时,将耳廓向上后提起,可使外耳道变直,便于观察。婴幼儿骨性外耳道发育未全,软骨性外耳道的底与顶靠近呈裂隙状,且朝向内前下方,检查鼓膜时,须将耳廓拉向下,耳屏牵向前。外耳道的皮肤薄,与软骨膜及骨膜紧密相连。软骨性外耳道的皮肤富有毛囊、皮脂腺及耵聍腺,是疖肿的易发部位之一。耳毛及耵聍具有防虫、防尘、防水和保持空气温暖的作用。

3.**鼓膜** 位于外耳道内侧(图 13-11)。直径约 2cm,为一薄椭圆形半透明膜,是外耳道和中耳(鼓室)的分界。鼓膜外面覆盖薄的皮肤,中耳面则覆黏膜。当用耳镜观察时,鼓膜凹向外耳道,其中心呈锥形凹陷,其顶点为鼓膜脐。鼓膜轴像伞柄一样,通过鼓膜脐垂直于鼓膜,当其向外延伸时,也同时向前下方走行,就像收集头部前面和外侧面(声波)信号的雷达或卫星。当用耳镜检查时,鼓膜上有从脐部向前下反射的光锥。锤骨侧突上的鼓膜较薄,为鼓膜松弛部,形成鼓室上隐窝的外侧壁;鼓膜其余部分含有锥形及环形纤维,为紧张部。

外耳道传导声波至鼓膜,引起鼓膜振动,再通过中耳听小骨进一步将声波传到内耳。

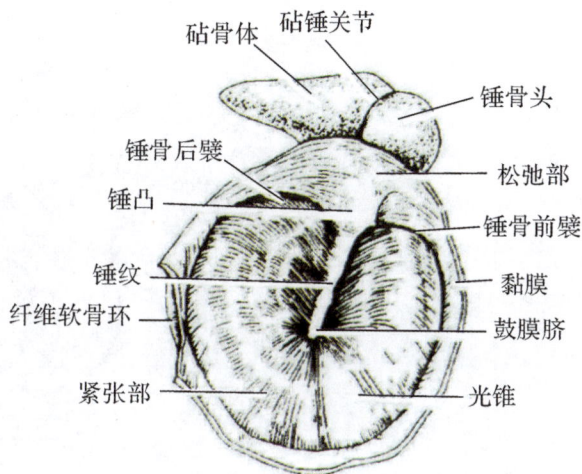

图 13-11 鼓膜

(二)中耳

中耳由鼓室、咽鼓管、乳突窦和乳突小房组成。中耳是传导声波的主要部分,将声波高效率传至内耳,有增加压强减少振幅的作用。

1.**鼓室** 是内外方向扁的不规则含气小腔(图 13-12)。鼓室有 6 个壁,即上壁、下壁、前壁、

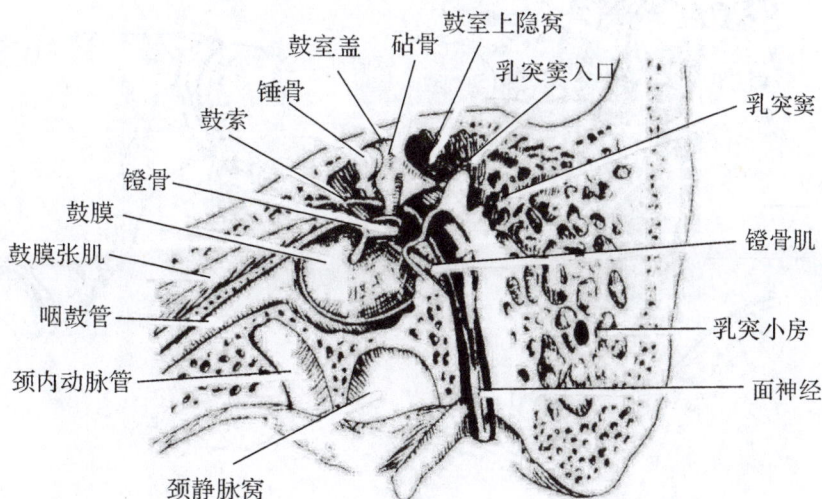

图 13-12 鼓室外侧壁

后壁、外侧壁和内侧壁。上壁是一层薄的骨板,分隔颅中窝的硬脑膜和鼓室,疾病可经此侵入颅中窝。下壁也是一层薄的骨板,分隔鼓室与颈内静脉球。前壁分隔鼓室和颈动脉管,其上部是咽鼓管及鼓膜张肌管开口。后壁上部有乳突窦口通乳突小房,联系鼓室和乳突。外侧壁由鼓膜形成。内侧壁分隔中耳和内耳,可见耳蜗基部形成的突起;此壁的中部隆凸,称岬。岬的后方有 2 个孔,上方一卵圆形孔称为前庭窗(卵圆窗),对应耳蜗的前庭阶,由镫骨底及其周围的韧带所封闭;下方一圆孔称蜗窗,对应耳蜗的鼓阶,由第二鼓膜封闭。前庭窗的后上方有一弓形隆起,称面神经管凸,有面神经走行(图 13-13)。

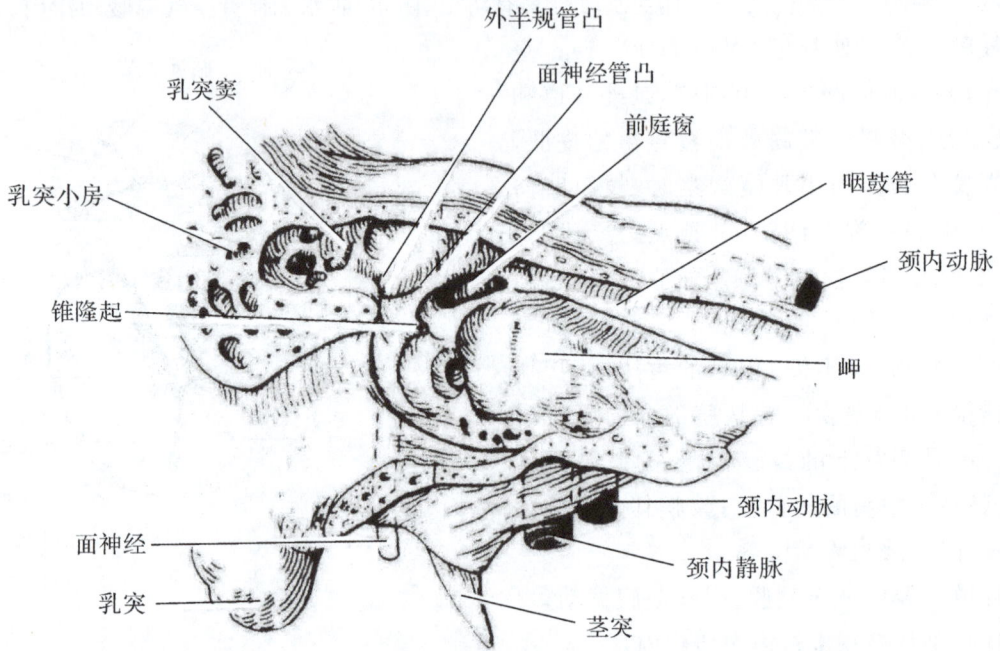

图 13-13　鼓室内侧壁

鼓室内有听小骨、肌肉和神经等结构。听小骨共 3 块,分别为锤骨、砧骨和镫骨(图 13-14)。

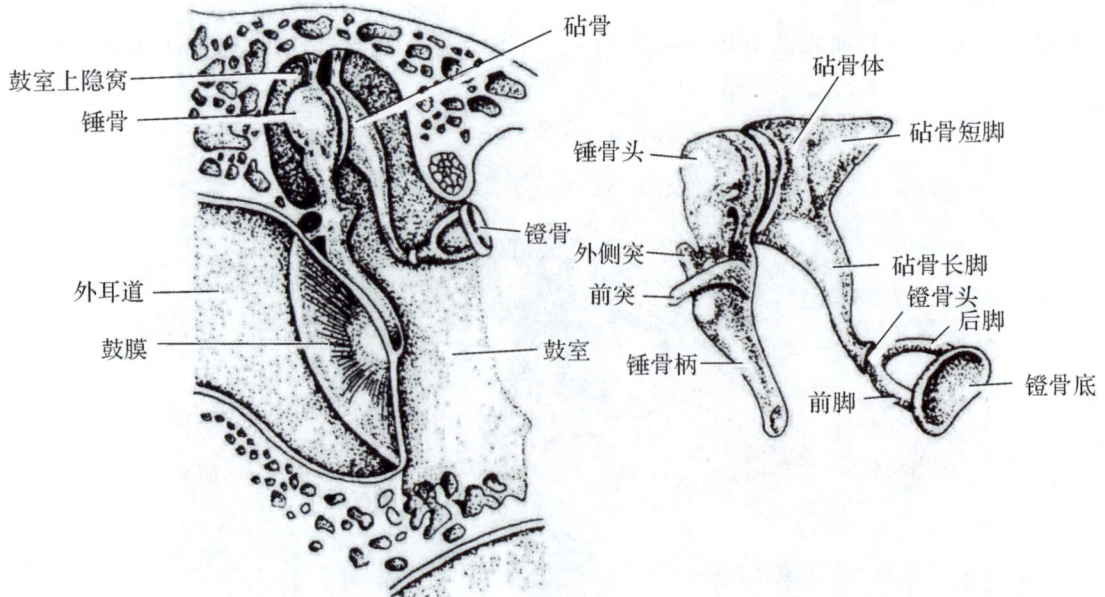

图 13-14　听小骨

锤骨附在鼓膜上,镫骨附在前庭窗上,两骨之间是砧骨,分别与它们形成关节。听小骨的作用是放大鼓膜传递声波的振动力量,降低振幅。当声波引起鼓膜振动时,听骨链随之运动,使镫骨底在前庭窗做向内或向外的摆动,将鼓膜的振动传导至内耳的耳蜗。听骨链受到损伤,会影响声波传导,使听力下降。

鼓室被覆黏膜,向前与咽鼓管的黏膜相连,并借咽鼓管与鼻咽部黏膜相延续,向后与乳突窦、乳突小房内的黏膜相连。

2.咽鼓管　是连接鼓室和鼻咽部的管道,长 3.5～4.0cm,管道向前内下倾斜走行,开口于鼻腔下鼻道。其外 1/3 为骨部,内 2/3 为软骨部,两部交界处最窄。鼓室口高出咽口 2.0～2.5cm,软骨部和咽鼓管咽口平时闭合,仅在吞咽或打呵欠时可被动开放,以平衡中耳和外耳的气压,有利于鼓膜的正常振动。小儿咽鼓管短而宽,接近水平位。鼻咽部有炎症时可通过咽鼓管蔓延到中耳引起中耳炎。

3.乳突窦和乳突小房　乳突窦位于颞骨乳突内,与鼓室一样,顶部与颅中窝之间以鼓室盖分隔,底部借小孔通乳突小房,向前开口于鼓室,向后与乳突小房相连通。乳突小房为乳突部内许多大小不等互相连通的含气小腔隙。乳突窦和乳突小房内覆盖黏膜,与中耳黏膜相续,乳突窦前邻面神经管。

(三)内耳

内耳又称迷路,位于颞骨岩部的骨质内,鼓室内侧壁与内耳道底之间,是由形状相似的两套管道套叠而成,分为骨迷路和膜迷路两部分。外层的管道为骨性,称骨迷路,腔内有骨膜覆盖;内层的管道为膜性,称膜迷路,为由薄层结缔组织形成的囊管。骨迷路与膜迷路之间的间隙内充满液体(称外淋巴),膜迷路内也充满液体(称内淋巴),外、内淋巴之间互不相通。听觉感受器和位觉感受器位于膜迷路内。

1.骨迷路　分为耳蜗、前庭和骨半规管三部分,沿颞骨岩部的长轴从前内向后外排列,管腔依次相通(图 13-15)。

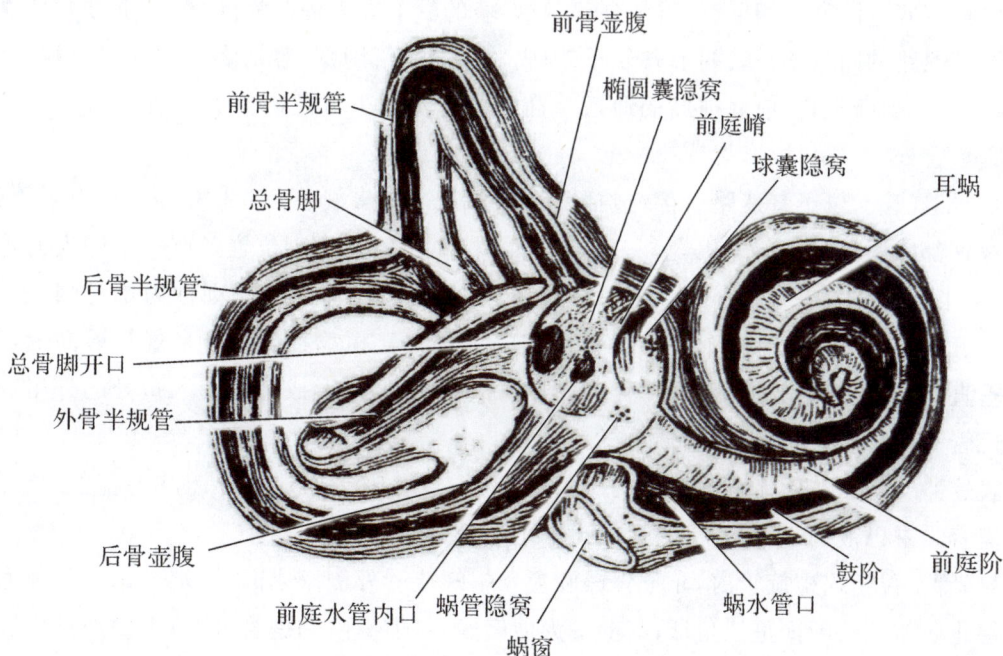

图 13-15　骨迷路

(1)耳蜗　位于骨迷路的最前部,形似蜗壳,蜗底对应内耳道底,尖向外,叫做蜗顶。贯穿底和顶的是骨松质构成的圆锥形的蜗轴,有蜗神经和血管穿行其间。环绕蜗轴盘曲的螺旋状的骨管,称为蜗螺旋管,约盘旋2圈半。管的底圈紧贴中耳内侧壁参与构成岬;顶圈终于盲端。自蜗轴伸出骨螺旋板突入蜗螺旋管,将管不完全地分隔为前外侧的前庭阶和后内侧的鼓阶。

通过蜗轴切面观察,耳蜗的蜗螺旋管被骨螺旋板和前庭膜、基底膜分隔成三个管道,上方为前庭阶与前庭相通;下方为鼓阶,底端借第二鼓膜与中耳相隔;中间三角形管道为蜗管。前庭阶和鼓阶内充满外淋巴,并经蜗孔相通,蜗管内充满内淋巴(图13-16)。

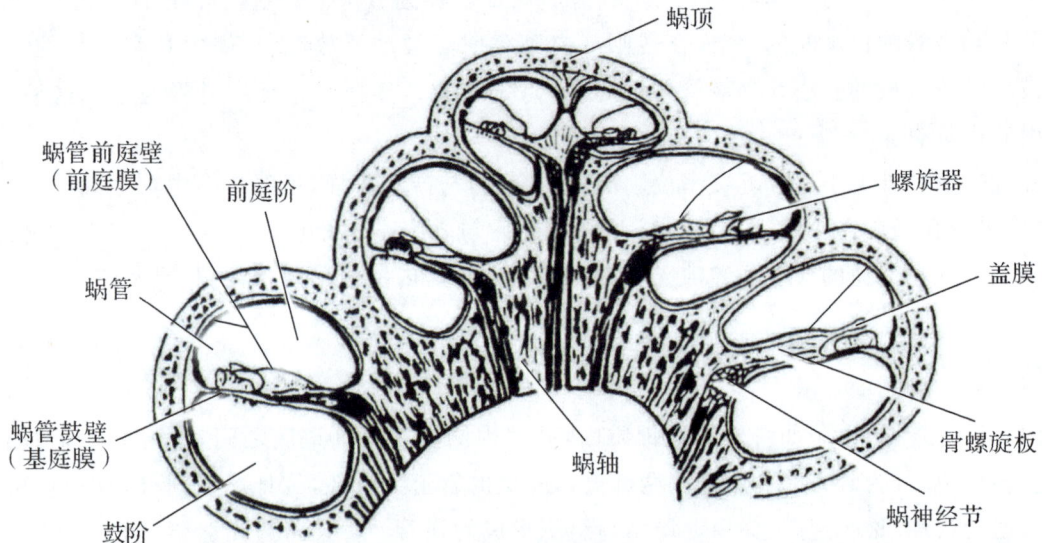

图13-16　耳蜗纵切面

(2)前庭　位于骨迷路中部,耳蜗与半规管之间为一个近似椭圆形的腔隙,它向前下连通耳蜗,向后方连通三个骨半规管。外侧壁是鼓室内侧壁的一部分,在前庭窗处与镫骨底相接;内侧壁对应内耳道底。前庭内侧壁有斜行的前庭嵴。嵴的后上方为椭圆囊隐窝,前下方为球囊隐窝,分别容纳膜迷路的同名囊。嵴的下方分开,围成较小的蜗管隐窝,容纳蜗管的前庭盲端。内侧壁上有数群小孔,名筛斑,为前庭神经的通道。椭圆囊隐窝的下方还有前庭水管内口,为内淋巴管通入前庭水管处。

(3)骨半规管　位于骨迷路后部,包括前、后、外三个骨半规管,都呈"C"形,约为圆周的2/3。各骨半规管都以两骨脚与前庭相连。一脚叫壶腹骨脚,三管在此脚位置各有一个膨大的骨壶腹,前、后两骨半规管的另一骨脚合并称为总骨脚,外骨半规管的另一骨脚则称为单骨脚,故三个半规管共有五个口开于前庭。三个骨半规管在空间位置上互相垂直。前骨半规管弓向上,与锥体长轴相垂直,埋在弓形隆起的深面;外骨半规管水平弓向后外,形成乳突窦入口处的外半规管凸;后骨半规管弓向后外,约与锥体长轴平行。

2.膜迷路　是套在骨迷路内封闭的膜管和膜囊,借纤维束固定于骨迷路的壁上,相互连通,其内充满着内淋巴液(图13-17)。膜迷路由如下三部分组成。

(1)蜗管　位于蜗螺旋管内,介于骨螺旋板和蜗螺旋管外侧壁之间,一端与球囊相连通,另一端以盲端止于蜗顶。断面呈三角形,其上壁为前庭膜,将前庭阶和蜗管分开;下壁即基底膜(螺旋膜),与鼓阶相隔,在基底膜上有螺旋器,又称Corti器,是听觉感受器,能感受声波刺激,产生听觉

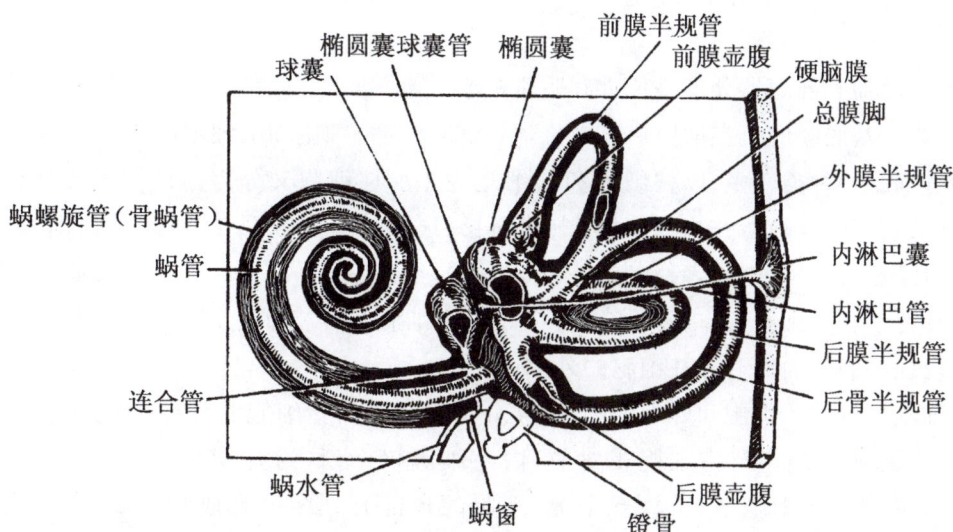

图 13-17 膜迷路

的神经冲动;外侧壁紧贴蜗螺旋管内表面。

人耳能感觉到的声波频率为 20～20000Hz,但以 1000～3000Hz 的声波最为敏感。蜗管螺旋器不同部位感受不同的声波频率,蜗底区域感受高频声音,蜗顶区域感受低频声音。

(2)椭圆囊和球囊　位于前庭内,借球囊椭圆囊管相通,并借内淋巴导管连接内淋巴囊,椭圆囊后壁连通 3 个膜半规管,球囊以连合管与蜗管相连。两囊内壁各有椭圆斑、球囊斑,是位觉感受器,感受头部静止的位置或感受直线变速运动的刺激,转变成神经冲动经前庭神经传入脑。

(3)膜半规管　位于同名骨半规管内,与骨半规管相对应地分为前、外和后膜半规管,管腔约为骨管的 1/4～1/3,具有三个壶腹膜脚、一个总膜脚和一个单膜脚。各壶腹膜脚分别具有前、外和后膜壶腹,几乎充满骨腔,内有横位的小峰样隆起,名壶腹嵴,嵴由两种上皮细胞构成,即支持细胞和毛细胞,毛细胞的毛插入称为壶腹顶的胶质层内。壶腹嵴是接受旋转变速运动刺激的位觉感受器。头部在三维空间中的运动变化,就可分别刺激相应三个膜半规管内的壶腹嵴,转变成神经冲动经前庭神经传入脑。

声音的传导有两条途径,即空气传导和骨传导,正常情况下以空气传导途径为主。

1)空气传导途径　耳廓将收集的声波经外耳道引起鼓膜振动,中耳的听小骨链将鼓膜振动传至前庭窗,将声波转换成机械能并加以放大,引起前庭阶内的外淋巴流动,再经蜗孔传向鼓阶内的外淋巴,最后波动抵达蜗窗第二鼓膜,使第二鼓膜与前庭窗镫骨底反向振动。前庭阶外淋巴的波动可以直接通过前庭膜引起蜗管的内淋巴波动。蜗管的内淋巴波动和鼓阶外淋巴波动均能引起螺旋膜的振动,刺激螺旋器并产生神经冲动,经蜗神经传入脑的听觉中枢,产生听觉。

在鼓膜和听小骨缺损时,声波可经第二鼓膜传入内耳,但只能产生极微小的听觉。

2)骨传导途径　是指声波经颅骨即骨迷路传入内耳的过程。声波的冲击和鼓膜的振动可经颅骨和骨迷路传入,使内耳内的内淋巴流动,刺激基底膜上的螺旋器产生神经兴奋。

病变位置在外耳和中耳引起的耳聋称为传导性耳聋。病变位置在内耳、听神经以及听觉中枢引起的耳聋称为神经性耳聋。

二、结构

内耳的螺旋器和前庭器分别是位觉和听觉的感受器。

1.螺旋器   基底膜的上皮增厚形成螺旋器,主要由支持细胞和毛细胞组成(图13-18)。

(1)支持细胞   种类较多,以柱细胞和指细胞为主。柱细胞又分为内柱细胞和外柱细胞,坐落在基底膜上,其基部较宽,并相互接触,中部细长,顶部又互相嵌合在一起,从而围成一条三角形隧道,称内隧道,沿蜗管螺旋走行,起支持作用。指细胞呈柱状,基部位于基底膜上,顶部有一指状突起,具有承托毛细胞的作用。指细胞也分内指细胞和外指细胞,前者仅1列,后者有3～5列,分列于内柱细胞的内侧和外柱细胞的外侧。

(2)毛细胞   分内毛细胞和外毛细胞两类,分别坐落于内指细胞和外指细胞的上方,并被指细胞的指状突起所包绕。与指细胞相对应,内毛细胞仅1列,约有3500个,外毛细胞有3～5列,约有12000个。毛细胞细长,核近基部,细胞的顶部有许多排列成"V"形或"W"形的静纤毛,称听毛。毛细胞的基部与螺旋神经节双极神经元的周围突形成突触,其中枢突穿出蜗轴形成蜗神经。

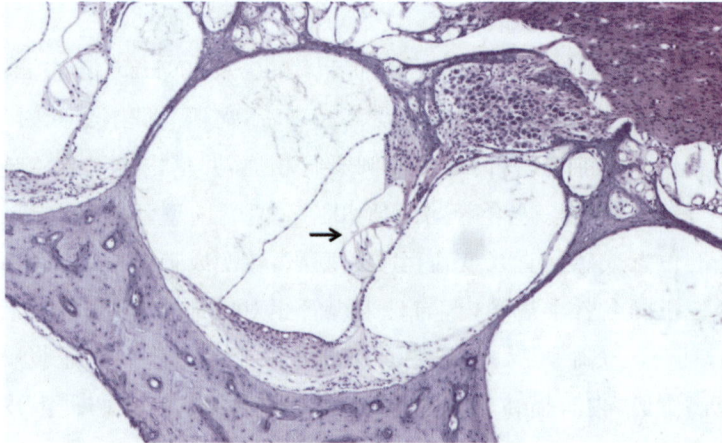

图13-18   螺旋器(光镜,低倍)

2.前庭器   前庭器包括椭圆囊斑、球囊斑和壶腹嵴(图13-19)。上皮均由支持细胞和毛细胞

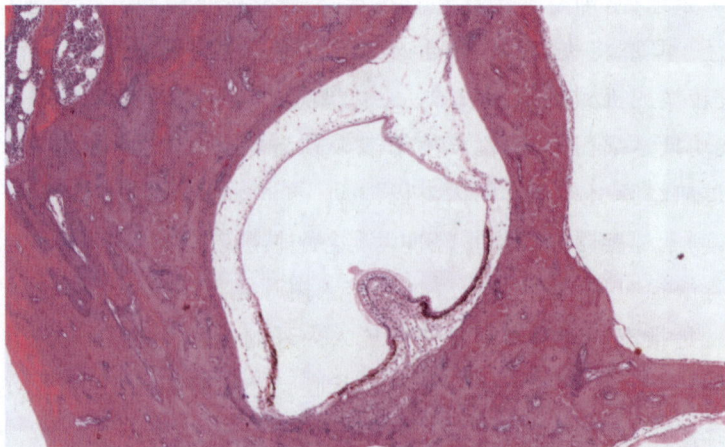

图13-19   壶腹嵴(光镜,低倍)

组成。支持细胞呈高柱状,基部位于基膜上,游离面有微绒毛,胞质顶部有分泌颗粒,分泌含酸性黏多糖的胶状物,并形成一圆锥状的帽状结构,称壶腹帽,毛细胞的纤毛伸入其中。毛细胞位于支持细胞之间,顶部均有许多静纤毛和一根较长的动纤毛。毛细胞的基部与前庭神经末梢形成突触,有的毛细胞基部还与传出神经末梢形成突触,可能与调节毛细胞的功能有关。毛细胞的数量可随年龄变化,40岁以后逐渐减少。

三、常见疾病与防治

临床常见的疾病为中耳炎。

1. 概念　中耳炎是累及中耳(包括咽鼓管、鼓室、鼓窦及乳突气房)全部或部分结构的炎性病变,好发于儿童。可分为非化脓性和化脓性两大类。

非化脓性者包括分泌性中耳炎、气压损伤性中耳炎等,化脓性者有急性和慢性之分。特异性炎症少见,如结核性中耳炎等。

2. 临床表现　化脓性中耳炎的主要症状是耳内闷胀感或闭塞感、耳痛、流脓、鼓膜穿孔、听力下降等。小儿的全身症状比成人明显,可有发热、呕吐等。严重的有脑膜炎、脑脓肿等颅内并发症,还有的并发迷路炎、面神经麻痹等。

3. 主要病因　感冒后咽部、鼻部的炎症向咽鼓管蔓延累及中耳易引起中耳炎。游泳时水通过鼻咽部进入中耳,或用力擤鼻子使鼻涕向鼻后孔挤出到达咽鼓管,也易引发中耳炎。此外,幼儿的咽鼓管比较平直,且管腔较短,内径较宽,仰卧位吃奶时奶汁可经咽鼓管呛入,或感冒时分泌物也易进入中耳引发中耳炎。

4. 疾病防治　积极治疗上呼吸道感染性疾病以避免分泌物进入中耳,避免擤鼻子过于用力等都能很好地预防中耳炎的发生。感染中耳炎后,可选用抗生素水溶液或抗生素与类固醇激素类药物混合液治疗。此外,还可以选用3%双氧水或硼酸水清洗外耳道,用棉签拭净或以吸引器吸尽脓液后进行局部滴药。当鼓膜穿孔影响听力时,可行鼓膜修补术或鼓室成形术。

❖ 知识拓展

人工耳蜗

人工耳蜗是一种电子装置,由体外言语处理器将声音转换为一定编码形式的电信号,通过植入体内的电极系统直接兴奋听神经来恢复、提高及重建聋人的听觉功能。近20多年来,随着高科技的发展,人工耳蜗进展很快,已经从实验研究进入临床应用。现在全世界已把人工耳蜗作为治疗重度耳聋至全聋的常规方法。人工耳蜗是目前运用最成功的生物医学工程装置。

人工耳蜗的发展历史可以追溯到1800年意大利人Volta发现电刺激正常耳可以产生听觉。1957年,法国人Djourno和Eyries首次将电极植入一位全聋患者的耳蜗内,使该患者感知环境获得声音感。20世纪60—70年代,欧美等国的科学家也成功地通过电刺激使耳聋患者恢复听觉。1982年,澳大利亚Nucleus22型人工耳蜗通过美国食品药品管理局(FDA)认可,成为全世界首个使用的多通道耳蜗装置。现在世界上主要的耳蜗公司是澳大利亚的Cochlear,奥地利的MedEl和美国的AB公司。我国于1995年开始多道人工耳蜗植入,这项技术已经较为成熟。随着人工耳蜗植入工作的开展,病例数量的增加,适应证范围的扩大,一些特殊适应证的耳聋病例的人工耳蜗植入的疗效和安全性也得到了证实,使人工耳蜗植入的适应证进一步扩大,如术前完全没有残余听力患者的人工耳蜗植入、内耳畸形和耳蜗骨化病例的人工耳蜗植入、合并慢性中耳炎患者的人工耳蜗植入、小龄耳聋患者的人工耳蜗植入、高龄耳聋患者的人工耳蜗植入等。

思考题

1. 试述房水的产生、循行路径及生理意义。

2. 光线从外界到达视网膜视细胞需依次经过哪些层次结构?

3. 视近物和视远物时,眼是如何调节进入眼内的光线,使物体清晰地投射到视网膜上的?

4. 泪液是如何产生和排泄的?

5. 声波被耳廓收集后经哪些途径传给螺旋器(Corti 器)的毛细胞?

学习要点

1. 甲状腺的形态结构与疾病。
2. 肾上腺的形态结构与疾病。
3. 垂体的形态结构与疾病。

内分泌系统(endocrine system)是机体重要的调节系统,与神经系统相辅相成,共同调节机体的生长发育和各种代谢活动,维持机体内环境的稳定和平衡,并影响各种行为。内分泌系统由内分泌腺(如甲状腺、肾上腺、垂体、松果体等)分布于其他器官内的内分泌组织和细胞组成(图 14-1)。

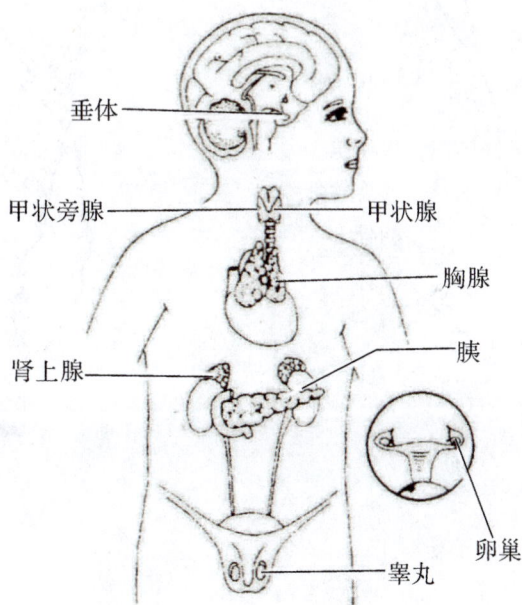

图 14-1　内分泌系统概观

内分泌细胞的分泌物称激素(hormone)。大多数激素通过血液循环作用于远隔的特定细胞。每种激素作用的特定器官或特定细胞,称这种激素的靶器官(target organ)或靶细胞(target cell)。

若内分泌腺或内分泌组织或细胞分泌功能异常,常导致机体患病,常见的如糖尿病、甲状腺功能亢进、库欣综合征等。

第一节　甲状腺的结构与疾病

一、形态

甲状腺(thyroid gland)是人体最大的内分泌器官,外形呈"H"形,由左、右两叶和中间的峡构成,有时由甲状腺向上伸出锥状叶(图 14-2)。甲状腺为红褐色腺体,平均重量成年男性 26.71g,女性 25.34g。甲状腺外包两层被膜,分别是位于外层的甲状腺鞘和位于内层的甲状腺纤维囊。甲状腺鞘由气管前筋膜延续而来,又称甲状腺假被膜;甲状腺纤维囊即为甲状腺外膜,又称真被膜。上述两者之间形成的间隙为囊鞘间隙,内有疏松结缔组织、血管、神经和甲状旁腺(图 14-3)。假被膜内侧增厚形成甲状腺悬韧带,使甲状腺连于甲状软骨、环状软骨和气管软骨环,将甲状腺固定于喉和气管壁上。当吞咽时,甲状腺可随喉的活动而上、下移动。

二、位置

甲状腺的侧叶位于喉下部和气管颈部的前外侧。左、右侧叶分为前后缘、上下端和前外侧面、内侧面;其中上端可达甲状软骨中部,下端至第 6 气管软骨环,后方平对第 5～7 颈椎高度。甲状腺峡位于第 2～4 气管软骨环的前方,连结甲状腺左、右侧叶(图 14-2)。

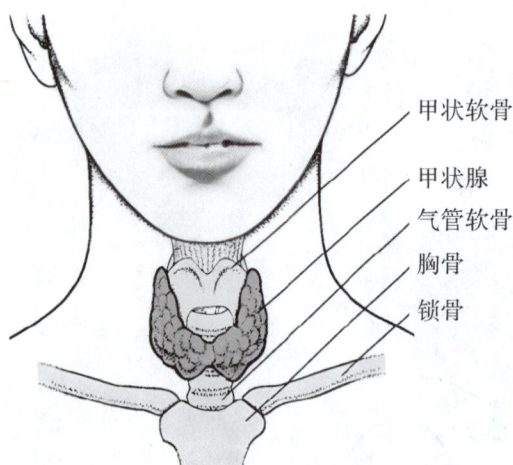

图 14-2　甲状腺模式图(前面观)

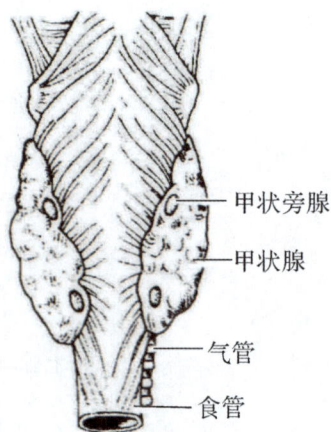

图 14-3　甲状腺(后面观)和甲状旁腺

三、结构与功能

甲状腺为实质性器官,表面有被膜,伸入实质将其分为大小不等的甲状腺小叶(图 14-3)。甲状腺小叶由大量甲状腺滤泡构成。甲状腺滤泡大小不等,直径为 0.02～0.90mm,呈圆形或不规则形。滤泡由单层立方的滤泡上皮细胞围成,滤泡腔内充满均质状、嗜酸性的胶质(图 14-4)。在功能活跃时,滤泡上皮细胞增高呈低柱状,腔内胶质减少;在功能静息状态时,细胞变矮呈扁平状,腔内胶质增多。胶质中为滤泡上皮细胞的分泌物,即碘化的甲状腺球蛋白。滤泡旁细胞位于甲状腺滤泡之间和滤泡上皮细胞之间(图 14-5)。

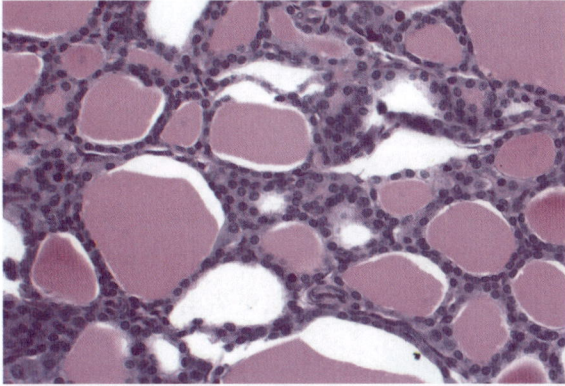

图 14-4　甲状腺(光镜,HE 染色)　　　　　图 14-5　甲状腺(光镜,镀银染色)

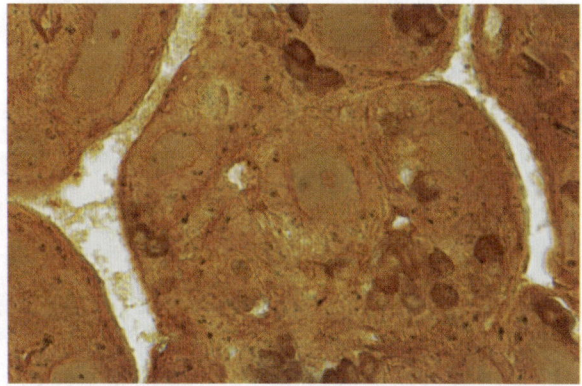

滤泡上皮细胞在腺垂体分泌的促甲状腺激素的作用下,胞吞滤泡腔内的碘化甲状腺球蛋白,成为胶质小泡。小泡内的甲状腺球蛋白被水解酶分解,形成甲状腺激素,即占 90% 的四碘甲状腺原氨酸(T_4)和占 10% 的三碘甲状腺原氨酸(T_3)。T_3 和 T_4 于滤泡细胞基底部释放入血(图 14-6)。

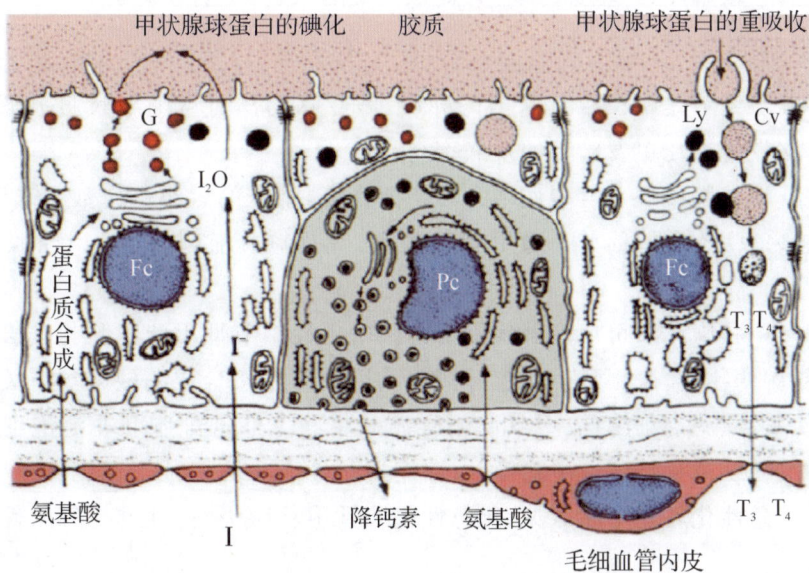

图 14-6　甲状腺超微结构及激素合成与分泌模式图

甲状腺激素能促进机体新陈代谢,提高神经兴奋性,促进生长发育。甲状腺激素对婴幼儿的骨骼发育和中枢神经系统发育有显著影响。小儿甲状腺功能减退,不仅长骨生长停滞、身材矮小,而且脑发育障碍、智力低下,导致呆小症。成人甲状腺功能亢进时,出现明显的中枢神经系统兴奋性增高的表现,同时引起心血管、消化等系统功能紊乱,即临床上常见的甲状腺功能亢进症。

滤泡旁细胞以胞吐方式释放降钙素。降钙素能促进成骨细胞的活动,使骨盐沉积于类骨质,并抑制胃肠道和肾小管吸收 Ca^{2+},使血钙浓度降低。

四、常见疾病与防治

(一)甲状腺功能亢进症

1.概念　甲状腺功能亢进症(hyperthyroidism)简称"甲亢",是由于甲状腺合成释放过多的甲状腺激素,造成机体代谢亢进和交感神经兴奋,引起心悸、出汗、进食和便次增多、体重减少的病症。多数患者还常常伴有突眼、眼睑水肿、视力减退等症状。

2.临床表现　一是甲状腺激素增多导致机体代谢亢进,表现为食欲增大,胃肠活动增强,便次增多,机体能量消耗增多,体重减轻,怕热出汗,个别患者出现低热;二是甲状腺激素增多刺激交感神经兴奋,表现为心悸、心动过速、失眠、情绪易激动,甚至焦虑。甲亢患者若长期未得到合适治疗,可引起甲亢性心脏病。

3.主要病因　甲亢病因包括毒性弥漫性甲状腺肿(Graves病)、炎性甲亢(亚急性甲状腺炎、无痛性甲状腺炎、产后甲状腺炎和桥本甲亢)、药物致甲亢(左甲状腺素钠和碘致甲亢)、人绒毛膜促性腺激素(hCG)相关性甲亢(妊娠呕吐性暂时性甲亢)和垂体促甲状腺激素(TSH)瘤甲亢,临床上80%以上的甲亢是Graves病引起的。Graves病是甲状腺自身免疫病,其发病可能和发热、睡眠不足、精神压力大等因素有关,但临床上绝大多数患者病因不明确。

4.疾病防治　临床治疗措施包括抗甲状腺药物治疗、放射碘治疗、手术治疗和中医辨证治疗等。此外,控制情绪、缓解压力、增加运动,并保证充足睡眠,对预防该病也非常重要。

(二)甲状腺结节

1.概念　甲状腺结节是指在甲状腺内的肿块,做吞咽动作时可随甲状腺上下移动。可以单发,也可以多发,多发结节比单发结节的发病率高。

2.临床表现　甲状腺出现不均匀性增大和结节样变,结节的大小可由数毫米至数厘米,结节内可有出血、囊变和钙化。主要变现为甲状腺肿大,其他临床症状不多,甲状腺功能检查大多正常。

3.主要病因　甲状腺结节可由多种病因引起。增生性结节性甲状腺肿与碘摄入量过高或过低、食用致甲状腺肿的物质、服用致甲状腺肿药物或甲状腺激素合成酶缺陷等有关。甲状腺良性肿瘤、甲状腺乳头状癌、滤泡细胞癌、甲状腺髓样癌等甲状腺滤泡细胞和非滤泡细胞恶性肿瘤以及转移癌形成肿瘤性结节。结节性甲状腺肿、腺瘤退行性变和陈旧性出血斑囊性变、甲状腺癌囊性变等导致囊肿。急性化脓性甲状腺炎、亚急性化脓性甲状腺炎、慢性淋巴细胞性甲状腺炎均可形成炎症性结节。

4.疾病防治　临床上,甲状腺结节大多是良性结节,少数有恶变情况。良性结节建议定期随访,观察进展,如无明显增大或变性,可以不做处理;亦可根据病情采用甲状腺激素抑制疗法控制结节增长。对于引起甲亢的结节,可用放射性碘、抗甲状腺药物或手术切除等方法治疗。对于恶性结节,则建议进行部分或全部甲状腺组织切除术。此外,中医治疗、调整饮食和作息等,对疾病的预防及治疗有帮助。

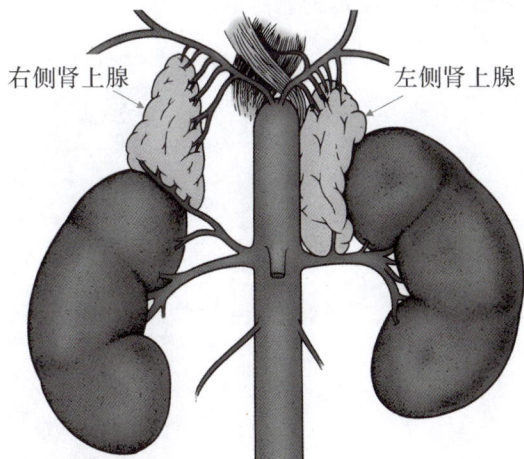

图 14-7　肾上腺

右侧肾上腺　　　左侧肾上腺

第二节　肾上腺的结构与疾病

一、形态

肾上腺(suprarenal gland)位于肾的上方(图 14-7),质地软,淡黄色,与肾共同包裹于肾筋膜内。左侧肾上腺呈半月形,右侧肾上腺呈三角形。

二、结构

肾上腺表面包裹有结缔组织被膜,少量结缔组织伴随血管、神经深入腺实质内。肾上腺实质由浅层的皮质和深层的髓质构成。

1.皮质　约占肾上腺体积的 80%,根据皮质细胞的形态和排列特征,可分为三层带,即球状带、束状带和网状带,三者间无明显界限(图 14-8)。球状带细胞分泌盐皮质激素,主要是醛固酮,能促进肾远曲小管和集合管重吸收 Na^+ 排出 K^+,使血 Na^+ 浓度升高,K^+ 浓度降低,维持血容量于正常水平。束状带细胞分泌糖皮质激素,主要为皮质醇。糖皮质激素可以促使蛋白质及脂肪分解并转变成糖,还有抑制免疫应答及抗炎等作用。网状带细胞主要分泌雄激素,也分泌少量雌激素和糖皮质激素。

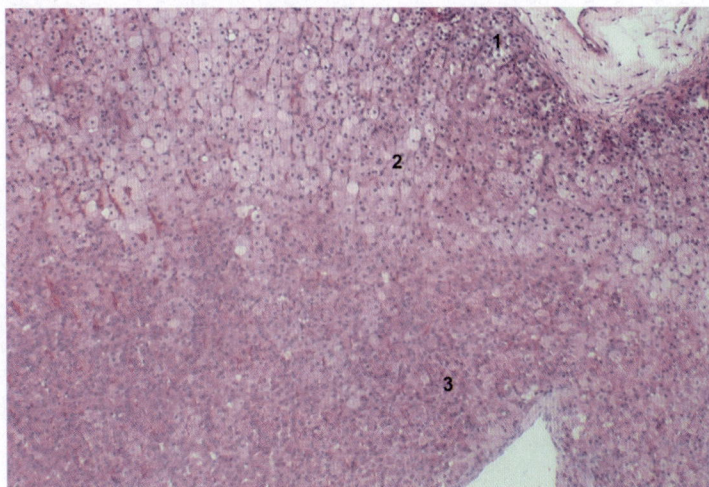

图 14-8　肾上腺皮质(光镜,高倍)
1.球状带;2.束状带;3.网状带

2.髓质　主要由排列成索或团状的髓质细胞组成(图 14-9)。髓质细胞呈多边形,如用含铬盐的固定液固定标本,胞质内可见黄褐色的嗜铬颗粒,因而髓质细胞又称嗜铬细胞。在电镜下观察嗜铬细胞,胞质内含有特征性的电子密度高的分泌颗粒。根据颗粒所含物质的差别,嗜铬细胞分为两种,一种为肾上腺素细胞,颗粒内含肾上腺素,此种细胞约占肾上腺髓质细胞的 80% 以上;另一种为去甲肾上腺素细胞,颗粒内含去甲肾上腺素。嗜铬细胞的分泌活动受交感神经节前纤维支配。肾上腺素使心率加快、心脏和骨骼肌的血管扩张;去甲肾上腺素使血压增高,心脏、脑和骨骼肌的血流加速。

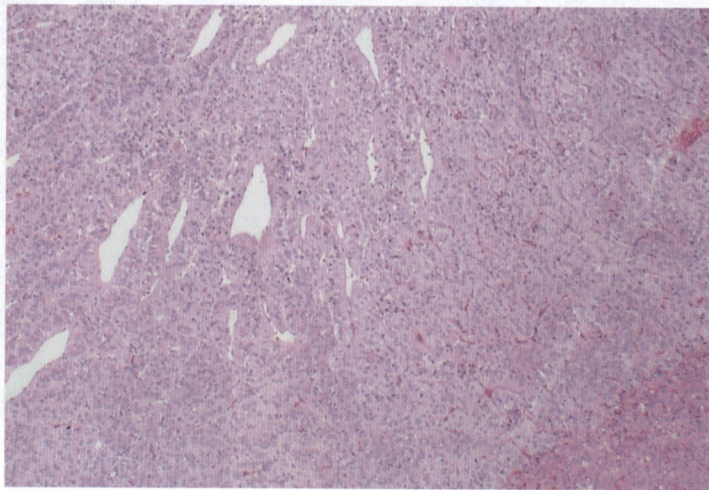

图 14-9　肾上腺髓质（光镜，高倍）

三、常见疾病与防治

临床常见疾病是肾上腺皮质增生。

1.概念　肾上腺皮质增生是指肾上腺非肿瘤性皮质亢进，分原发性和继发性两种类型。一般皮质增生均为双侧性病变，仅个别病例为单侧性，如病程长，最终也发展为双侧性。

2.临床表现　肾上腺皮质功能亢进症，也称库欣综合征，主要表现为向心性肥胖、满月脸、水牛背等；皮肤变薄并出现紫纹、多毛、痤疮、高血压、糖耐量降低、月经失调及性功能减退、骨质疏松、肌肉无力等。

3.主要病因　引起该病的因素包括遗传因素、肾上腺皮质激素异常、垂体肿瘤等。肾上腺皮质增生症具有一定遗传性，如父母罹患肾上腺皮质增生，则子女也有一定概率罹患该病。因酶缺陷引起肾上腺皮质激素合成受阻，也会导致肾上腺皮质增生。此外，垂体肿瘤一定程度上会刺激促肾上腺皮质激素分泌过多，可能会引起肾上腺轻度增生，诱发肾上腺皮质增生症。

4.疾病防治　肾上腺皮质增生出现多毛或者不孕以及月经紊乱、性早熟等问题，可以在医生指导下使用药物进行治疗。病情严重者，可以考虑手术疗法，如腹腔镜切除局部肾上腺皮质等。此外，在患病期间结合饮食调整，选择低脂肪和低盐的食物，减少高蛋白的食物摄入，都有利于病情改善。

第三节　垂体的结构与疾病

一、形态

垂体（pituitary gland）为一椭圆形小体，位于颅骨蝶鞍的垂体窝内，下丘脑下方。重约 0.5g，女性略大于男性，妊娠期显著增大。垂体可分为腺垂体与神经垂体两部分，腺垂体在前，神经垂体在后（图 14-10）。

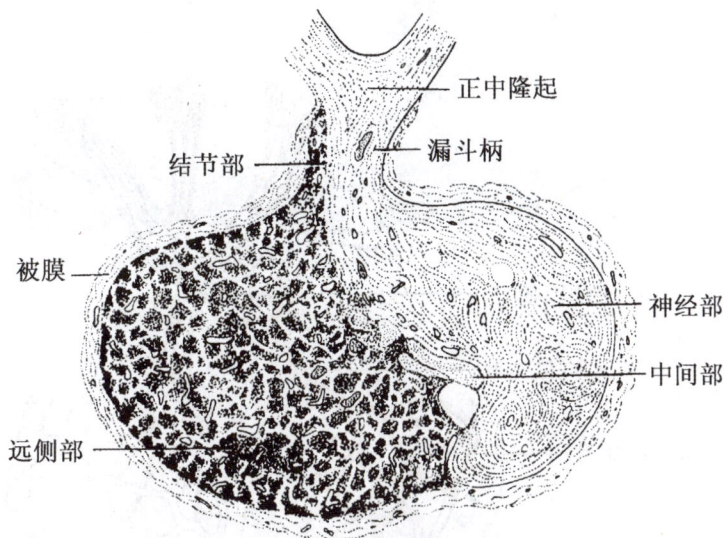

图 14-10　垂体(矢状切面)

二、结构

　　垂体为实质性器官,其中腺垂体分为远侧部、结节部和中间部三部分,神经垂体分为神经部与漏斗部两部分。

　　1. 腺垂体　内有丰富的窦状毛细血管,在 HE 染色切片中,腺细胞分为嗜色细胞和嫌色细胞两类,嗜色细胞又分为嗜酸性细胞和嗜碱性细胞两种(图 14-11)。嗜酸性细胞分生长激素细胞和催乳激素细胞两种,嗜碱性细胞分促甲状腺激素细胞、促肾上腺激素细胞和促性腺激素细胞三种,上述细胞各自分泌相应的激素进入血液作用于对应的靶细胞或靶器官。腺垂体主要由垂体上动脉供应血液。垂体上动脉穿过结节部上端,进入神经垂体漏斗,在该处分支并吻合形成有孔毛细血管网,称第一级毛细血管网。这些毛细血管网下行到结节部下端汇集形成数条垂体门微静脉,后者下行至远侧部再度分支并吻合,形成第二级毛细血管网。垂体门微静脉及其两端的毛细血管网共同构成垂体门脉系统(图 14-12)。

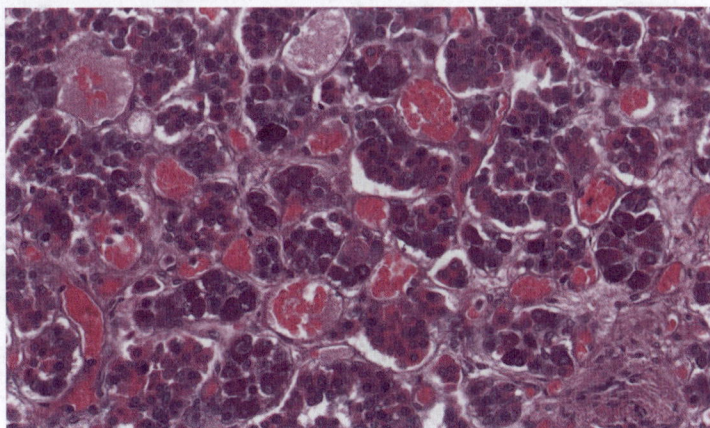

图 14-11　腺垂体远侧部(光镜,高倍)

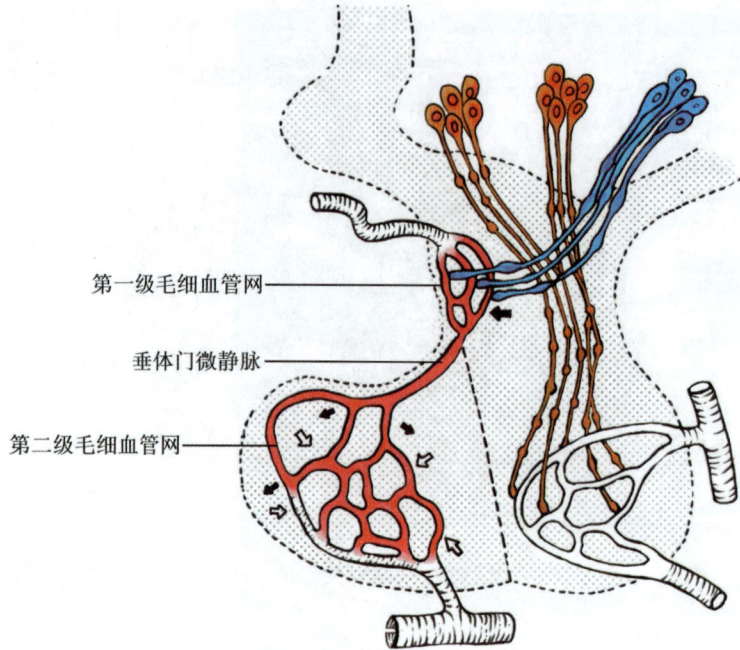

图 14-12　垂体门脉系统

　　2.神经垂体　主要由无髓神经纤维和神经胶质细胞组成,含有丰富的有孔毛细血管,与下丘脑实为一个整体。下丘脑前区的视上核和室旁核含有大型神经内分泌细胞,其轴突经漏斗终止于神经垂体的神经部,构成下丘脑神经垂体束,也是神经部无髓神经纤维的来源(图 14-13)。视上核和室旁核的神经内分泌细胞合成血管升压素和缩宫素,形成许多分泌颗粒,经轴突被运输到神经部贮存,并释放入有孔毛细血管。在轴突沿途和终末,分泌颗粒常聚集成团,使轴突呈串珠状膨大,在光镜下呈现大小不等的弱嗜酸性团块,称赫令体。

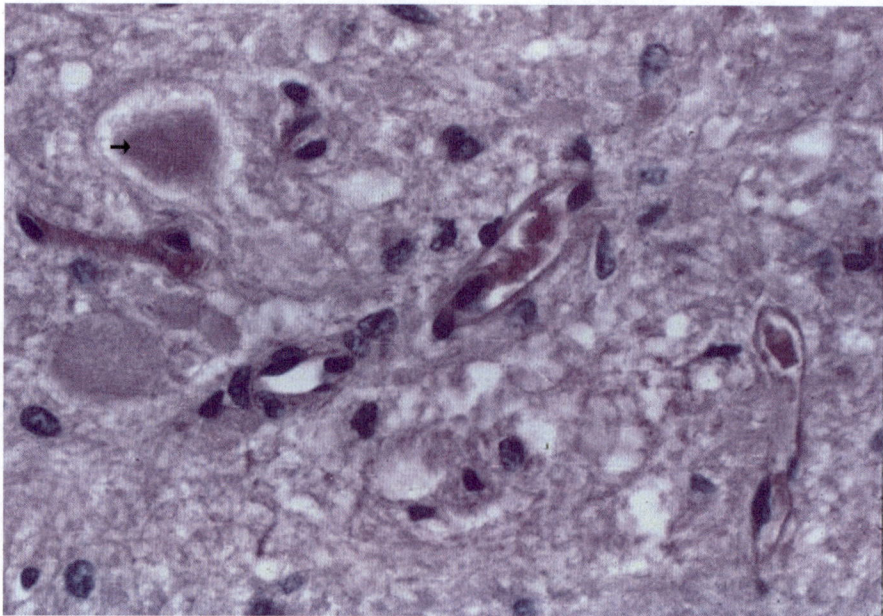

图 14-13　垂体神经部(光镜,HE 染色)

三、常见疾病与防治

（一）腺垂体功能减退症

1.概念　腺垂体功能减退症是由于各种原因引起腺垂体分泌激素不足的一种内分泌疾病。

2.临床表现　临床表现取决于其基本的病因以及所缺少的某些专一性的垂体激素。

（1）性激素分泌减少　女性表现为产后无乳、乳房萎缩、外阴与子宫萎缩、长期闭经、阴毛和腋毛稀疏脱落等；男性表现为睾丸缩小、阳痿、性功能减退等。

（2）甲状腺激素减少　表现为面色苍白，皮肤干燥脱屑、少光泽、弹性差，头发、眉毛稀疏，食欲缺乏；严重者出现黏液性水肿、神情淡漠、精神失常等。

（3）肾上腺皮质激素减少　表现为乏力、恶心、呕吐，心音弱、心率慢、脉搏细弱、血压偏低；严重时出现低血糖、肤色变浅、免疫力下降等。

（4）腺垂体减退危象　表现为严重虚弱无力、恶心及呕吐，高热（高热型）或体温低于 35℃（低温型），血糖过低（低血糖型），血压过低或休克（低血压型），甚至抽搐、昏迷。

3.主要病因　包括先天性因素和获得性因素。先天性腺垂体发育不全是导致先天性腺垂体功能减退症的主要因素，与基因突变有关。腺垂体坏死、肿瘤、感染，以及手术、创伤和放射性损害等因素均可引发该病。

4.疾病防治　腺垂体功能减弱症的治疗一般需要较长时间，必须持之以恒。临床上以对症处理为主，如抗感染、通大便、纠正精神失常、止吐等；还可以采用激素替代治疗，并可以结合中医药疗法。饮食上一般给予高热量、高蛋白、高维生素及适量钠、钾等。生活要有规律，避免劳累。

（二）垂体瘤

1.概念　垂体瘤是一组垂体前叶和后叶及颅咽管上皮残余细胞发生的肿瘤。通常发生于青壮年时期，男性略多于女性。临床上有明显症状者约占颅内肿瘤的 10%。

2.临床表现　根据垂体瘤位置不同，临床主要表现为激素分泌异常综合征、压迫垂体周围组织综合征、垂体卒中和其他垂体前叶功能减退等。如生长激素过多引起肢端肥大症，催乳激素过多引起乳腺过度发育，促性腺激素分泌减少可引起闭经、不育或阳痿等，肿瘤压迫垂体周围可引起神经纤维刺激征，出现持续性头痛。

3.主要病因　病因不清，可能诱因有遗传因素、物理和化学因素以及生物因素等。

4.疾病防治　垂体瘤主要采用手术、药物及放射等治疗方法，但各种治疗方法各有利弊，临床应根据患者垂体瘤的大小、激素分泌情况、并发症及患者年龄、经济情况等制订个体化的治疗方案。

> ❖ **知识拓展**
>
> ### 科学选择食盐
>
> 碘是自然界外环境中普遍存在的一种微量元素，是人体甲状腺合成甲状腺激素所必需的元素，甲状腺激素在人体新陈代谢、智力发育和骨骼生长中起着重要作用，如果出现碘缺乏的情

况,可能表现为脖子变大、发育迟缓、智力低下等症状。生活中的食盐,有的含碘,有的无碘,应该如何选择呢?

1.无碘盐是成分中没有碘的一种盐,正常人可以短时间吃无碘盐,一般对身体没有影响。但如果长期吃,则可能会导致身体缺乏碘元素。

2.无碘盐适用于甲状腺功能亢进症患者或是生活在高碘地区的人群,由于此类人群不需要额外补充碘元素。对于不缺乏碘元素的正常人,可以短时间吃无碘盐,若长时间吃无碘盐,可能也会导致体内碘元素不足。成人每日需摄碘量 $100\sim300\mu g$,低于 $25\mu g$ 将会出现碘缺乏。

3.缺乏碘元素的患者通常不适合吃无碘盐,在生活中可以选择含碘盐,或者吃海带、虾米、扇贝等含碘较高的食物。如果症状没有得到缓解,建议患者到正规医院就诊,在医生指导下选择药物治疗,如左甲状腺素钠片。

思考题

1.甲状腺激素的主要作用有哪些?

2.肾上腺皮质分泌哪些激素?这些激素各有什么作用?

3.垂体分泌哪些激素?

第十五章 | 生殖器官的结构与疾病

学习要点

1. 睾丸的形态结构与疾病。

2. 前列腺的形态结构与疾病。

3. 卵巢的形态结构与疾病。

4. 乳腺的形态结构与疾病。

生殖器官男女各异,但都由内生殖器和外生殖器两部分组成。内生殖器包括生殖腺、生殖管道和附属腺三部分(图 15-1)。男性的生殖腺是睾丸,生殖管道包括附睾、输精管、射精管和尿道,附属腺包括精囊、前列腺和尿道球腺;女性的生殖腺是卵巢,生殖管道包括输卵管、子宫和阴道,附属腺是前庭大腺。男性外生殖器包括阴囊和阴茎。女性外生殖器是指女阴。生殖器的主要功能是产生生殖细胞,繁殖后代,延续种族,以及分泌性激素,维持性征。

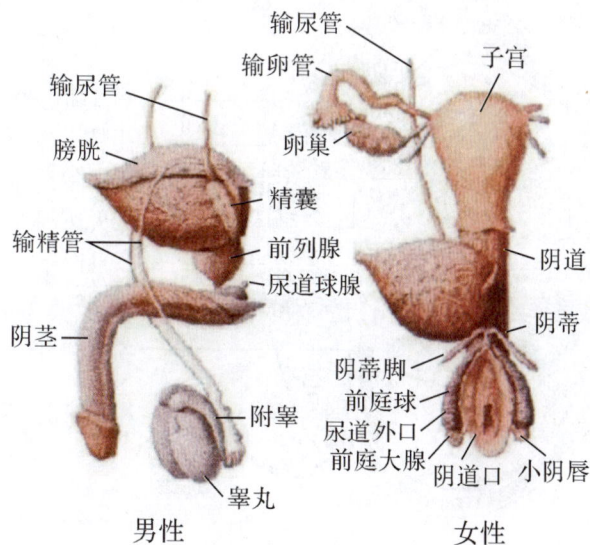

图 15-1 生殖系统模式图

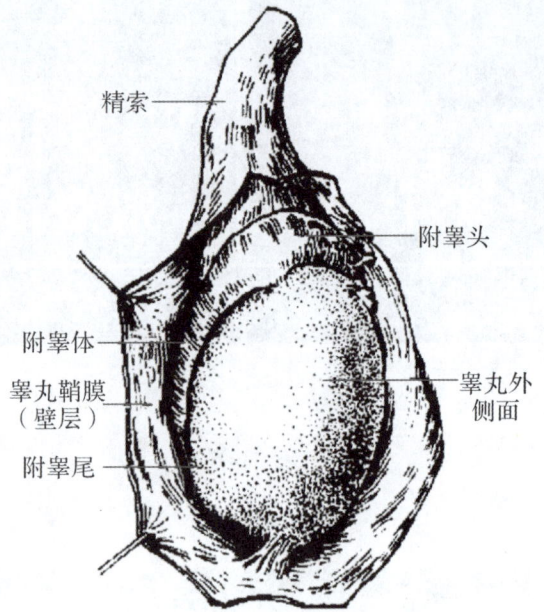

图 15-2　睾丸的形态

第一节　睾丸的结构与疾病

睾丸是男性生殖腺,具有产生精子、繁衍后代、分泌男性激素、维持男性性征的功能。

一、形态

睾丸(testis)呈扁卵圆形,表面光滑,分为前、后两缘,上、下两端和内、外侧面。前缘游离,后缘有血管和神经等出入。上端和后缘有附睾贴附,下端游离。外侧面较隆凸,内侧面较平(图 15-2)。

二、位置

睾丸位于阴囊内,左右各一,一般左侧略低于右侧。睾丸上方有精索,下方游离,后方为附睾附着。睾丸在胎儿期经历了逐步发育成型与体位下降的过程,若出生后未能完全下降至阴囊而是停留在腹膜腔、腹股沟处,则称为隐睾,可造成不育。

三、结构

睾丸表面有一层坚厚的白膜,睾丸后缘的白膜增厚,凸入睾丸内形成睾丸纵隔。从纵隔发出许多小隔,将睾丸实质分成许多睾丸小叶。每个睾丸小叶内含有 1～4 条盘曲细长的生精小管。生精小管在近睾丸纵隔处变成直而短的直精小管,直精小管交织成睾丸网。从睾丸网发出 12～15 条睾丸输出小管,出睾丸后缘的上部进入附睾(图 15-3)。

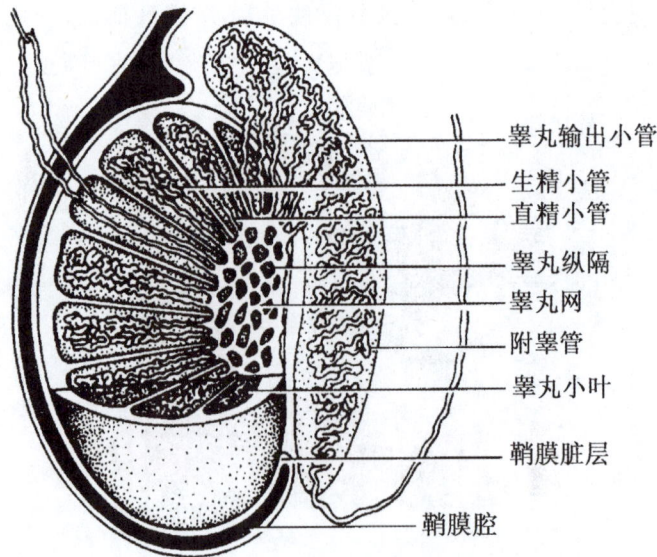

图 15-3　睾丸的结构模式图

生精小管是高度弯曲的上皮性管道,由生精上皮构成(图 15-4)。生精上皮由支持细胞和生精细胞组成。

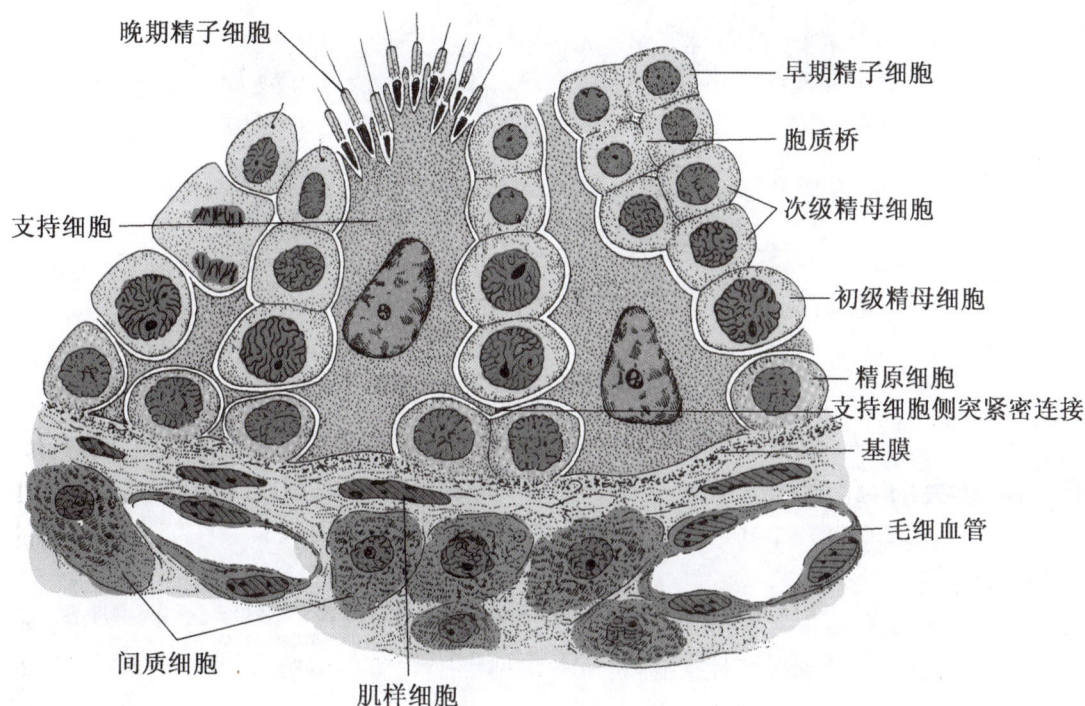

图 15-4　生精小管上皮模式图

生精细胞包括精原细胞、初级精母细胞、次级精母细胞、精子细胞和精子。从精原细胞到精子的过程称精子的发生,需要 64±4.5 天方可完成。

1.精原细胞　是睾丸中最幼稚的生精细胞,位于基底室,紧贴基膜,直径约为 12μm,其细胞核圆,核染色较深。精原细胞可分为 A、B 两型。A 型精原细胞是干细胞,可不断地分裂增殖,一部分子细胞继续作为干细胞,另一部分子细胞分化为 B 型精原细胞。B 型精原细胞经过数次分裂后分化为初级精母细胞。

2.初级精母细胞　位于精原细胞的近腔侧,直径约为 18μm,圆形,其细胞核大而圆,核型为 46,XY。初级精母细胞经过 DNA 复制后进行第一次减数分裂,形成两个次级精母细胞。

3.次级精母细胞　一般位于初级精母细胞的近腔侧,直径约为 12μm,由初级精母细胞减数分裂而来,核型为 23,X 或 23,Y。次级精母细胞迅速进入第二次减数分裂,形成 2 个精子细胞。

4.精子细胞　位于近腔面,直径约为 8μm,由次级精母细胞减数分裂而来,其细胞核圆,染色质细密,染色较深,核型为 23,X 或 23,Y(图 15-5)。

5.精子　形似蝌蚪,长约 60μm,分头、尾两部。精子头正面观呈卵圆形,侧面观呈梨形。头部有一个高度浓缩的细胞核,核的前 2/3 有顶体覆盖。顶体内含多种水解酶,在受精过程中发挥重要作用。精子尾部是精子的运动装置,可分为颈段、中段、主段和末段四部分(图 15-6)。精子发生和形成须在低于体温 2~3℃的环境中进行。

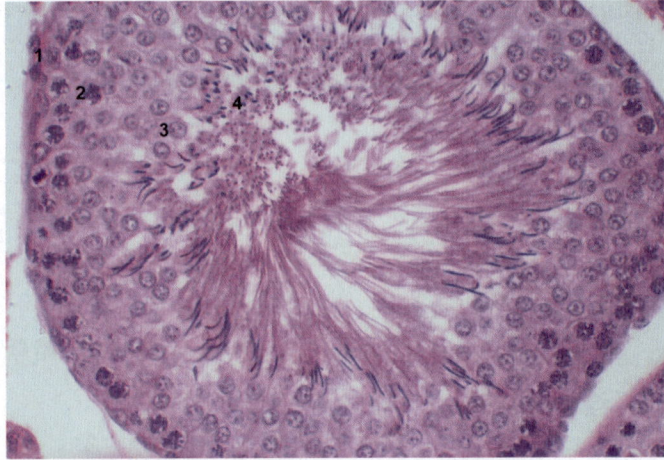

图 15-5　生精小管上皮(光镜,高倍)
1.精原细胞;2.初级精母细胞;3.精子细胞;4.精子

四、常见疾病与防治

(一)睾丸炎

1.概念　睾丸炎是由细菌、病毒、衣原体、支原体等感染引起的睾丸肿大、疼痛等炎性疾病,是一种常见的男性疾病。临床上可分为急性睾丸炎和慢性睾丸炎。

2.临床表现　急性睾丸炎发病急、多高热,患侧阴囊疼痛剧烈,皮肤紧胀、红肿、压痛明显,可并发鞘膜积液。慢性睾丸炎可由急性睾丸炎迁延而成,或一开始即为慢性表现,一般无全身症状,睾丸渐渐肿大,并形成硬结,有轻微疼痛或不痛,阴囊不红不热,有时可形成瘘管,缠绵难愈。

3.主要病因　睾丸受到挤压或外伤等可引起睾丸炎;睾丸附近脏器的感染,如前列腺炎和精囊腺炎,细菌可沿输精管进入附睾、睾丸也容易导致睾丸炎;细菌等病原体也可从体内其他感染病灶经血流进入睾丸引起睾丸炎。

4.疾病防治　避免外伤及过度劳累,提高人体免疫功能。日常需做好睾丸卫生,避免衣物刺激。睾丸发炎时,应及时就诊,临床一般采用抗生素抗感染及消肿、止痛等对症治疗。

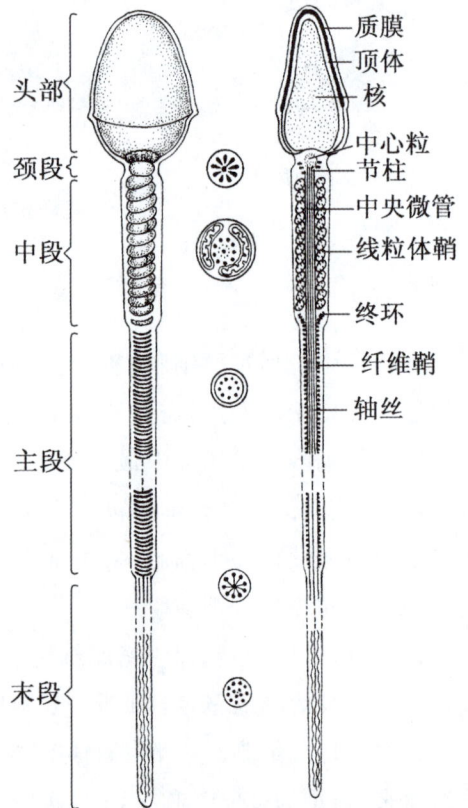

图 15-6　精子的形态模式图

(二)睾丸鞘膜积液

1.概念　睾丸鞘膜积液是指睾丸鞘膜腔内液体积聚过多,超过了正常量而形成的囊性病变。可分为交通性睾丸鞘膜积液、精阜睾丸鞘膜积液和混合型睾丸鞘膜积液等类型。

2.临床表现　当鞘膜内的液体量不多时,一般无症状或症状不明。当鞘膜积液明显增多时,可有下坠感或牵扯痛。巨大的鞘膜积液可引起排尿及性生活困难,也可能会影响行走等。

3.主要病因　阴囊的外伤,睾丸和附睾的炎症、肿瘤以及丝虫病等都可引起睾丸鞘膜积液。

4.疾病防治　尽量避免睾丸损伤,远离寒湿环境。积液量多时可以手术治疗,也可以中药利尿消肿等治疗。

<h2>第二节　前列腺的结构与疾病</h2>

前列腺是男性生殖器中最大的附属腺,分泌前列腺液参与构成精液。前列腺液呈弱碱性,含有酸性磷酸酶、纤溶酶、透明质酸酶等多种酶,在精子的生存、活动等功能中发挥重要作用。

一、形态

前列腺的大小、形状似栗子,上端宽大称前列腺底,与膀胱颈相接,下端尖细称前列腺尖,与尿生殖膈上面相邻。男性的尿道在前列腺底近前缘处穿入前列腺实质,行向前下于前列腺尖穿出。前列腺排泄管开口于尿道前列腺部后壁。尖与底之间的部分称前列腺体。体后面平坦,紧贴直肠,正中线上有一纵行浅沟,称前列腺沟。

二、位置

前列腺位于膀胱与尿生殖膈之间。前列腺底上接膀胱颈,前列腺尖的两侧有前列腺提肌绕过。前列腺体的前面有耻骨前列腺韧带,连接前列腺鞘与耻骨盆面;后面借直肠膀胱膈与直肠壶腹相邻,直肠指检时,向前可扪及前列腺(图 15-7)。

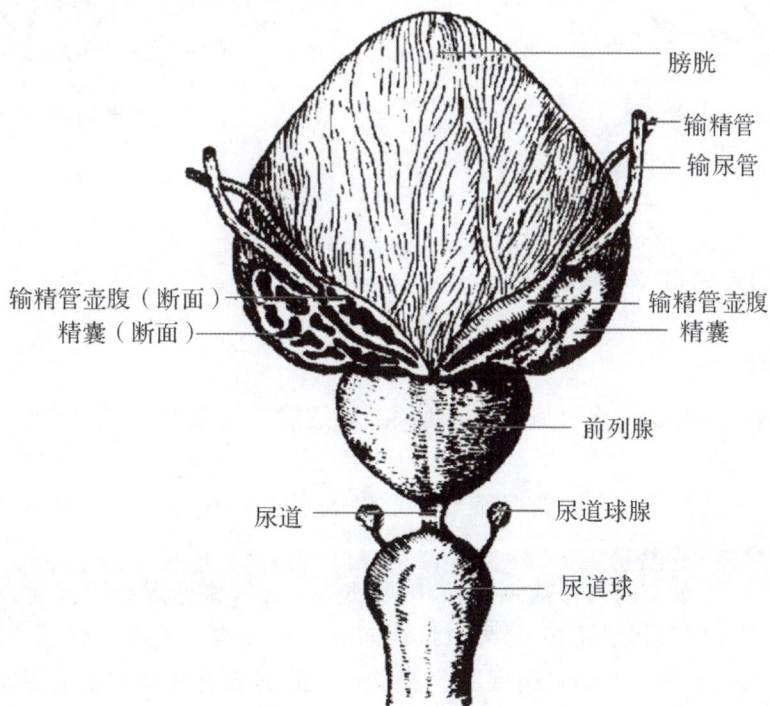

图 15-7　前列腺的位置

三、结构

前列腺由腺组织、平滑肌和结缔组织构成,表面包有筋膜鞘,称前列腺囊。腺实质由30～50个复管泡状腺组成,汇成15～30条导管,分别开口于尿道。结缔组织和平滑肌构成前列腺被膜,并伸入腺内构成腺的间质,分隔并包绕腺泡和导管。前列腺的腺泡腔较大,腺上皮常形成许多乳头或皱襞伸入腺腔,故腺腔很不规则,上皮细胞有较强的酸性磷酸酶活性,腺腔内常有圆形或卵圆形前列腺凝固体。凝固体由分泌物浓缩而成,其切面呈同心圆的板层状,随年龄增长而增多,甚至可以钙化形成前列腺结石。

腺实质可分三个带:黏膜腺位于尿道黏膜内,最小,构成尿道周带,导管开口于尿道;黏膜下腺位于尿道黏膜下层,为内带,导管于精阜两侧开口于尿道;主腺位于前列腺的外围,占前列腺的大部分,即外带,亦开口于精阜两侧(图15-8)。

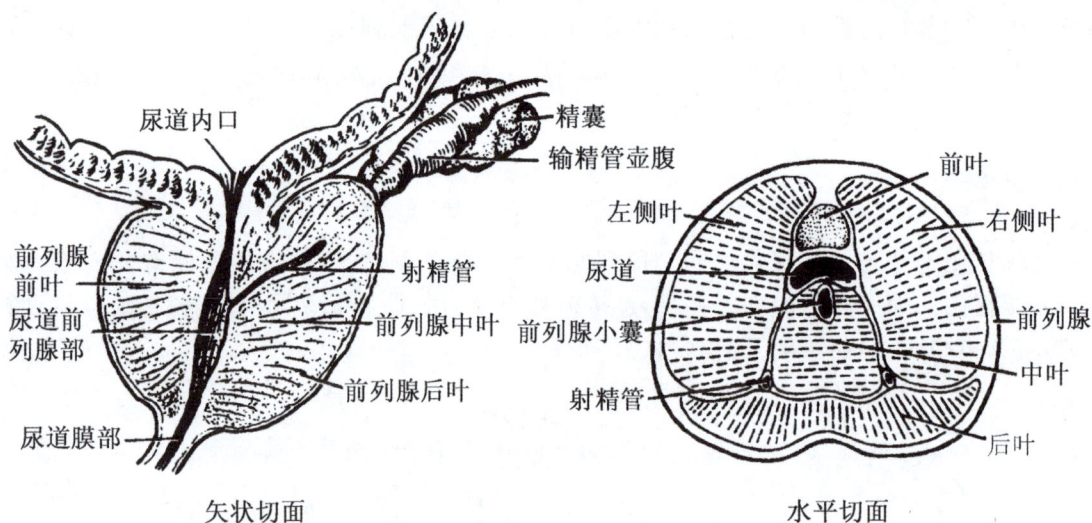

矢状切面　　　　水平切面

图15-8　前列腺的结构

四、常见疾病与防治

(一)前列腺炎

1.概念　前列腺炎是指由多种原因引起的,以尿道刺激症状和慢性盆腔疼痛为主要临床表现的前列腺炎性疾病。

2.临床表现　包括排尿症状和疼痛症状。前者表现为尿频、尿无力、尿不尽等,后者表现为下腹部胀痛、睾丸疼痛、射精痛等。

3.主要病因　经常久坐的男性前列腺负担重,长期坐位,将导致会阴部血液循环变慢,局部代谢产物堆积,前列腺腺管排泄不畅,易导致慢性前列腺炎发生。长期大量进食辛辣食品对前列腺有刺激作用,如饮酒、吃辣椒等,可引起血管扩张导致前列腺充血易发生前列腺炎。经常憋尿,可使膀胱充盈胀大,压迫前列腺,引起局部血流不畅,易发生前列腺炎。

4.疾病防治　避免长时间坐位,饮食清淡,不要憋尿。症状明显的需要采取抗炎、止痛等药物干预,严重者甚至可以考虑前列腺摘除术治疗。

(二)前列腺癌

1.概念　前列腺癌是前列腺的上皮性恶性肿瘤,是男性泌尿生殖系统常见的恶性肿瘤。

2.临床表现　前列腺癌进展非常缓慢,早期多数患者无明显症状,随着癌肿的生长,可表现为下尿路梗阻症状,如尿频、尿急、排尿费力,甚至尿潴留或尿失禁等。当发生骨转移时,可以引起骨痛、脊髓压迫及病理性骨折等症状。

3.主要病因　前列腺癌的发生与年龄有关,在老年男性中发病率极高,随着年龄的增长发病率逐渐升高,80%的病例发生于65岁以上的男性。与饮食习惯,如高脂饮食等相关。还有一定家族遗传性,跟基因等有关。

4.疾病防治　饮食清淡,适当运动,控制体重。对老年男性要定期进行前列腺检查。早期可以进行前列腺癌根治术治疗,晚期以对症治疗为主,增加患者的生活质量。

第三节　卵巢的结构与疾病

卵巢是女性的生殖腺,为成对的实质性器官。卵巢的主要功能是产生女性生殖细胞和分泌女性激素。

一、形态

卵巢呈扁椭圆形,一侧为卵巢门,借卵巢系膜与阔韧带相连,血管、淋巴管和神经经卵巢门出入。卵巢左右各一,分内、外侧两面,上、下两端和前、后两缘(图 15-9)。外侧面贴于盆腔侧壁;内侧面朝向子宫;上端与输卵管末端相接触,借卵巢悬韧带与盆腔壁相连;下端借卵巢固有韧带连于子宫;后缘游离;前缘有系膜附着,并有血管、淋巴管和神经等出入。卵巢的大小、形状、功能等都随年龄的增长而有变化。幼年卵巢较小,表面光滑,性成熟期卵巢体积最大,青春期后由于排卵,表面留有瘢痕而凹凸不平。35~40岁卵巢开始缩小,50岁左右随月经停止而逐渐萎缩。

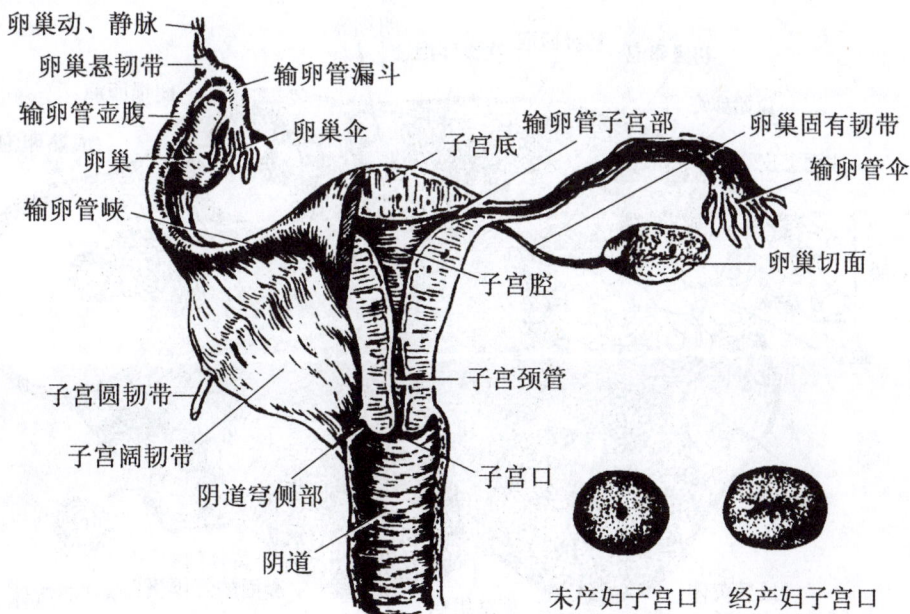

图 15-9　卵巢的形态

二、位置

在盆腔内,位于髂内、外动脉起始部之间的夹角处,紧贴小骨盆侧壁的卵巢窝(图 15-10)。

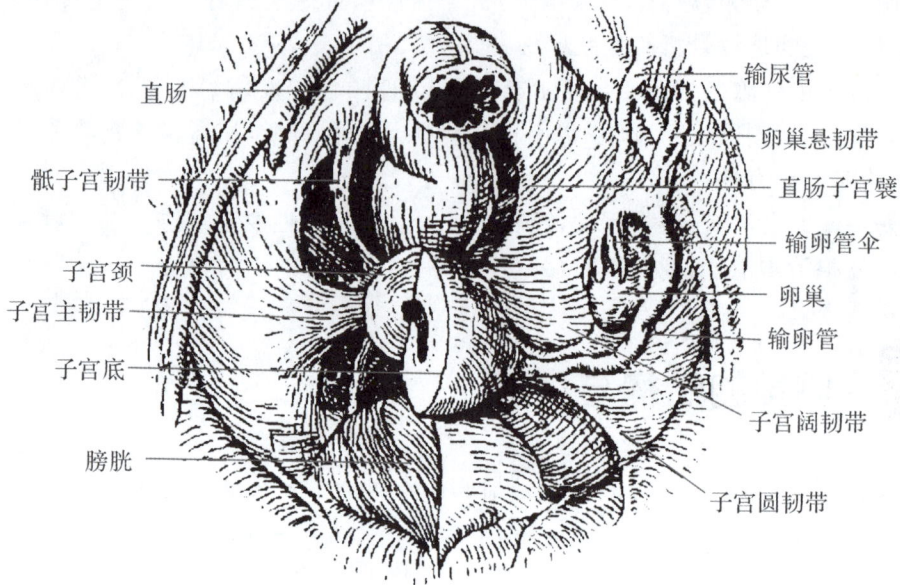

图 15-10　卵巢位置

三、结构

卵巢由外向内依次为上皮、白膜和实质。卵巢实质又分为浅层的皮质和深层的髓质。皮质是卵巢的主体,由大小不等的不同发育阶段的卵泡、黄体以及它们退化后所形成的残余结构等构成。髓质位于卵巢的中央部,与卵巢门相连,包含疏松结缔组织、血管、神经、淋巴管以及平滑肌等结构(图 15-11)。

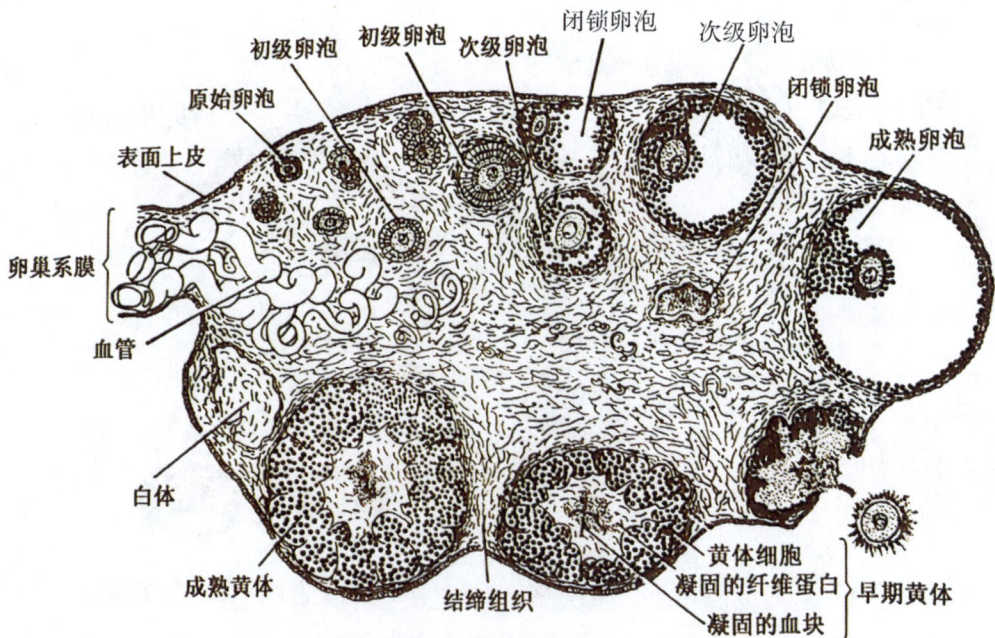

图 15-11　卵巢的结构

1.卵泡 卵泡由一个卵母细胞和周围的多个卵泡细胞构成。根据其发育过程中的结构变化,卵泡发育大致经过原始卵泡、初级卵泡、次级卵泡和成熟卵泡四个阶段。

(1)原始卵泡 位于皮质浅部,体积小,数量多,由一个初级卵母细胞和周围一层扁平的卵泡细胞构成。初级卵母细胞较大,圆形,直径 $30\sim40\mu m$,核大而圆,呈空泡状,染色质稀疏,核仁明显,胞质嗜酸性。

(2)初级卵泡 由原始卵泡发育形成。从青春期开始,在促卵泡激素(FSH)的作用下,原始卵泡陆续发育为初级卵泡,并移向皮质深部。初级卵母细胞增大,核也增大,核糖体、粗面内质网和高尔基复合体等增多。卵泡细胞增生,由扁平变为立方形或柱状,由单层变为多层。最内层的卵泡细胞为柱状,呈放射状排列,称放射冠。在初级卵母细胞与卵泡细胞之间出现一层均质状、折光性强、富含糖蛋白的嗜酸性膜,称透明带,是初级卵母细胞和卵泡细胞共同分泌的产物。

(3)次级卵泡 由初级卵泡继续发育形成(图 15-12)。其体积更大,卵泡细胞增至 $6\sim12$ 层,在卵泡细胞之间出现大小不等的腔隙称卵泡腔,腔内充满卵泡细胞分泌和血管渗透而来的卵泡液。卵泡液含有营养成分、雌激素和多种生理活性物质,与卵泡的发育有关。随着卵泡液的增多,卵泡腔扩大,初级卵母细胞、透明带、放射冠及部分卵泡细胞突向卵泡腔,形成卵丘。分布于卵泡腔周边的卵泡细胞构成卵泡壁,由于此处卵泡细胞体积较小,排列密集呈颗粒状,故又称颗粒层,颗粒层的卵泡细胞称为颗粒细胞。卵泡膜分化为两层:卵泡膜内层有较多的多边形或梭形的膜细胞及丰富的毛细血管,膜细胞具有分泌类固醇激素细胞的特征;卵泡膜外层细胞和血管少,有环行排列的胶原纤维和平滑肌纤维。膜细胞合成雄激素,雄激素透过基膜,在颗粒细胞内转化为雌激素。

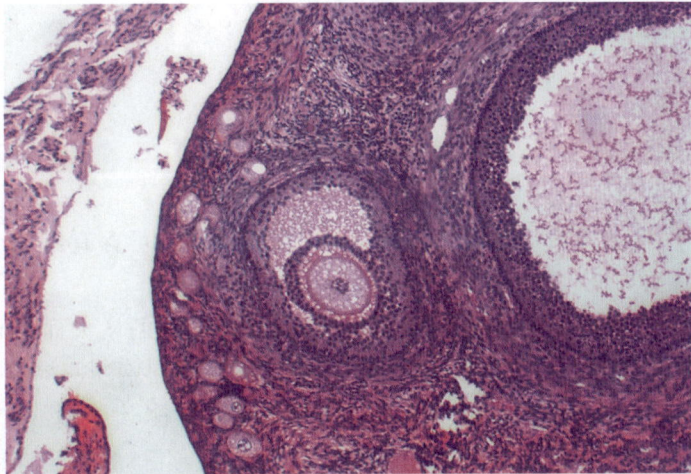

图 15-12 次级卵泡的结构(光镜,高倍)
1.初级卵母细胞;2.透明带;3.放射冠

(4)成熟卵泡 在 FSH 作用的基础上,经黄体生成素(LH)的刺激,次级卵泡发育为成熟卵泡。由于卵泡液急剧增多而体积显著增大,成熟卵泡的直径可超过 2cm,并向卵巢表面突出,卵泡壁越来越薄,仅 $2\sim3$ 层颗粒细胞。在排卵前 $36\sim48$ 小时,初级卵母细胞完成第一次减数分裂,产生一个次级卵母细胞和一个第一极体。第一极体很小,含极少量胞质,位于次级卵母细胞与透明带之间的卵周隙内。次级卵母细胞迅速进入第二次减数分裂,停滞在分裂中期。

2.排卵 随成熟卵泡的卵泡液急剧增多,使卵泡壁、白膜和表面上皮变薄,卵巢表面局部缺血形成透明的卵泡小斑,此处的胶原被胶原酶、透明质酸酶等解聚和消化,成熟卵泡破裂,次级卵母细胞、透明带和放射冠随着卵泡液一起从卵巢排出,此过程称为排卵。生育期妇女,每隔 28 天左右排一次卵,左右卵巢交替排卵,故一般一次只排一个卵。排卵后,残留的卵泡壁塌陷,卵泡膜的结缔组织和毛细血管伸入颗粒层,在 LH 的作用下,颗粒细胞和卵泡膜内层的膜细胞体积增大,逐渐演化成富含血管的内分泌细胞团,新鲜时呈黄色,故称黄体(图 15-13)。颗粒细胞分化为颗粒黄体细胞,分泌孕激素和松弛素。膜细胞演化为膜黄体细胞,主要位于黄体周边,与颗粒黄体细胞协同作用,分泌雌激素。黄体转归取决于卵细胞是否受精。若排出的卵没有受精,黄体维持 12～14 天后退化,称月经黄体。若受精,在胎盘分泌的绒毛膜促性腺激素的刺激下,黄体继续发育,直径可达 4～5cm,称妊娠黄体。

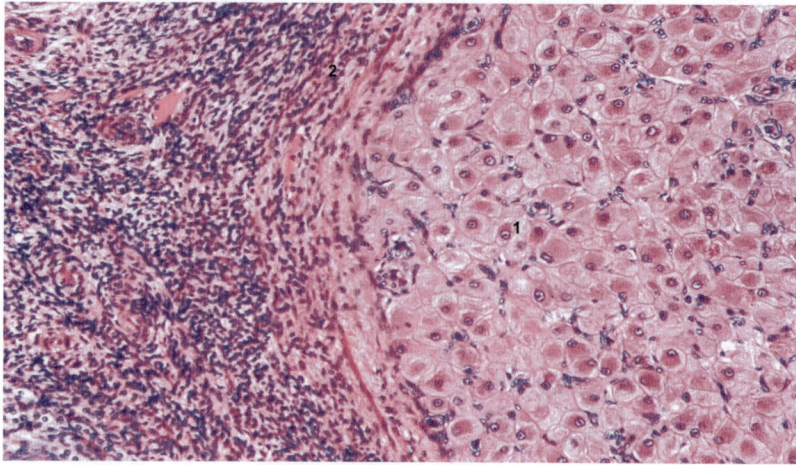

图 15-13　黄体的结构(光镜,高倍)
1.颗粒黄体细胞;2.膜黄体细胞

四、常见疾病与防治

(一)卵巢囊肿

1.概念　卵巢囊肿是卵巢内或其表面形成的囊状结构,囊内可含有液体或固态物质,是妇科常见病。

2.临床表现　早期卵巢囊肿多数无明显症状,随着囊肿体积的增大而生长,可表现为下腹部坠胀不适感,甚至出现腹痛等症状。当发生囊肿破裂时,可以引起剧烈腹痛、高烧等症状。

3.主要病因　卵巢囊肿的发生可能和内分泌失调、高脂饮食、细菌感染、子宫内膜异位等因素有关。异位的子宫内膜在卵巢内生长,可有单个或多个大小不一的囊肿,典型者囊内有咖啡色黏稠液体,似巧克力样,俗称"卵巢巧克力囊肿"。

4.疾病防治　饮食清淡,控制体重。囊肿体积小的定期复查,体积大的要进行手术切除。

(二)卵巢癌

1.概念　卵巢癌是发生在卵巢的恶性肿瘤性疾病,90％～95％为卵巢原发性癌。可发生于任何年龄,其组织学类型多样,主要为上皮来源。

2.临床表现　早期卵巢癌无明显症状,随着癌肿体积的增大,可表现为下腹部坠胀不适感、消瘦、乏力、腹痛、月经不调等症状。晚期通过血液转移,出现转移部位的相关症状。

3.主要病因　卵巢癌的发病原因不明确,主要与持续排卵、感染、基因以及环境等因素有关。

4.疾病防治　饮食清淡,及时治疗妇科疾病。早期卵巢癌进行手术根治。中晚期卵巢癌行手术后还要配合化疗、放疗、基因治疗等。

| 第四节 | 乳房的结构与疾病 |

乳房为人类和哺乳动物所特有的器官,属于汗腺的特殊变形。从青春期开始女性乳房会随着雌激素等重要激素的共同作用,逐渐发育成熟变大。成熟的女性乳房在产后可分泌营养丰富的乳汁。

一、形态

成年女子尚未哺乳的乳房呈半球形,紧张而富有弹性(图 15-14)。乳头为乳房中央的圆形突起,其表面有输乳管的开口。乳头周围有一圈颜色较深的区域,称为乳晕。青春期时,女性的乳房开始隆起、增大,乳头和乳晕也相继增大,颜色加深。绝经前后,随着雌激素水平的下降,脂肪组织和乳腺组织开始萎缩,乳房同时萎缩。

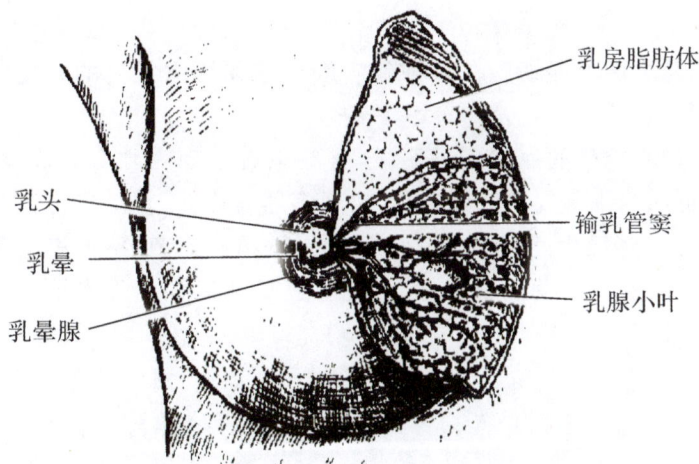

图 15-14　女性乳房的形态

二、位置

乳房位于前胸部,在胸大肌及其筋膜的表面。上起第 2、3 肋,下至第 6、7 肋,内侧至胸骨旁线,外侧可达腋中线。成年未孕妇女的乳头平第 4 肋间隙或第 5 肋。

三、结构

乳房由皮肤、乳腺组织和脂肪组织构成(图 15-15)。乳腺组织被脂肪组织分隔为 15～20个乳腺小叶,以乳头为中心呈放射状排列。每个小叶有一条排泄管,称为输乳管,输乳管由每个乳腺小叶的导管汇合而成,开口于乳头。

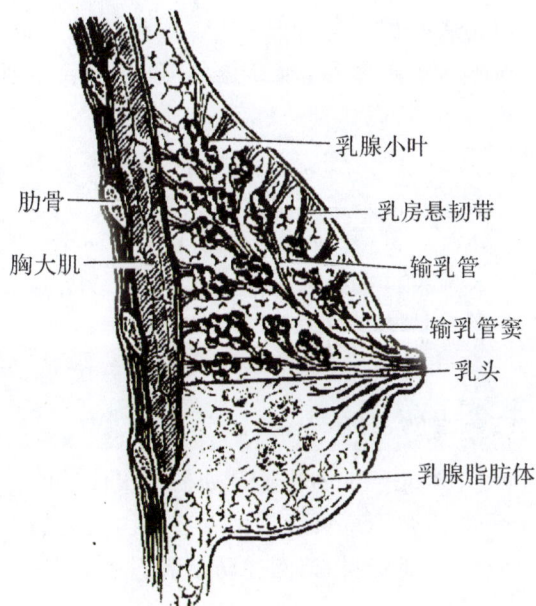

图 15-15　乳房的结构

四、常见疾病与预防

(一)乳腺小叶增生

1. 概念　乳腺小叶增生是因卵巢功能紊乱,雌激素与孕酮的比例失调所致的一种常见的乳腺良性病变,可发生于青春期以后任何年龄的妇女。

2. 临床表现　轻者可以无明显症状,典型的临床表现主要是与月经相关的周期性乳房胀痛。月经来潮前5～7天,乳房胀满疼痛,月经来潮乳房胀痛缓解,乃至消失,待下次月经来潮前又出现周期性变化。

3. 主要病因　引起乳腺小叶增生的原因很多,与内分泌失调、精神情志、慢性感染等密切相关。

4. 疾病防治　情绪放松,适当锻炼。轻者吃一些软坚散结的西药或中药,重者手术切除增生结构等。

(二)乳腺癌

1. 概念　乳腺癌是乳腺上皮细胞在多种致癌因子的作用下发生的恶性肿瘤性疾病,其发病率位居女性恶性肿瘤的首位。

2. 临床表现　早期乳腺癌的症状多不明显,有些患者表现为乳房肿块、乳头溢液、腋窝淋巴结肿大等症状,晚期可因癌细胞发生远处转移,出现多器官病变,直接威胁患者的生命。

3. 主要病因　可能与多种因素有关,如家族遗传性、饮食不节、精神焦虑和感染等。

4. 疾病防治　定期检查,早发现、早治疗。乳腺癌早期以根治手术治疗为主,还可以配合基因治疗、放疗和化疗等。

❖ 知识拓展

试管婴儿

试管婴儿是指采用人工方法让卵细胞和精子在体外受精,并进行早期胚胎发育,然后移植到母体子宫内发育而诞生的婴儿,主要目的是让无法自然受孕或经人工授精妊娠失败的夫妇受孕。

第一代试管婴儿技术,1978年英国科学家定制了世界上第一个试管婴儿,解决的是因女性因素导致的不孕。第二代试管婴儿技术,1992年由比利时科学家首次在人体成功应用卵浆内单精子注射,解决因男性因素导致的不育问题。第三代试管婴儿技术,从生物遗传学角度,帮助人类选择生育健康的后代,为有遗传病的父母提供生育健康孩子的机会。

思考题

1. 睾丸产生的精子是如何排出体外的?

2. 不孕不育可能是由哪些原因引起的?

3. 查找资料,请阐述防治乳腺癌的方法。

第十六章 | 脊髓的结构与疾病

学习要点

脊髓的形态结构与疾病。

人的神经系统分为中枢神经系统和周围神经系统（表 16-1）。

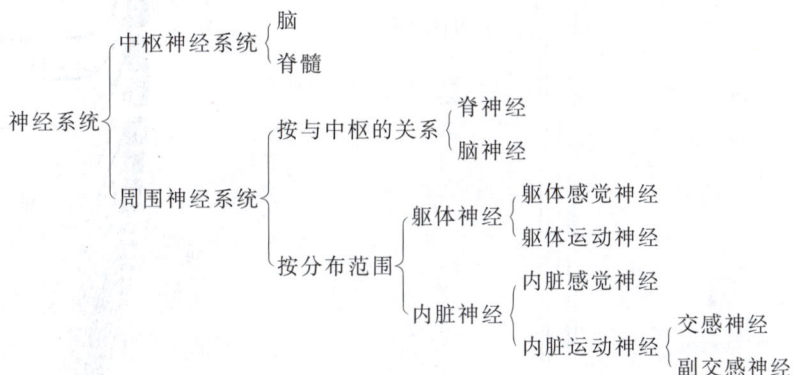

表 16-1　神经系统的分类

脊髓(spinal cord)属于中枢神经系统，起源于胚胎时期神经管的尾部，与脑相比是分化较低、功能较低级的部分，保留有明显的节段性。脊髓与 31 对脊神经相连，与脑的各部之间也有着广泛的联系，来自躯干、四肢的各种刺激通过脊髓传导到脑才能产生感觉，脑也要通过脊髓来完成复杂的功能。在正常生理状况下，脊髓的许多活动在脑的调控下完成，一些简单反射活动脊髓自身就能完成。

一、形态

脊髓位于椎管内，上端在平枕骨大孔处与延髓相连，下端在成人平第 1 腰椎体下缘。脊髓呈前后略扁的圆柱状，长 40～45cm，全长有颈膨大与腰骶膨大两处膨大。位于上部的称颈膨大，连有分布到上肢的神经。位于下部的称腰骶膨大,连有分布到下肢的神经。人类上肢的功能远比下肢发达,因此颈膨大比腰骶膨大更加显著。脊髓的末端变为圆锥状,称脊髓圆锥,脊髓圆锥的下端续以无神经组织的细丝,其末端附于尾骨背面,称终丝(图 16-1)。

　　脊髓的表面有 6 条纵贯全长、彼此大致平行的沟、裂。前正中裂(位于脊髓前面正中)与后正中沟(位于脊髓后面正中)将脊髓分为左、右对称的两半;前正中裂的两侧各有 1 条前外侧沟,有脊髓前根的根丝附着;后正中沟两侧各有 1 条后外侧沟,有脊髓后根的根丝附着。前、后两根在椎间孔处汇合成 1 条脊神经,每条脊神经后根上都有 1 个膨大的脊神经节。

　　脊髓的两侧有 31 对脊神经,每对脊神经所连的一段脊髓称为 1 个脊神经节段。因此,脊髓可分为 8 个颈节、12 个胸节、5 个腰节、5 个骶节和 1 个尾节,共 31 个节段(图 16-2)。

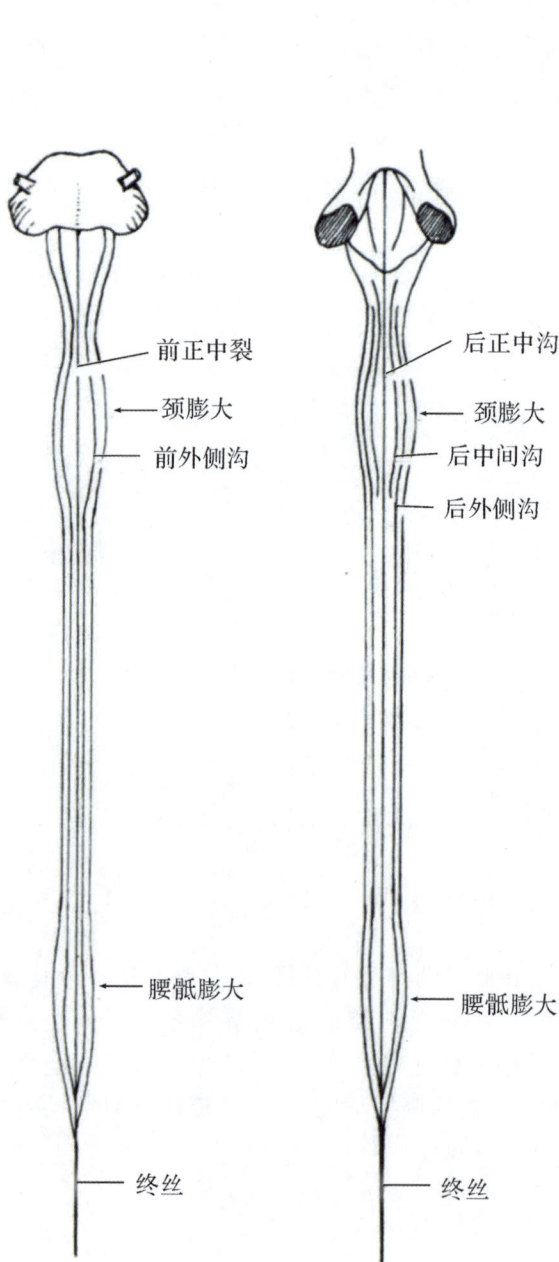

图 16-1　脊髓外形简图

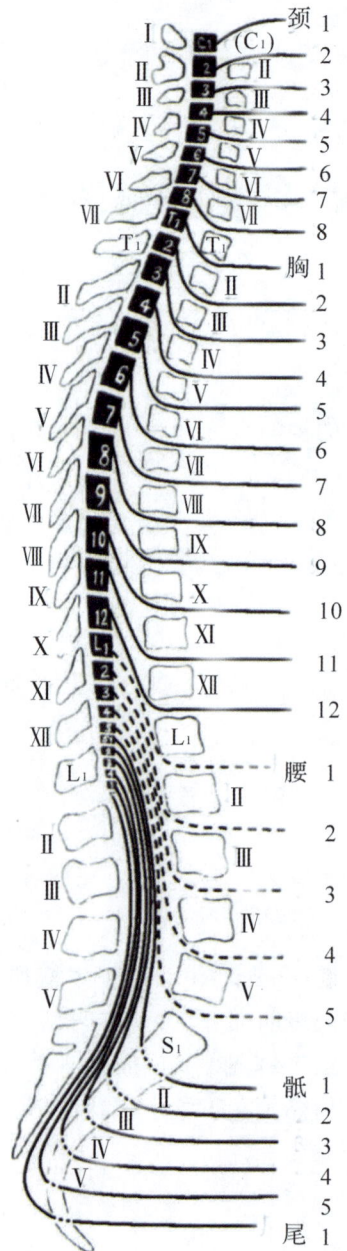

图 16-2　脊髓节段与椎骨对应关系

二、结构

脊髓由灰质和白质两大部分组成。在脊髓横切面上,可见中央有一细小的中央管,围绕中央管周围有一"H"形的灰质,灰质的外周是白质。

1.灰质 呈蝶形,位于中央管周围,纵贯脊髓全长(图 16-3)。脊髓灰质向前部突出扩大的部分,称为前角,内含运动神经元。前角内神经元发出的轴突从脊髓前外侧沟穿出,组成脊神经前根,构成脊髓神经躯体运动纤维,直接支配骨骼肌运动。前角的运动神经元有两种类型,一种是大 α 运动神经元,其发出的神经纤维支配梭外肌纤维,引起肌肉收缩。另一种是小 γ 运动神经元,支配梭内肌纤维,调节肌张力。当脊髓前角受到损伤时,引起同侧相应的骨骼肌随意运动障碍、肌张力低下、反射消失、肌肉萎缩等,临床上称为软瘫。灰质的后部突出较为狭长,称后角,内含联络神经元,接受来自后根的纤维。后角发出的长轴突向上组成上行传导束到脑;短的轴突在脊髓各节段之间起联络作用。灰质向外突出形成侧角,内含交感神经元的胞体。侧角发出的轴突随脊髓神经前根出椎管。

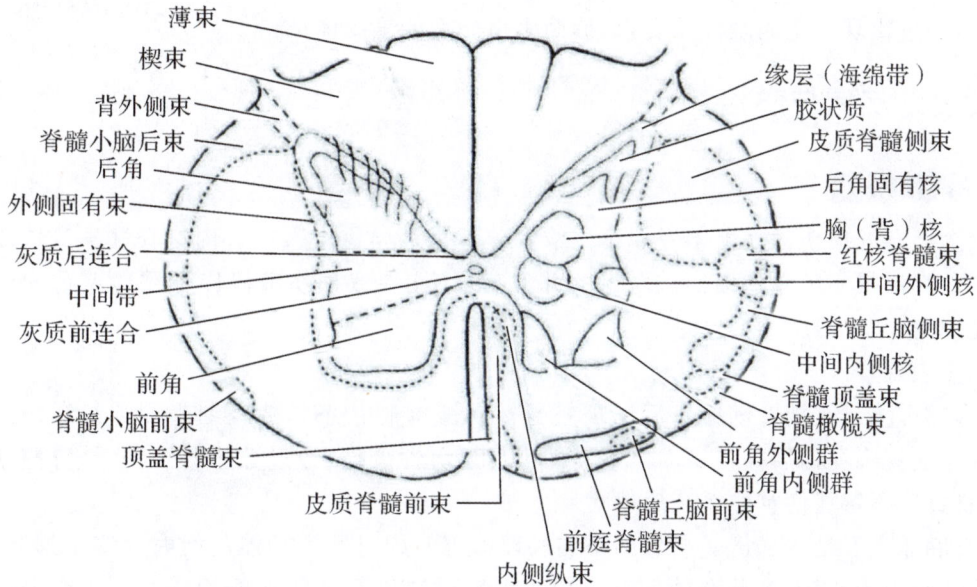

图 16-3 脊髓内部结构横断面

2.白质 由密集的纵行纤维束构成。每侧白质均借助脊髓表面的沟、裂分成 3 个索:后索位于后正中沟与后外侧沟之间;外侧索在前、后外侧沟之间;前索在前正中裂与前外侧沟之间。每条索都由多个纤维束组成(图 16-3)。纤维束有上行和下行两种,主要位于白质的外周部;纤维束按其起止部位进行命名。

(1)上行纤维束 起自脊神经节或脊髓灰质,将各种感觉信息传递到脑;下行纤维束起自脑的不同部位,止于脊髓,将脑发出的神经冲动传递至脊髓。脊髓中的上行纤维主要有薄束、楔束、脊髓丘脑束。薄束位于后索内侧,贯穿脊髓全长,传导第 5 胸节以下的意识性本体感觉(肌、腱、关节位置觉、运动觉和振动觉)与精细触觉(两点辨别与纹理感)冲动。楔束位于薄束外侧,仅见于第 4 胸节以上的脊髓,传导来自上半身(不包括头、面部)的神经冲动。当后索发生病变时,本体感觉与辨别觉的信息不能传入大脑皮质,患者闭目时不能确定各关节位置。脊髓丘脑束位于外侧索的前部与前索中,起自后角,经白质前联合交叉到对侧,在外侧索和前索上升形成脊髓丘脑索,将来自躯干和四肢的痛觉、温度觉、触觉和压觉冲动传导入脑。

(2)下行纤维束 主要包括皮质脊髓束、红核脊髓束等。皮质脊髓束是人类脊髓中最大的下行纤维束,起源于大脑皮质,在延髓锥体交叉中大部分纤维交叉至对侧脊髓外侧索下行(称皮质脊髓侧束),未交叉的小部分纤维在同侧脊髓前索中下行(称皮质脊髓前束);将来自大脑的神经冲动传导至脊髓前角运动神经元,管理骨骼肌的随意运动。

3.脊髓的功能　脊髓具有重要的传导功能,通过上行纤维束将感觉信息传递到脑,又通过下行纤维束接受高级中枢的调控,是脑与脊髓低级中枢和周围神经联系的重要通道。当脊髓横断面损伤时,纤维束全部阻断,脊髓失去高级中枢的调控,损伤节段以下的躯体感觉与运动功能全部丧失,称为截瘫。

脊髓作为一个低级中枢,许多的反射中枢都位于脊髓灰质内,通过固有束、神经前根、后根完成一系列的反射活动,如排便反射、血管舒缩反射等。此外,浅反射和深反射都是脊髓反射。浅反射是刺激皮肤引起肌肉收缩的反射,如腹壁反射、提睾反射等;深反射即腱反射,如膝反射、肱二头肌反射、肱三头肌反射等(图 16-4)。当中枢病变时,还可出现一些病理性反射,是诊断中枢病变的重要体征。

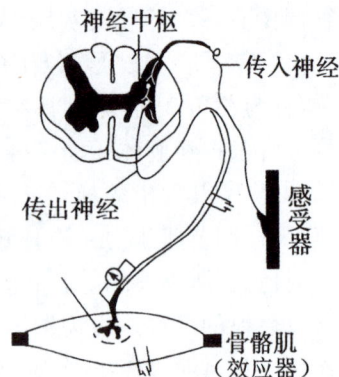

图 16-4　髓反射模式图

三、常见疾病与防治

(一)脊髓损伤

1.概念　脊髓损伤往往由于脊柱移位或者碎骨片等异物进入椎管内对脊髓本身造成直接冲击和损伤。脊髓损伤是脊柱损伤最严重的并发症,往往导致损伤节段以下肢体严重的运动或感觉等功能障碍。

2.临床表现

(1)脊髓震荡　是指脊髓损伤后出现短暂性功能抑制状态。神经细胞和神经纤维未见破坏现象。临床表现为受伤后损伤平面以下立即出现迟缓性瘫痪,经过数小时至两天,脊髓功能即开始恢复,且日后不留任何神经系统后遗症。

(2)脊髓休克　是脊髓遭受严重创伤和病理损害时即可发生功能的暂时性完全抑制,临床表现以迟缓性瘫痪为特征,各种脊髓反射包括病理反射消失及二便功能均丧失。其全身性改变主要可有低血压或心排血量降低、心动过缓、体温降低及呼吸功能障碍等。

(3)中央性脊髓损伤综合征　这是最常见的不全损伤,症状为上肢与下肢的瘫痪程度不一,上肢重下肢轻,或者单有上肢损伤。在损伤节段平面以下,可有感觉过敏或感觉减退,也可能有触觉障碍及深感觉障碍。有的出现膀胱功能障碍。

(4)脊髓半切综合征　也称 Brown-Sequard 综合征,损伤平面以下,同侧肢体运动瘫痪和深感觉障碍,而对侧痛觉和温度觉障碍,但触觉功能无影响。由于一侧骶神经尚完整,故大小便功能仍正常。如第一至第二胸脊髓节段受伤,同侧颜面、头颈部可有血管运动失调征象和 Horner 综合征,即瞳孔缩小、睑裂变窄和眼球内陷。此种单侧脊髓的横贯性损害综合征好发于胸段。

(5)前侧脊髓综合征　在颈髓主要表现为四肢瘫痪,在损伤节段平面以下的痛觉、温觉减退而位置觉、震动觉正常,会阴部和下肢仍保留深感觉和位置觉。在不全损伤中,其预后最差。

(6)脊髓后方损伤综合征　其临床症状以感觉丧失为主,亦可表现为神经刺激症状,即在损伤节段平面以下有对称性颈部、上肢与躯干的疼痛和烧灼感。

(7)马尾-圆锥损伤综合征　临床特点是支配区肌肉下运动神经元瘫痪,表现为弛缓性瘫痪;因神经纤维排列紧密,故损伤后其支配区所有感觉丧失;骶部反射部分或全部丧失,膀胱和直肠呈下运动神经元瘫痪,因括约肌张力降低,出现大小便失禁。若马尾损伤程度轻,与其他周围神经一样可再生,甚至完全恢复,但若损伤重或完全断裂则不易自愈。

(8)脊髓完全损伤 损伤平面以下感觉与运动功能完全丧失。

3.主要病因 多由于交通事故、摔伤、外伤后脊髓直接受到冲击损伤,亦可能由于间接暴力作用于身体其他部位,力量传至脊柱引起脊柱骨折,脱位后出现脊髓损伤,如高空坠落、交通事故、脊柱撞击、枪伤、刺伤、切割伤等。高龄摔伤、幼儿脊柱过度屈曲和背伸也可诱发脊髓损伤。

4.疾病防治 脊柱损伤的早期救治包括现场救护、急诊救治、早期专科治疗等。早期救治措施的正确与否直接影响患者的生命安全和脊柱脊髓功能的恢复,特别是脊柱损伤后的搬运,必须由专业人士实施,避免二次损伤。后期可进行药物对症治疗、营养支持治疗、手术治疗及康复治疗。

(二)脊髓灰质炎

1.概念 脊髓灰质炎是由脊髓灰质炎病毒引起的严重危害儿童健康的急性传染病,脊髓灰质炎病毒为嗜神经病毒,主要侵犯中枢神经系统的运动神经细胞,以脊髓前角运动神经元损害为主,引发分布不规则和轻重不等的弛缓性瘫痪,俗称小儿麻痹症。

2.临床表现 患者多为1～6岁儿童,主要症状是发热,全身不适,肢体疼痛,发生分布不规则和轻重不等的弛缓性瘫痪,也包括程度很轻的非特异性病变,如无菌性脑膜炎(非瘫痪性脊髓灰质炎)和各种肌群的弛缓性无力(瘫痪性脊髓灰质炎),出现肌肉萎缩,同时皮下脂肪、肌腱及骨骼也萎缩,肢体变细。

3.病因 脊髓灰质炎病毒感染。

4.疾病防治 本疾病无特效治疗药物,采取对症治疗以减少疾病损害与康复治疗。口服脊髓灰质炎减毒活疫苗可大大减少该疾病的传播与流行。

❖ 知识拓展

神经再生

神经再生指神经组织、细胞或细胞产物的再生或修复,可以包括新神经元、神经胶质、轴突、髓鞘或突触的产生。中国每年神经系统损伤人数多达数十万人,据估计,其中仅脊髓损伤人数就超万人,因此,神经再生和修复正在成为一个快速发展的领域。

周围神经系统具有修复和再生的内在能力,而中枢神经系统在很大程度上没有自我修复和再生的能力。当周围神经纤维被挤压或部分切断时,如神经细胞胞体没有损伤,就会慢慢再生。损伤的神经纤维就会失去营养并发生退变,留下髓鞘的空壳。而那些仍然健康的神经纤维则开始以每天1～2mm的速度,沿着中空的髓鞘生长。现代医学实验证实,在神经再生的过程中构成髓鞘的施万细胞,以及神经生长因子、各种凋亡基因等都深度参与轴突再生与修复。

思考题

1.根据脊髓内部结构白质纤维束的构成,分析脊髓半横断损伤和脊髓空洞症各有哪些临床症状?

2.根据脊髓解剖结构分析下腹部手术硬膜外麻醉如何选择腰椎穿刺位置?

3.根据脊髓结构特点,分析比较高位截瘫和低位截瘫临床表现的异同点。

第十七章 | 脑的结构与疾病

学习要点

1. 脑干的形态结构与疾病。
2. 小脑的形态结构与疾病。
3. 间脑的形态结构与疾病。
4. 端脑的形态结构与疾病。

脑(brain)位于颅内,属于中枢神经系统,由胚胎时期神经管前部分化发育而来。人脑与其他动物的脑有所不同,其大脑皮质高度发达,并控制脑的其他部分和脊髓的活动,成为人体中最高级的调节器官。新生儿脑的平均重量约为445g,生长至周岁时脑的重量几乎增加1倍,以后脑重量增加明显减慢,到20~25岁时脑重量达到最高值,成年人脑的平均重量约为1400g。在正常的范围内,人脑的重量有明显的个体差异,但脑重量差异并不能反映人的智力高低。

脑包括端脑、间脑、中脑、脑桥、延髓和小脑六部分。间脑与端脑称大脑,占全部脑组织的4/5以上。大脑表面明显褶皱形成大脑皮质的叶,包裹部分丘脑及其周围结构,以及脑干的大部分。小脑占脑整个体积的1/10(图17-1)。

第一节 脑干的结构与疾病

脑干(brain stem)是位于脊髓和间脑之间的较小部分,自下而上由延髓、脑桥、中脑三部分组成。

一、形态

从腹侧面观(图17-2):延髓上端膨大、下部缩细,表面有与脊髓相续的同名沟、裂。延髓上部前正中裂两侧各有一纵行隆起,称锥体,由大脑皮质到脊髓的皮质脊髓束构成。在锥体的下方,皮质脊髓束纤维大部分左右交叉,构成锥体交叉。因此,前正中裂在下部不明显。锥体的外侧是

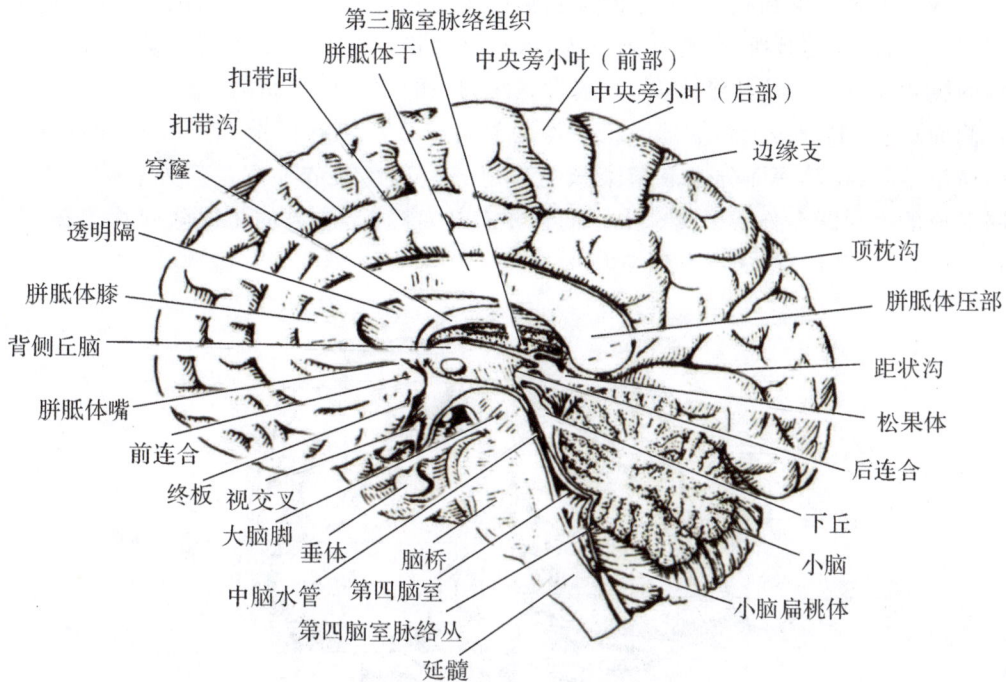

图 17-1　脑矢状面整体概观

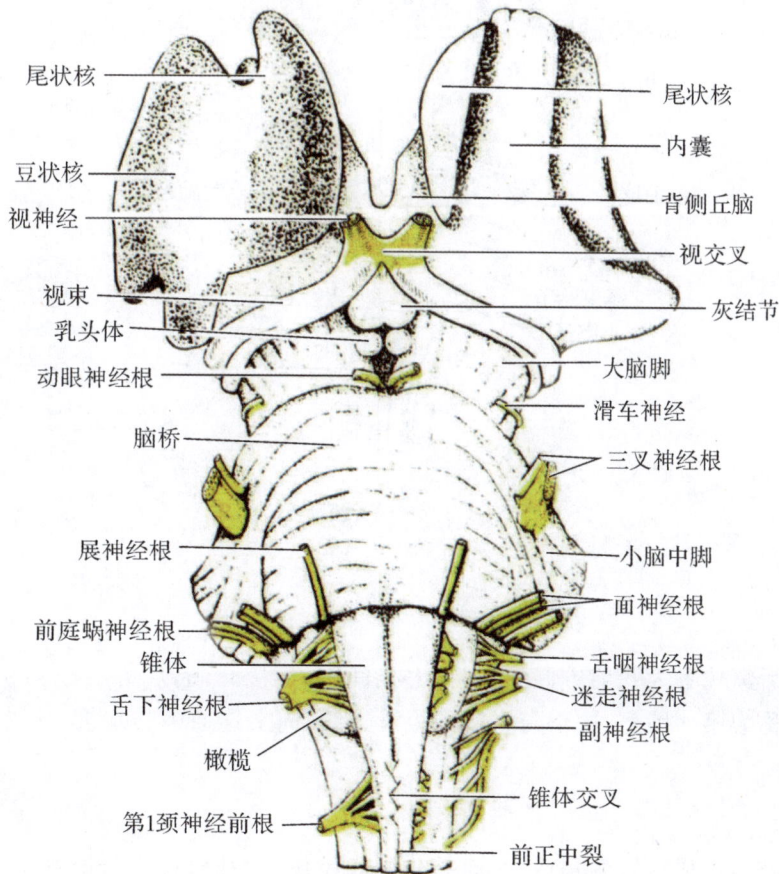

图 17-2　脑干腹侧面观

前外侧沟。脑桥上缘与中脑相连,下缘借延髓脑桥沟与延髓分界。脑桥腹侧面膨隆,称脑桥基底部,向两侧延伸出巨大的纤维束,称小脑中脚,与小脑相连。基底部正中有 1 条纵行浅沟,称基底沟。中脑的腹侧面有一对柱状结构,称大脑脚。两脚间的凹窝称脚间窝。

从背侧面观(图 17-3):延髓下部后正中沟两侧各有 2 个纵行隆起,位于内侧的称薄束结节,外侧的称楔束结节;在其深面分别有薄束核与楔束核。薄束结节外侧是后外侧沟。延髓上部与脑桥共同形成的菱形凹窝称菱形窝。中脑的背侧有 2 对隆起,上方的 1 对隆起称上丘,与视觉反射有关;下方的 1 对隆起称下丘,与听觉反射有关。

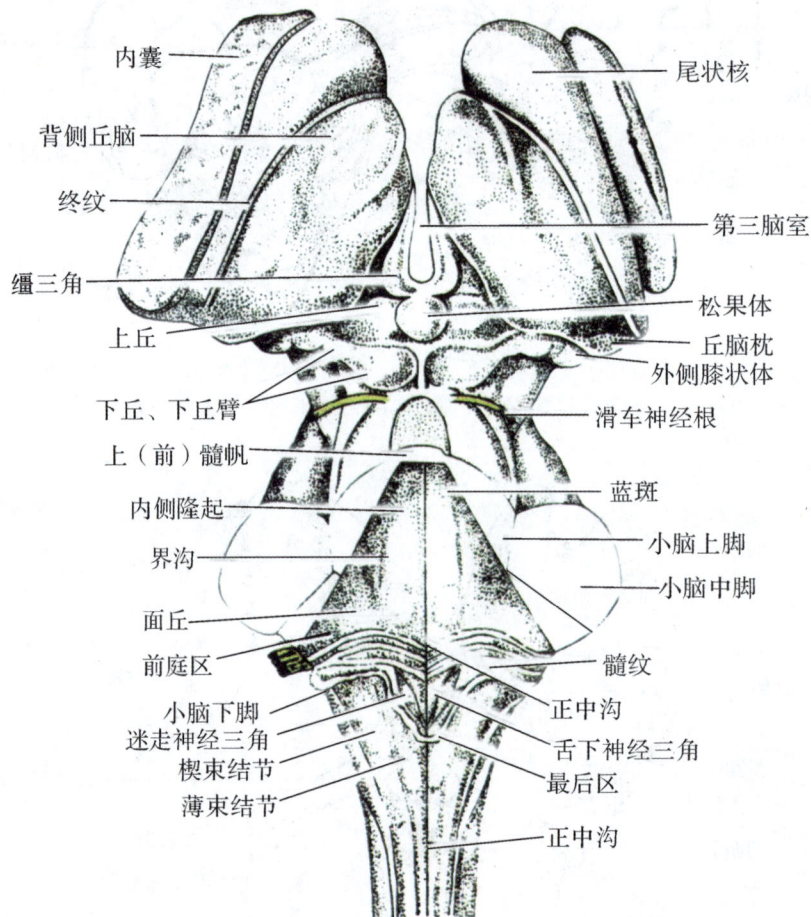

图 17-3　脑干背侧面观

二、位置

脑干位于颅后窝枕骨大孔前方的斜坡上,上接间脑,下接脊髓,后方与小脑相连。延髓、脑桥与小脑间的室腔称为第 4 脑室;向下与脊髓中央管连续,向上连通中脑水管。

三、结构

脑干灰质配布不形成连续的灰质柱,而是分散成团块,称神经核。与脑神经有关的称脑神经核(图 17-4)。脑神经核的名称多与其相连的脑神经名称一致。除脑神经核外,脑干内还有非脑神经核。如中脑内的黑质和红核对调节肌张力有重要作用,延髓中的薄束核和楔束核与本体感觉和精细触觉冲动传导有关。

　　脑干白质主要由纤维束组成,多位于脑干的腹侧部和外侧部。这些白质纤维束大多来自脊髓、脑干或小脑感觉神经纤维形成上行的传导感觉白质纤维束,也有来自大脑皮质、间脑或小脑运动神经纤维形成下行的传导运动白质纤维束。

　　网状结构位于脑干中央区,结构上保持多突触联系的形态特征。传入纤维接受来自各种感觉传导体系的信息,发出神经冲动信号到脑的更高级中枢。网状结构是纵横交错的神经束结构。神经纤维延伸到后方的小脑、上方的间脑和下方的脊髓。网状结构通过"网状激动系统"(RAS)的"唤醒功能",使脑保持清醒和警觉,调节控制心跳和呼吸的心血管调节中枢、呼吸中枢以及其他重要中枢。来自眼球通过视神经到达 RAS 的视觉冲动,使脑对可能发生的危险保持警觉。RAS 过滤了如背景噪声那样无意义的传入信息,对那些改变了的信息产生反应。

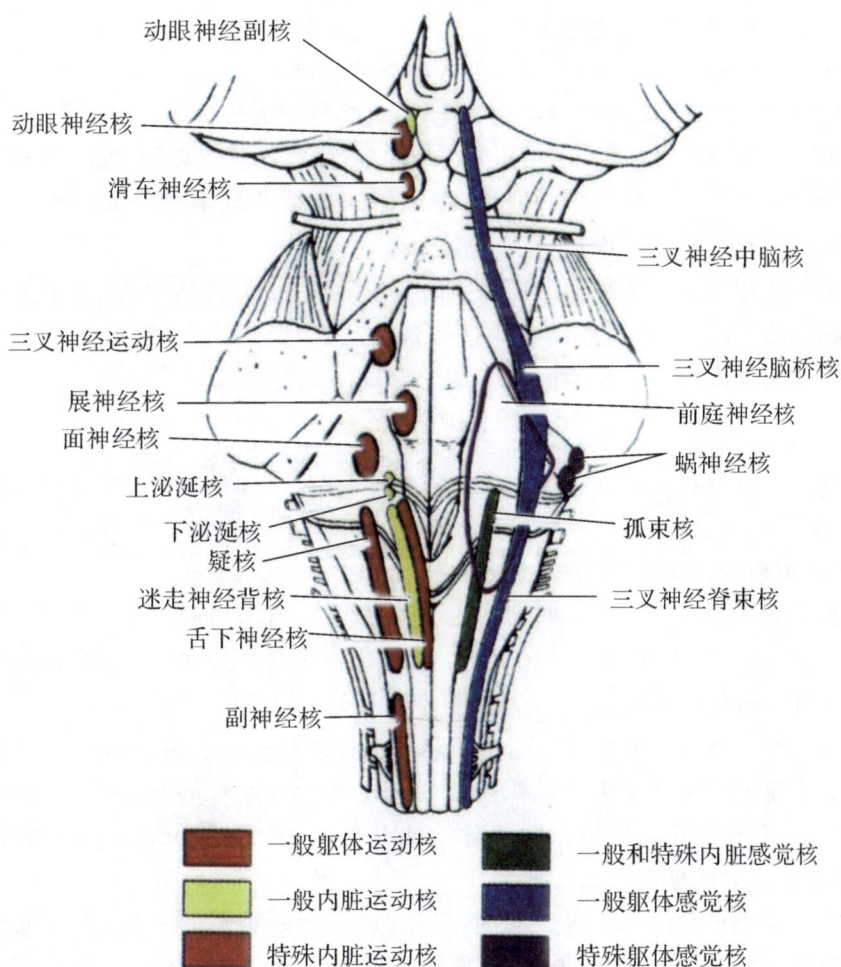

图 17-4　脑干脑性神经核投射图

四、功能

　　脑干具有传导功能,能承上启下地传导各种上、下神经冲动,这些传导可以是穿过脑干或先在脑干中继后再向上或向下传导。如脊髓丘系和皮质脊髓束纵贯脑干上行和下行。脑干也是重要的生命中枢所在,如延髓网状结构的某些核团与心血管、呼吸运动有关,能调节心率、呼吸频率以及血压,严重损伤后可危及生命。脑干还具有一些重要的反射中枢,如中脑的对光反射中枢,当我们的周围事物发生改变时,它控制着眼睛和头部的运动。脑桥内有角膜反射中枢,脑桥在大脑的运动区和小脑之间传递信号。脑干网状结构有维持大脑皮质觉醒、引起睡眠、调节骨骼肌张力以及内脏活动等功能。脑干为脊髓和大脑之间传递信息的轴突提供通路。在下丘脑的监控下,脑干也调节许多我们赖以生存的本能,包括睡眠。

五、常见疾病与防治

(一)脑干梗死

1.概念　脑干梗死是指椎-基底动脉及其分支血管因动脉硬化、栓塞、痉挛,炎症等,导致上述动脉狭窄或闭塞,引起中脑、脑桥、延髓缺血,从而出现相应的神经系统症状和体征,是脑梗死的一种,也是最严重的一种,严重者常可危及生命。该病多见于中老年人,常常有高血压动脉硬化或基底动脉供血不足病史。脑干梗死最常见于脑桥,主要病理改变是脑软化,

2.临床表现　发病较急,主要表现为偏瘫或四肢瘫、吞咽及发音困难、高热、意识障碍(昏迷、缄默症等)。受累血管不同引起不同部位的梗死,表现各种交叉性瘫痪。

3.主要病因　主要是椎-基底动脉及其分支粥样硬化,或动脉栓塞、痉挛、炎症导致管腔狭窄、缺血而引起的循环障碍。常见于脑动脉硬化,常伴有高血压、血脂异常。其他原因包括各种动脉炎、先天性动脉狭窄、真性红细胞增多症、血高凝状态等。

4.疾病防治　治疗重在维持生命体征和预防并发症,包括溶栓治疗、抗血小板聚集及抗凝药物治疗、血管内介入治疗以及活血通络等中医疗法。此外,健康饮食、避免肥胖、适当运动、控制好血压与血脂等脑血管病发生的危险因素非常重要。

(二)脑干出血

1.概念　脑干出血是指脑干部位的血管破裂出血,多发生于脑桥,以基底动脉供应脑桥的穿通动脉破裂最为常见。脑干出血占临床脑出血病例的 5.0%~13.4%,起病急,病情凶险,预后较差,是所有脑卒中中病死率最高、预后最差的疾病。

2.临床表现　起病突然,进展迅速,临床表现较危重。常有昏迷、吹气样、叹息样、潮式呼吸等呼吸衰竭现象,瞳孔呈针尖样缩小,对光反射存在,有不同程度的病变同侧周围性脑神经瘫痪和病变对侧中枢性肢体偏瘫等症状。

3.主要病因　原发性脑干出血多由高血压动脉粥样硬化引起。继发性脑干出血的发生与脑干周围组织对脑干压迫的速度及周围组织病变的部位、大小、性质都有关系,约半数患者继发于大脑半球深部出血,脑梗死后由于脑水肿等导致脑干受压、变形、移位也容易引起脑干内微小穿动脉、静脉及毛细血管等的破裂出血。

4.疾病防治　脑干出血的治疗必须及时。控制血压是最重要的一环,迅速把血压降低到正常水平或稍微偏高水平,能有效预防再出血,也能避免病情的进一步发展。此外,冬眠疗法、降颅压、控制感染、营养支持等都非常重要。

第二节　小脑的结构与疾病

小脑(cerebellum)位于颅后窝内,在脑桥和延髓的上方。

一、形态

小脑的两侧膨大,称小脑半球,中间缩细,称小脑蚓。在小脑下面、小脑蚓两侧有 1 对隆起,称小脑扁桃体(图 17-5)。小脑扁桃体靠近枕骨大孔,当颅内压增高时,可被挤压而嵌入枕骨大孔形成小脑扁桃体疝,压迫延髓导致呼吸、循环障碍,可危及生命。

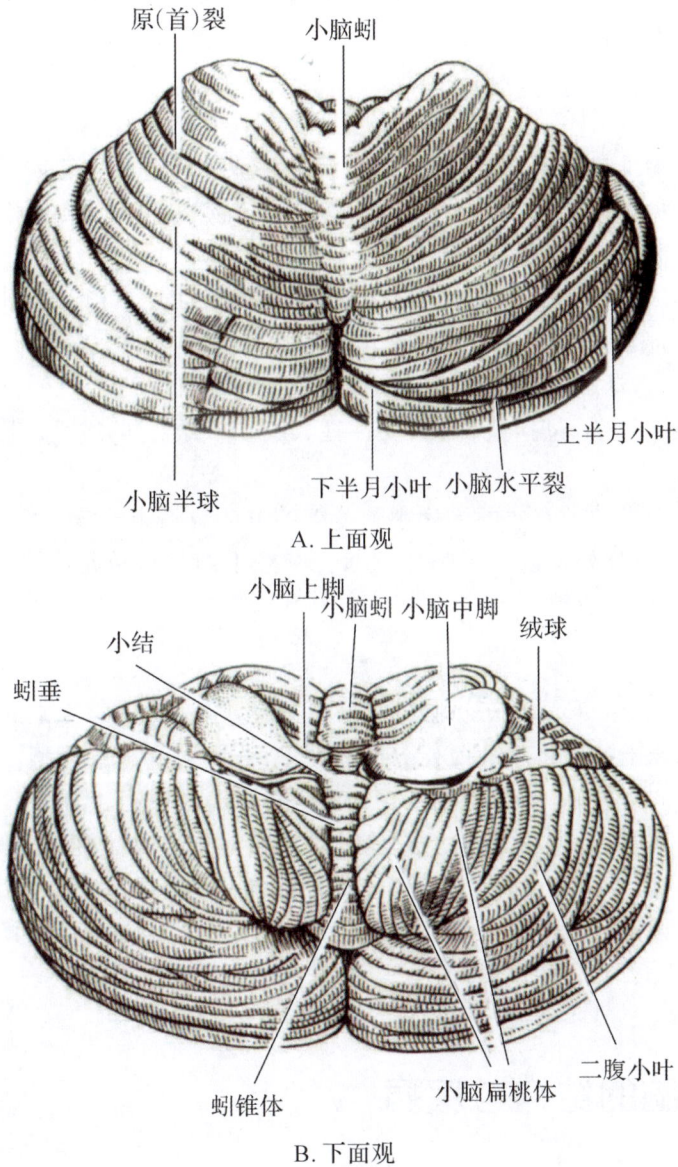

A.上面观

B.下面观

图 17-5　小脑外形

二、结构

小脑内部结构与脊髓和脑干不同,表层为灰质,称小脑皮质,深部是白质,称髓质。髓质内含数对灰质团块,称小脑核。

三、功能

小脑是一个重要的运动调节中枢,其主要功能是接受大脑、脑干、延髓的有关运动的信息,传出神经纤维也与运动中枢有关,能维持身体姿势平衡、调节肌张力与骨骼肌运动的协调。如果小脑受到损伤,表现为平衡失调、站立不稳、步态蹒跚、肌张力降低和小脑共济失调。

四、常见疾病与防治

(一)小脑萎缩

1. 概念　小脑萎缩准确来说不是一种疾病,而是一种神经影像学的表现,既可见于一些遗传性、退行性疾病,也可见于如急性小脑炎的后期及某些药物中毒等。某些临床无症状的人,影像学检查也可见到小脑萎缩,尤以老年人多见。

2. 临床表现　小脑萎缩主要表现为共济失调,如表现为站立不稳、摇晃、跨越步态、持物时手指过度伸开、指鼻试验阳性、轮替不能等。可出现小脑性构音障碍,表现为言语缓慢、发音冲撞、单调、鼻音。伴随眼球运动障碍及眼外肌运动障碍,肌张力减低。

3. 主要病因　病因复杂,包括遗传性、变性性、缺血缺氧性、炎症性、药物中毒、酒精中毒等因素。

4. 疾病防治　目前尚缺乏有效的治疗小脑萎缩的方法。临床治疗主要是针对一些可控的致病因素进行干预,以及对症处理以改善临床症状。神经干细胞移植是未来治疗小脑萎缩的研究方向之一,但目前技术尚不成熟。

(二)小脑梗死

1. 概念　小脑梗死是一种发生于小脑的栓塞梗死性疾病,50岁以上老年人多发。

2. 临床表现　临床上一般将小脑梗死分为良性型、假肿瘤型和昏迷型,三种类型发病时表现为头晕、步态不稳、恶心呕吐等,有的还可以合并偏瘫甚至出现昏迷。

3. 病因　发病原因多,最为主要的是椎-基底动脉异常和心源性血栓。其他因素还包括高血压、糖尿病、饮酒过量、吸烟、缺乏体育锻炼和过大的精神压力等。

4. 疾病防治　早期可以采取介入手术方法,后期主要以康复为主。培养健康的生活方式,可以避免该病的发生,故戒烟、合理饮食、适当运动、控制体重等都非常重要。

第三节　间脑的结构与疾病

间脑(diencephalon)位于中脑上方,由胚胎时期的前脑泡发育而来,位于脑干与端脑之间,连接大脑半球和中脑,其大部分被端脑所掩盖。

一、形态

间脑分为五部分,即背侧丘脑、后丘脑、上丘脑、底丘脑、下丘脑(图17-6)。背侧丘脑,又称丘脑,由一对卵圆形的灰质团块组成,背侧丘脑内有三大核群,是感觉传导

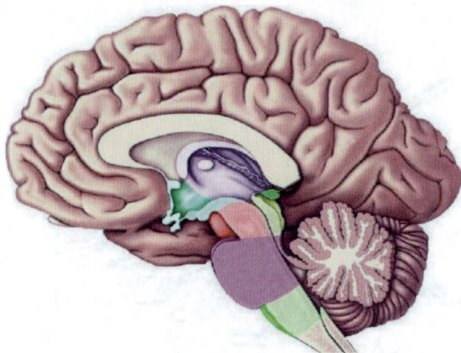

图 17-6　间脑分部图

中继站,接受感觉冲动传递后,发出纤维投射到大脑皮质的感觉中枢。后丘脑位于背侧丘脑的后下方,中脑顶盖的上方,包括内侧膝状体和外侧膝状体,分别接受听觉和视觉冲动传递,发出纤维到大脑皮质相应的听觉中枢和视觉中枢。上丘脑位于间脑的背侧部与中脑顶盖前区相移行的部分,包括松果体等。底丘脑位于间脑与中脑的过渡区,内含底丘脑核,参与锥体外系的功能。下丘脑位于背侧丘脑的下方,由前向后包括视交叉、灰结节、乳头体等。

二、结构

间脑的各组成部分均有很多的神经核团,其中下丘脑的灰结节向下延伸为漏斗,漏斗下端连接垂体,形成重要的神经体液调节基础。下丘脑内含有多个神经核群,其神经元联络广泛,有些神经元既能接受神经冲动,又可接受血液与脑脊液的理化信息;部分神经元还能合成激素,其轴突既可传导神经冲动,又可将合成的激素运送到末梢释放。如下丘脑视上核(位于视交叉上方)与室旁核(位于第三脑室侧壁)合成加压素与催产素,经各自神经元轴突穿过漏斗直接输送到神经垂体释放入血。下丘脑是神经内分泌中心,通过与垂体的紧密联系,将神经调节与体液调节融合为一体,调节机体内分泌活动。同时,下丘脑也是大脑皮质以下自主神经活动的高级中枢,涉及功能非常广泛,如将机体内脏活动与其他生理活动联系起来,对机体体温、摄食、生殖、水盐平衡及内分泌活动进行广泛的调节。下丘脑不仅能通过神经通路接受有关信息,还可直接通过血液接受信息(如血液成分改变、体温变化等),有效实现其调节功能。下丘脑与边缘系统联系密切,从而参与情绪行为调节(如防御反应、发怒等)。下丘脑视上核与人类昼夜节律有关,能调节机体的昼夜节律。

三、常见疾病与防治

常见的临床疾病是下丘脑综合征。

1.概念　下丘脑综合征是一组以内分泌代谢障碍为主,并伴有自主神经系统症状和轻微神经、精神症状的综合征。

2.临床表现　主要表现为内分泌功能障碍。如肥胖、性早熟、闭经、溢乳、性欲减退、阳痿、怕冷、少汗、脱发、黏液性水肿、无力、多饮、多尿等;贪食致肥胖、厌食致消瘦或贪食-厌食交替发作;嗜睡、失眠或两者交替出现;高温、低温或变异性体温;过度兴奋或抑制、哭笑无常、定向力障碍、幻觉等。

3.主要病因　各种原因导致的下丘脑损伤是主要致病因素。脑炎、结核、麻疹等感染性疾病,异位松果体瘤、颅咽管瘤、神经胶质瘤、垂体瘤等肿瘤疾病,以及颅脑外伤、手术或放射治疗等累及下丘脑区域创伤、退行性变等均可引发该病。

4.疾病防治　去除病因,对症治疗。

✧ 知识拓展

松果体与生物钟

松果体位于中脑后上方,体积小,呈褐色。目前认为,松果体能通过褪黑激素的分泌周期向中枢神经系统发放"时间信号",从而影响机体时间生物效应,即生物钟。生物钟是人体适应自然环境的行为习惯,如昼夜有节律的睡眠、清醒和饮食行为等。一个一直生活在中国的人,如果突然到了美国,其生物钟就会因不适应当地的环境而发生紊乱,导致身体不适,这就需要"倒时差",调整生物钟以适应新环境。

第四节 端脑的结构与疾病

端脑(telencephalon)是脑的最高级部位,由左、右两个大脑半球组成。临床上把端脑统称为大脑。人类的大脑高度发达,位于间脑、中脑和小脑上面。左、右大脑半球之间的深裂,称大脑纵裂,裂的底部是连接两侧大脑半球的白质板,称为胼胝体。两侧大脑半球后部与小脑间的横裂称为大脑横裂。

一、形态

大脑半球表面凹凸不平,布满深浅不同的沟,总称为大脑沟。沟与沟之间的隆起,称为大脑回。每侧大脑半球都有 3 个面:上外侧面、内侧面和下面。每侧大脑半球有 3 条位置较为恒定的沟,分别是外侧沟、中央沟和顶枕沟。外侧沟大部分在大脑半球的上外侧面,是一条自前下向后上行的深裂。中央沟在大脑半球上外侧面,自半球上缘中点稍后方向前下斜行,几乎到达外侧沟(图 17-7)。顶枕沟位于大脑半球内侧面后部,自胼胝体后端稍后方斜向后上,并略延至大脑半球上外侧面(图 17-8)。上述 3 条沟将每侧大脑半球分成 5 叶(图 17-9),分别是枕叶、颞叶、顶叶、额叶和岛叶(图 17-10)。

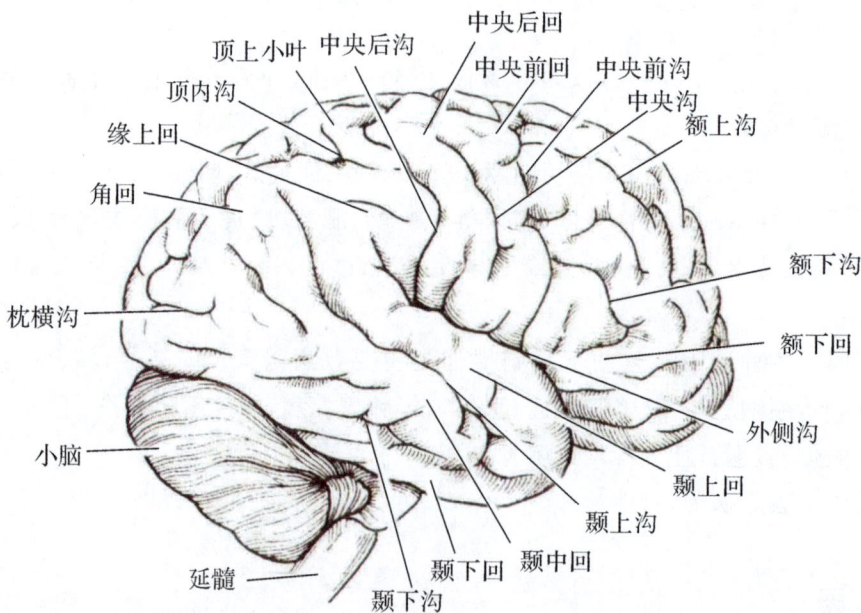

图 17-7　大脑半球上外侧面观

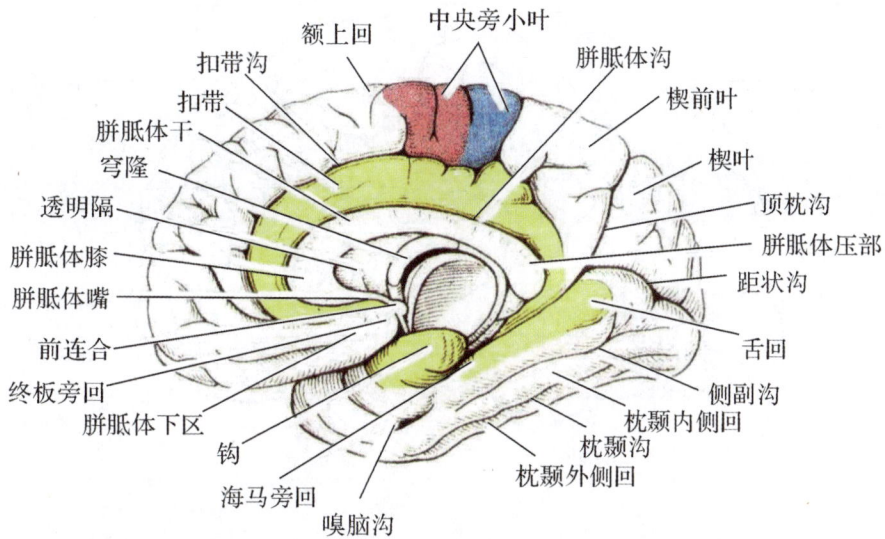

图 17-8　大脑半球内侧面观

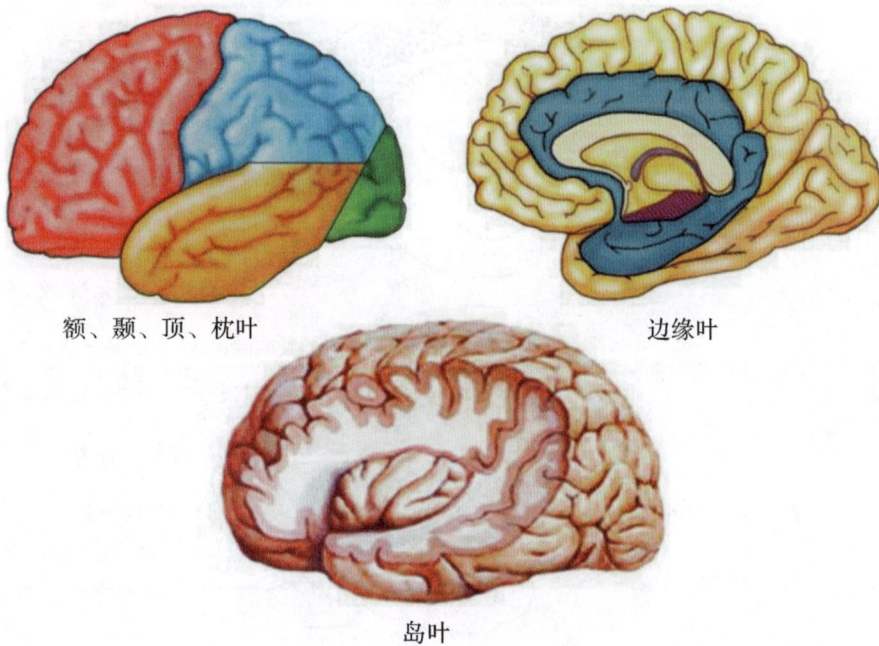

额、颞、顶、枕叶

边缘叶

岛叶

图 17-9　大脑半球分叶

二、结构

大脑的结构分为灰质和白质。灰质大部分位于大脑表面,又称大脑皮质,一部分为包埋在大脑白质内的灰质核团。

1.大脑皮质　大脑表皮由 500 亿神经元与 5000 亿神经胶质细胞构成,属于最高级别中枢。大脑皮质分为 3 类功能区:感觉区对来自感受器和感觉器官的传入信息进行分析;运动区指挥骨骼肌收缩和人体运动;占据大脑皮质超过 3/4 面积的联络区翻译传入的感觉信息并控制诸如思考、创造和记忆等功能(图 17-11)。

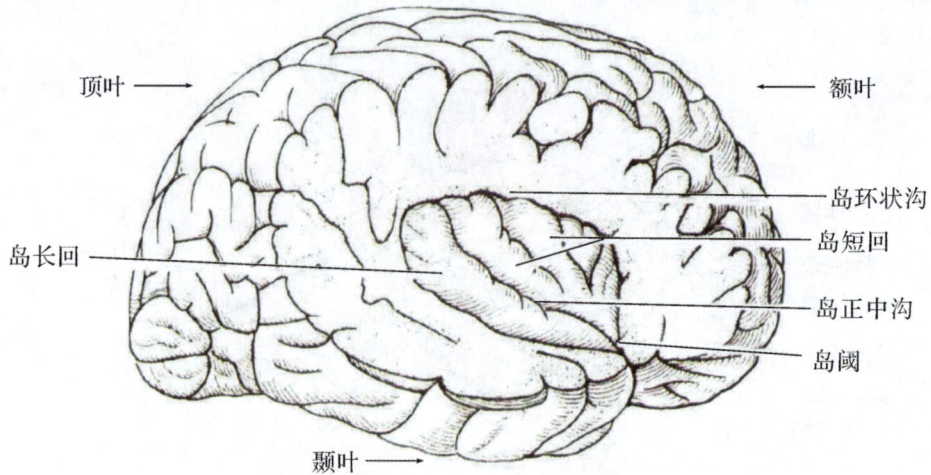

顶叶 →
← 额叶
岛环状沟
岛短回
岛长回
岛正中沟
岛阈

颞叶 →

图 17-10   岛叶

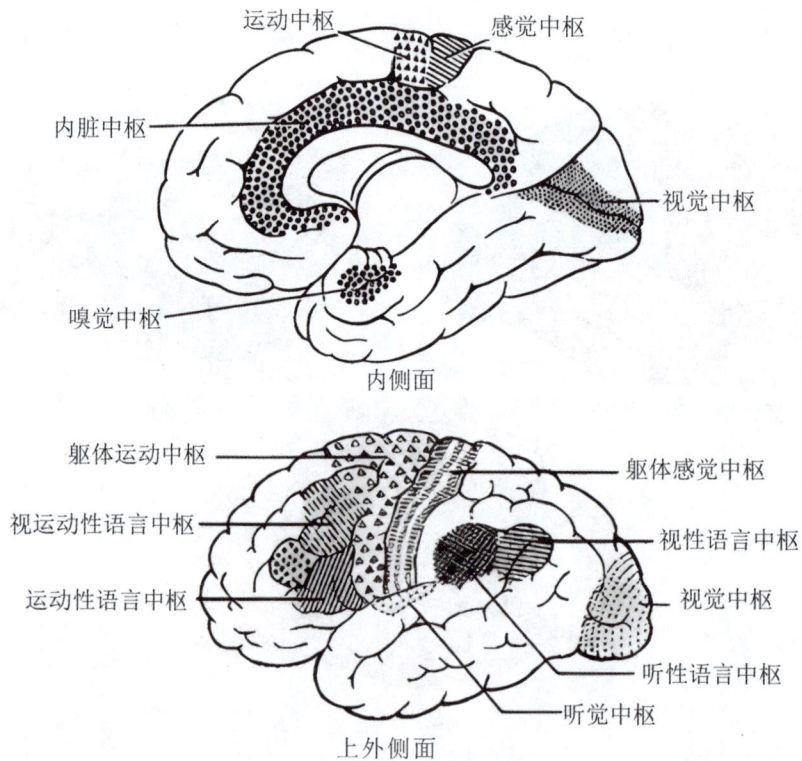

运动中枢
感觉中枢
内脏中枢
视觉中枢
嗅觉中枢
内侧面

躯体运动中枢
躯体感觉中枢
视运动性语言中枢
视性语言中枢
运动性语言中枢
视觉中枢
听性语言中枢
听觉中枢
上外侧面

图 17-11   大脑皮质功能分区

（1）躯体运动区   主要位于中央前回和中央旁小叶前部，对机体运动控制有以下特征：①交叉性，即一侧皮质运动区控制另一侧躯体肌，但面部为双侧支配；②功能定位精细，其定位安排呈身体的倒影，但头面部内部安排呈正位；③运动代表区的大小与运动精细程度有关，运动愈精细、愈复杂，在皮质中所占范围愈大（图 17-12）。

（2）躯体感觉区   主要位于中央后回和中央旁小叶后部，接受对侧半身痛、温、触、压及位置与运动觉。其投射特征是：①投射纤维左右交叉；②投射区域空间安排与躯体运动区相似，为倒置人体投影（但头面部内部安排呈正位）；③投射区域的大小与不同部位体表感觉灵敏程度有关，灵敏度高的拇指、食指、唇等代表区域较大，感觉迟钝的背部代表区域小；④感觉区定位明确而清晰（图 17-13）。

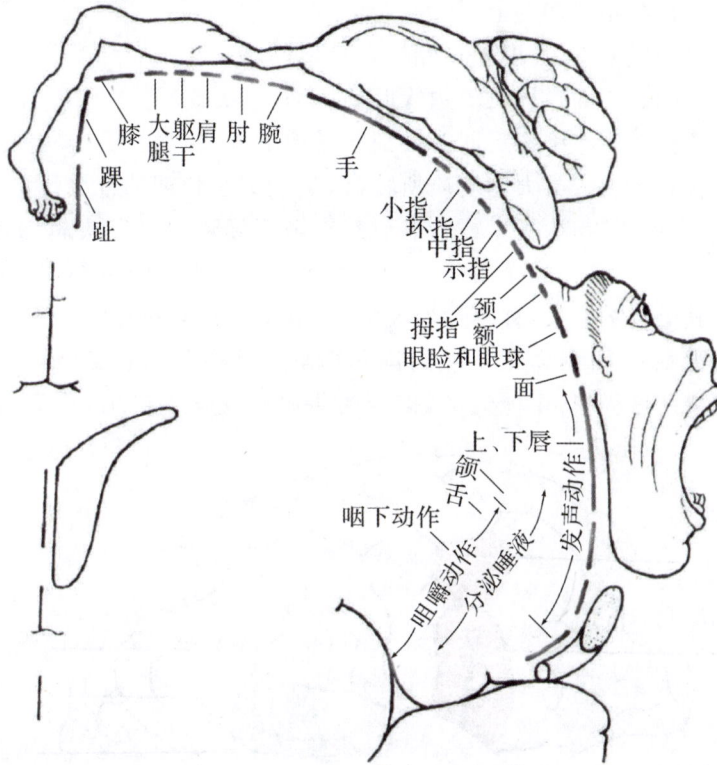

图 17-12　躯体运动区投射图

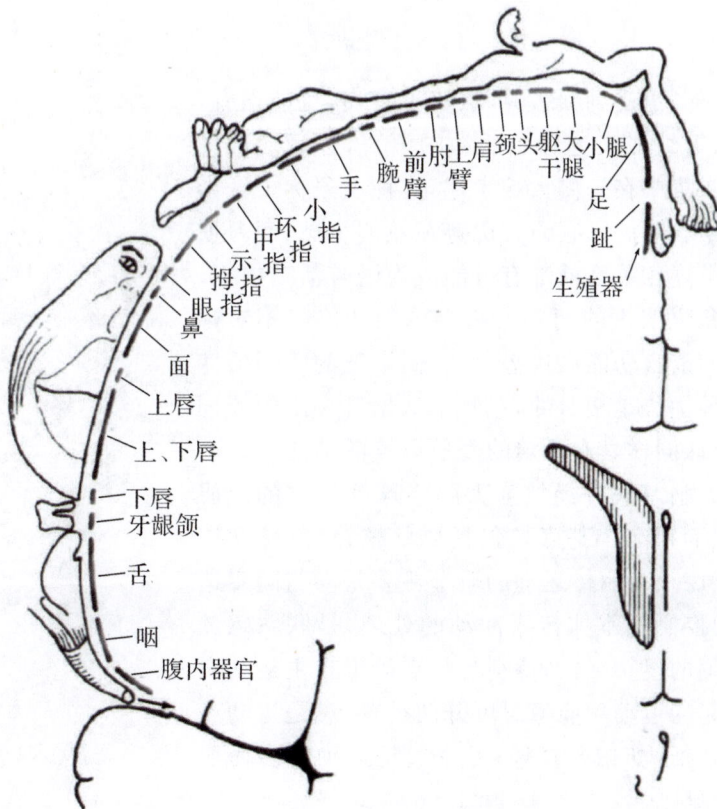

图 17-13　躯体感觉区投射图

（3）视觉区　位于枕叶距状沟的上、下缘。

（4）听觉区　位于颞横回，其投射呈双侧性，但以对侧为主。

（5）嗅觉区　在大脑皮质的投射位于边缘叶前底部。

（6）味觉区　味觉投射区在中央后回头面部感觉区下方。

（7）语言区　语言功能为人类大脑皮质所特有，是人类在长期的社会历史发展过程中逐渐形成的特殊功能。凡不是由于听觉、视觉或骨骼肌运动障碍导致的语言缺陷，都称为失语症。在大脑皮质的语言区有4个（图17-14）：①听觉性语言中枢：位于颞上回后部，当其受到损害时，听觉无障碍，但不能理解其语言的意义，称感觉性失语；②视觉性语言中枢：位于角回、视区附近，如果该区受到损害，患者视觉并无障碍，但不能阅读和理解文字符号的意义，称失读症；③书写中枢：位于额中回后部，如果此区受损，手能运动，但会失去书写文字的能力，称失写症；④运动性语言

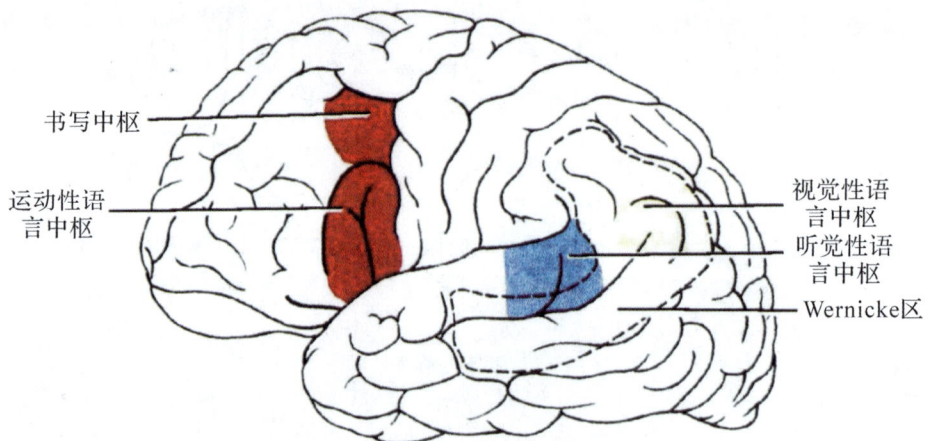

图 17-14　语言中枢

中枢：位于额下回后部，当受到损害时，喉肌不瘫痪，也能发音，但不能将音节、词组等组成表达思想活动的语言，称运动性失语。语言活动中枢常集中在一侧大脑半球，这种现象称语言半球优势。通常习惯用右手的人其语言优势在左侧半球；而习惯用左手的人，左、右半球相关区域都有可能成为语言活动中枢。这种一侧优势的现象说明人的两侧大脑半球的功能是不对称的。通常左侧半球的语言功能占优势，而右侧半球的非词语性认知占优势。但这种优势是相对的，左侧半球也有一定的非词语性功能，而右侧半球同样具有一定的简单语言活动能力。

2.灰质核团　大脑基底神经核为大脑半球髓质内的灰质团，因位置靠近脑底而得名。基底核包括尾状核、豆状核和杏仁核（图17-15）。基底核对躯体运动的调节主要是参与随意运动的稳定、肌紧张的控制及本体传入冲动的处理，是联系感觉输入与运动技巧之间的复杂结构，特别与行走等半自主运动有关。基底核损害引起的运动功能障碍可分两类，一类是运动过少而肌张力亢进综合征，如帕金森病；另一类是运动过多而肌紧张减退综合征，如舞蹈病。

3.白质　大脑白质由神经元发出的轴突或纤维组成，这些

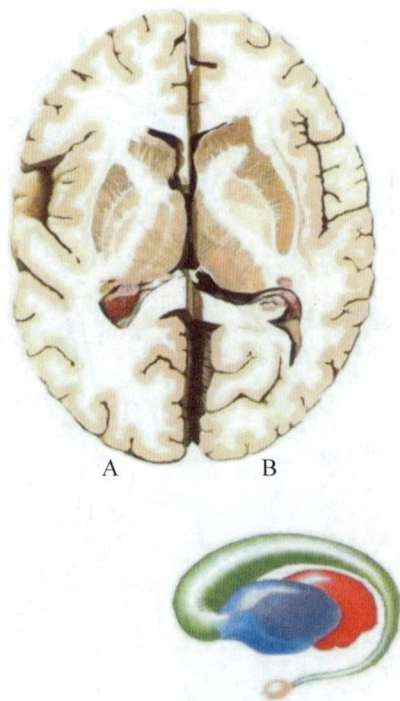

图 17-15　大脑内部结构

A、B 都是横断面，但不是同一个平面

神经元的胞体或位于低级中枢,或位于大脑皮质。大脑白质位于皮质深面,由大量纤维束构成。有髓神经纤维组成投射束,传导冲动,联系脊髓和脑的各个区域,直至大脑皮质。这些神经束通过被称为内囊的交通枢纽,与胼胝体互相交叉。另外,类似的神经束还通过白质的上部和外部,使大脑皮质的一个区域与另一个区域互相联系,这些神经纤维束为联络束,神经信号通过其在大脑皮质不同区域之间直接传导。胼胝体包含了超过一亿根的神经纤维,是两个半球之间的主要"桥梁"。胼胝体是两侧大脑半球特殊区域的连合纤维中最粗大的部分。

4.边缘系统 边缘叶及与其密切联系的皮层下结构共同组成边缘系统,与内脏活动、情绪和记忆有关。

5.脑脊液 脑的内部有4个充满脑脊液的脑室(图17-16)。侧脑室有两个,分别位于左右大脑半球。脑脊液由侧脑室产生,通过室间孔流入第三脑室,再经过中脑水管进入第四脑室,进而在脑桥和小脑之间下行进入延髓。脑室系统中脑脊液的全部容量约25ml,头部的运动和脑动脉的搏动有助于它的循环。脑脊液由脑室流出并进入颅骨下方的空腔内,形成一个缓冲层,大脑悬浮其间,免受击打与碰撞。成人每天共产生约500ml的脑脊液,脑脊液在循行过程中可浸润脑部表面,给脑提供营养,并经海绵窦回流,最后返回心脏(图17-17)。

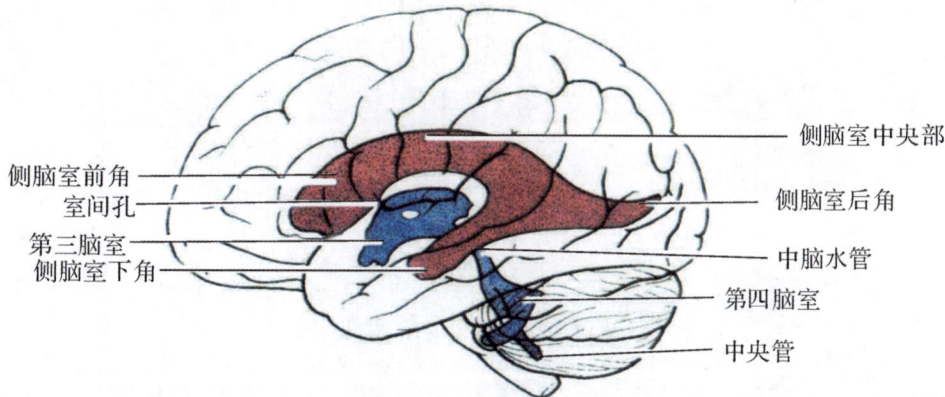

图 17-16 脑室结构示意

三、常见疾病与防治

(一)短暂性脑缺血发作

1.概念 短暂性脑缺血发作(transient ischemic attack,TIA)是指脑动脉一过性供血不足引起短暂发作的局灶脑功能障碍,即尚未发生脑梗死的一过性脑缺血。每次发作出现的相应症状和体征一般持续数秒至数十分钟,24小时内完全恢复,但可反复发作。未经治疗的TIA有1/3最终发展成脑梗死,有TIA病史者发生脑出血的危险性是正常中老年人的4~5倍。本病多发生于50岁以上,有动脉硬化、高血压、糖尿病、冠心病或颈椎骨质增生者。

2.临床表现 在安静或活动时突然起病,多在2分钟内症状发展至高峰,一般不超过5分钟,常反复发作,每次发作症状基本相同,持续时间短暂,不少患者仅几秒钟,一般持续2~20分钟,24小时内完全恢复,不遗留神经功能缺损症。短暂性脑缺血发作根据其病变部位不同,临床表现各异。颈内动脉系统TIA表现为短暂的侧偏或单肢无力,面部、单个肢体或偏身麻木,同向偏盲,单眼一过性失明等单个或多个症状组合。椎-基底动脉系统TIA常见症状为眩晕、复视、平衡失调和吞咽困难等脑干和小脑症状,还常伴有恶心、呕吐,或突发的四肢无力、跌倒,随后在极短的

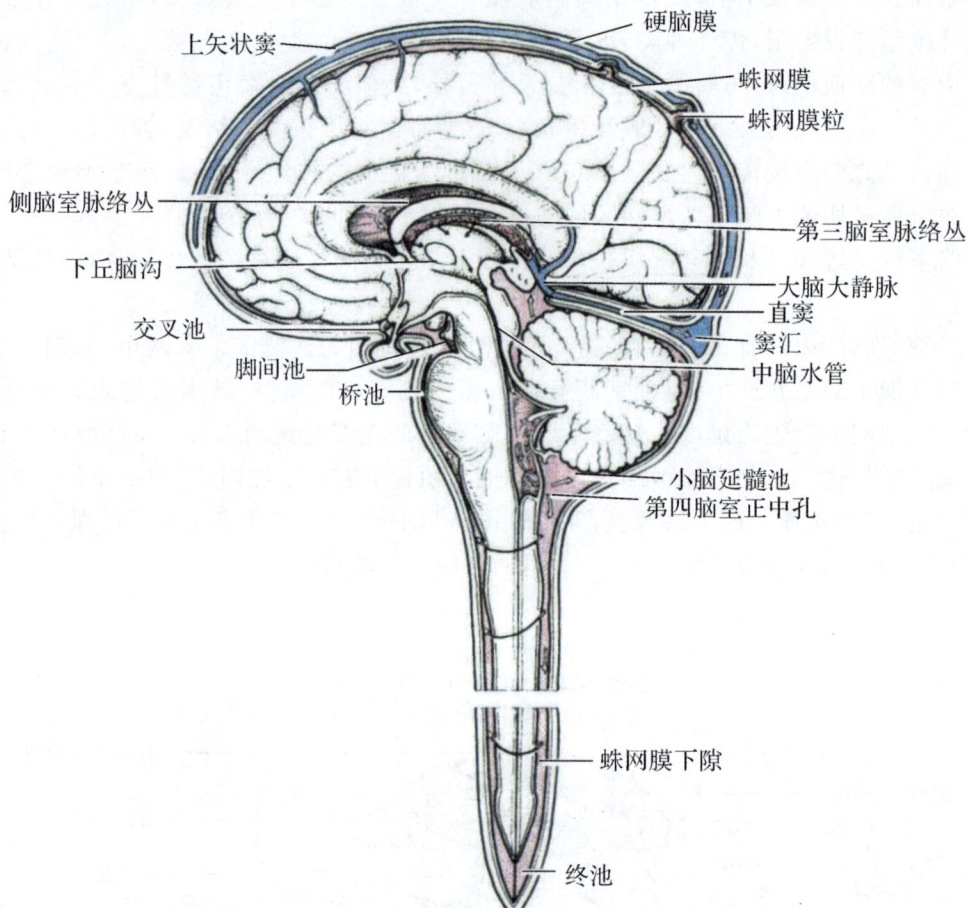

图 17-17 脑脊液循环示意图

时间内自行起立,患者不察觉意识障碍。脑 CT 和 MRI 检查、B 超多普勒断层扫描和经颅多普勒超声(TCD)检查、颈椎 X 线片或 CT 可帮助确定 TIA 的病因。

3.主要病因　导致该病的因素很多,但确切的病因和发病机制尚未完全被阐明。如颅外动脉粥样硬化斑块脱落或其他来源的微栓子进入脑内动脉,均易出现相应的症状与体征。

4.疾病防治　该病需紧急治疗,以预防其发展成脑梗死。需积极寻找病因,针对病因进行对症性治疗是防止再发的关键。此外,日常有心血管系统基础疾病者,需积极治疗心血管系统疾病,调整过低血压、纠正异常的血液成分均可能取得较好的预防效果。选用尼群地平等钙离子阻滞剂或培他司丁等扩血管药物,或中药丹参、川芎、红花、三七等活血化瘀中药治疗也均有效。未经治疗的 TIA 约 1/3 发展成脑梗死,1/3 可反复发作,1/3 可自行缓解。

(二)脑梗死

1.概念　脑梗死旧称脑梗塞,又称缺血性脑卒中,是指因脑部血液供应障碍、缺血、缺氧所导致的局限性脑组织的缺血性坏死或软化,占全部脑卒中的 80%。

2.临床表现　临床常见类型有脑血栓形成、腔隙性梗死和脑栓塞等,以猝然昏倒、不省人事、半身不遂、言语障碍、智力障碍为主要特征。具体表现复杂,与脑损害的部位、脑缺血性血管大小、缺血的严重程度、发病前有无其他疾病以及有无合并其他重要脏器疾病等有关。轻者可以完全没有症状,即无症状性脑梗死,也可以表现为反复发作的肢体瘫痪或眩晕,即短暂性脑缺血发作。重者不仅可以有肢体瘫痪,甚至可以急性昏迷、死亡,如病变影响大脑皮质,在脑血管病急性期可表现为癫痫发作,以病后1天内发生率最高,而以癫痫为首发的脑血管病则少见。常伴随头痛、眩晕、恶心、呕吐、运动性和(或)感觉性失语,甚至昏迷。双眼向病灶侧凝视、中枢性面瘫及舌瘫、假性延髓性麻痹,如饮水呛咳和吞咽困难。肢体偏瘫或轻度偏瘫、偏身感觉减退、步态不稳、肢体无力、大小便失禁等。

3.病因　常见病因有脑血栓形成、脑栓塞等。脑血栓形成多由于动脉狭窄,管腔内逐渐形成血栓而最终阻塞动脉所致。脑栓塞则是因血流中被称为栓子的异常物质阻塞动脉引起,例如某些心脏病患者心腔内血栓脱落的栓子。此外,糖尿病、肥胖、高血压、风湿性心脏病、心律失常、各种原因的脱水、各种动脉炎、休克、血压下降过快过大等也与该病关系密切。

4.疾病防治　脑梗死高危诱发因素有家族史、高血压、低血压、动脉硬化、肥胖、高脂血症、吸烟、饮酒等。应科学评估危险等级,积极治疗原发病,减少或消除诱发因素,有效预防脑梗死的发病。一旦通过CT与MRI确诊了脑梗死,早期要开始利用脱水、利尿减轻脑水肿,降低颅压,减少对神经的损害,增加脑血管血流量灌注,利用激素与白蛋白等营养支持治疗。同时要第一时间进行超早期溶栓治疗,常用尿激酶等药物溶栓,越早效果愈好,预后越好。动脉溶栓疗法作为卒中紧急有效治疗手段,可在数字减影血管造影(DSA)直视下进行介入动脉溶栓,对出现症状3～6小时内的动脉阻塞引起脑梗死效果尤为显著,甚至对发病12小时内进行介入治疗依然有效。

(三)脑出血

1.概念　脑出血是指非外伤性脑实质内血管破裂引起的出血,往往由于情绪激动、费劲用力时突然发病,占全部脑卒中的20%～30%,急性期病死率为30%～40%,其中,高血压性脑出血常发生于50～70岁,冬春季易发。

2.临床表现　头痛是脑出血的首发症状。通常在活动和情绪激动时发病,出血前多无预兆,半数患者出现头痛、头晕,伴有呕吐,出血后血压明显升高,临床症状常在数分钟至数小时达到高峰。临床症状体征因出血部位及出血量不同而异,基底核、丘脑与内囊出血引起轻偏瘫是常见的早期症状;少数病例出现痫性发作,常为局灶性;重症者迅速转入意识模糊或昏迷。幸存者多数留有不同程度的运动障碍、认知障碍、言语吞咽障碍等后遗症。

3.主要病因　发生的原因主要与脑血管的病变有关,与高血脂、糖尿病、高血压、血管老化、吸烟等都密切相关。常见病因包括高血压合并小动脉硬化、微动脉瘤或者微血管瘤,其他如脑血管畸形、脑膜动静脉畸形、淀粉样脑血管病、囊性血管瘤、颅内静脉血栓形成、特异性动脉炎、真菌性动脉炎、烟雾病和动脉解剖变异、血管炎、瘤卒中等都可以引发该病。此外,抗凝、抗血小板或溶栓治疗,嗜血杆菌感染,白血病,血栓性血小板减少症以及颅内肿瘤、酒精中毒和交感神经兴奋药物等均可引发该病。用力过猛、气候变化、不良嗜好(吸烟、酗酒、食盐过多、体重过重)、血压波动、情绪激动、过度劳累等是诱发因素。

4.疾病防治　积极控制管理慢性疾病,减少高危因素对预防该病非常关键。早期治疗原则为镇静卧床、脱水降颅压、调整血压、防止继续出血、加强护理维持生命功能。病情危重致颅内压过高出现脑疝时,应及时进行外科去颅板减压等手术治疗。此外,临床还需防治并发症,以挽救生命,降低死亡率、残疾率,减少复发。患者生命体征平稳、病情不再进展后,宜尽早进行康复治疗,促进患者的神经功能恢复,提高生活质量。

❖ **知识拓展**

记忆是如何实现的？

记忆是我们生活的日志。没有记忆，人就失去了对时间的意识，无法学习，无法交际。大多数记忆是短时记忆，持续几秒钟或者几分钟，但是，重要的事情会长期储存在脑中。

感觉不同的组成部分（图像、声音、气味等）被大脑皮质的特定感觉区域所翻译，之后这些经历在每个感觉区域和海马体（边缘系统的一部分）之间来回跳跃。随着时间的推移，这个大脑的乒乓游戏在大脑皮质建立起牢固的记忆，而海马体的感觉渐渐褪去。言语、想法和概念的记忆也以这种方式存储于大脑。然而，无意识的长期记忆，例如如何骑自行车，被储存在小脑、基底核和大脑皮质运动区。

大多数经历很快被我们忘记，但是有些重要的记忆会从短期记忆变为长期记忆。为了实现这一目的，产生短期记忆的神经模型必须被一次又一次地重复，直到形成一个安置这种模型的永久网络。当一个神经元向相邻两个神经元发送信号时，这两个神经元对第一个神经元的反应变得更加敏感，未来这三个神经元更有可能一起被激活。神经信号被这两个相邻的神经元发送到它们相邻的神经元，以联系到更多的神经元，网络随之扩大。伴随着每一次的重复，这个网络中神经元之间的突触变得更加有效率，它们的联系更加坚固，最终创造了代表一个长期记忆的统一网络。同一事件相关联的记忆储存在大脑皮质的不同区域，并且相互联系。因此，触发一个这样的记忆往往连带出许多其他的记忆。

思考题

1. 大脑额叶大面积梗死后会出现哪些典型症状？
2. 内囊出血后会出现哪些症状？为什么？
3. 小脑扁桃体疝在哪些情况下容易发生？临床如何科学预防其发生？

第十八章 | 周围神经系统的结构与疾病

学习要点

1. 脊神经的形态结构与疾病。
2. 脑神经的形态结构与疾病。
3. 内脏神经的形态结构与疾病。

周围神经系统主要由脊神经和脑神经构成。脊神经与脊髓相连,共 31 对;脑神经与脑相连,共 12 对。根据分布对象的不同,可分为躯体神经和内脏神经。躯体神经分布在体表、骨、关节和骨骼肌中,内脏神经分布于内脏、平滑肌和腺体中。躯体神经与内脏神经都含有感觉神经纤维和运动神经纤维。感觉神经纤维将冲动从周围向中枢传导,又称传入神经;运动神经纤维将冲动从中枢传至周围,又称传出神经。内脏运动神经又分为交感神经和副交感神经。

第一节 脊神经的结构与疾病

一、组成

脊神经借前根和后根与脊髓相连,前根属运动性,后根为感觉性,两者在椎间孔处合成 1 条神经干。因此,脊神经都是混合性的。脊神经后根在近椎间孔处有一圆形膨大,称脊神经节。在椎间孔处,脊神经前方为椎体和椎间盘,后方为椎间关节和黄韧带,当这些结构发生病变时,如椎间盘脱出等常使椎间孔狭窄,累及脊神经,出现相应区域感觉和运动障碍。脊神经共 31 对,包括颈神经(cervical nerves)8 对、胸神经(thoracic nerves)12 对、腰神经(lumbar nerves)5 对、骶神经(sacral nerves)5 对和尾神经(coccygeal nerve)1 对。脊神经出椎间孔后立即分成前、后两支,后支一般较为细小,主要分布于项、背、腰、骶部深层肌和皮肤;前支较粗大,主要分布于胸、腹和四肢的骨骼肌与皮肤(图 18-1)。除胸神经前支仍保持其节段外,其余的前支先交织成丛,再由丛分支分布到相应区域。脊神经前支形成的丛有颈丛神经(图 18-2)、臂丛神经、腰丛神经和骶丛神经(图 18-3)。

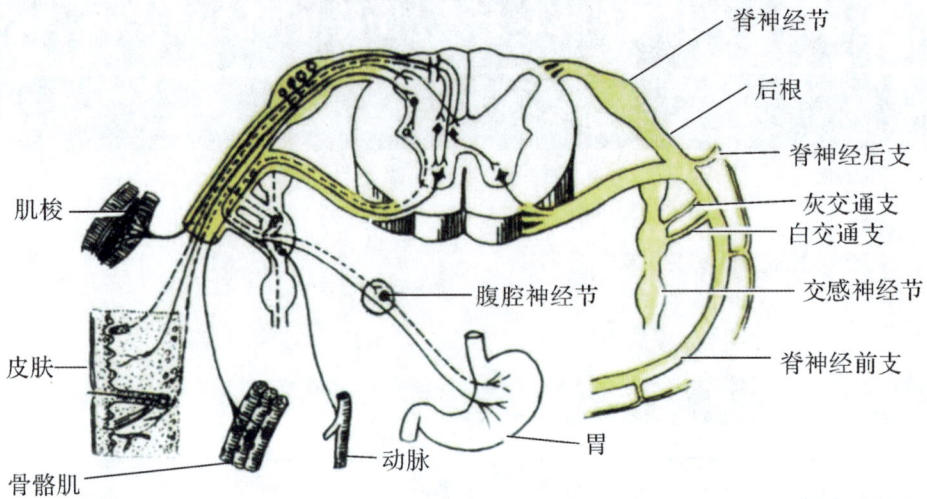

图 18-1　脊神经的组成与分布

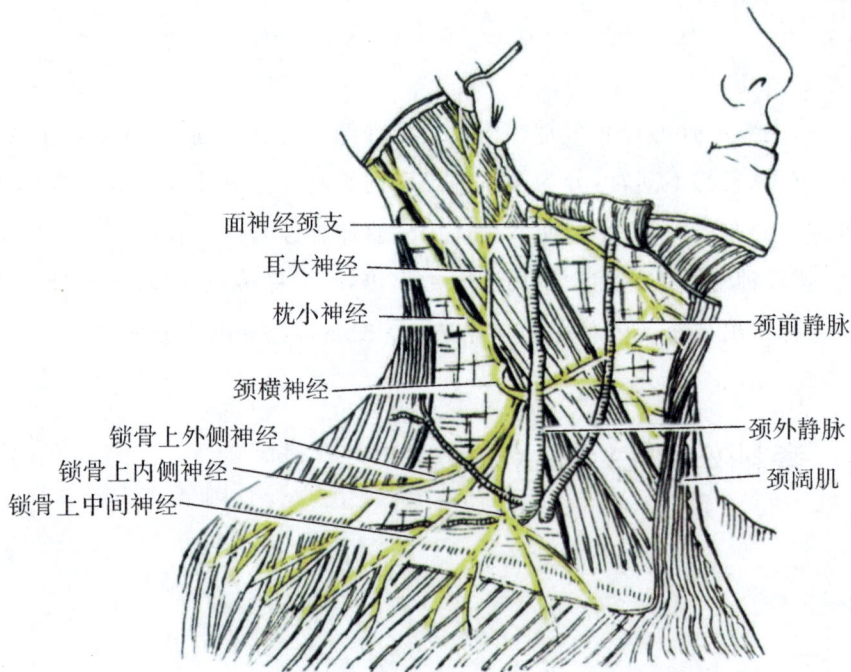

图 18-2　颈丛皮支

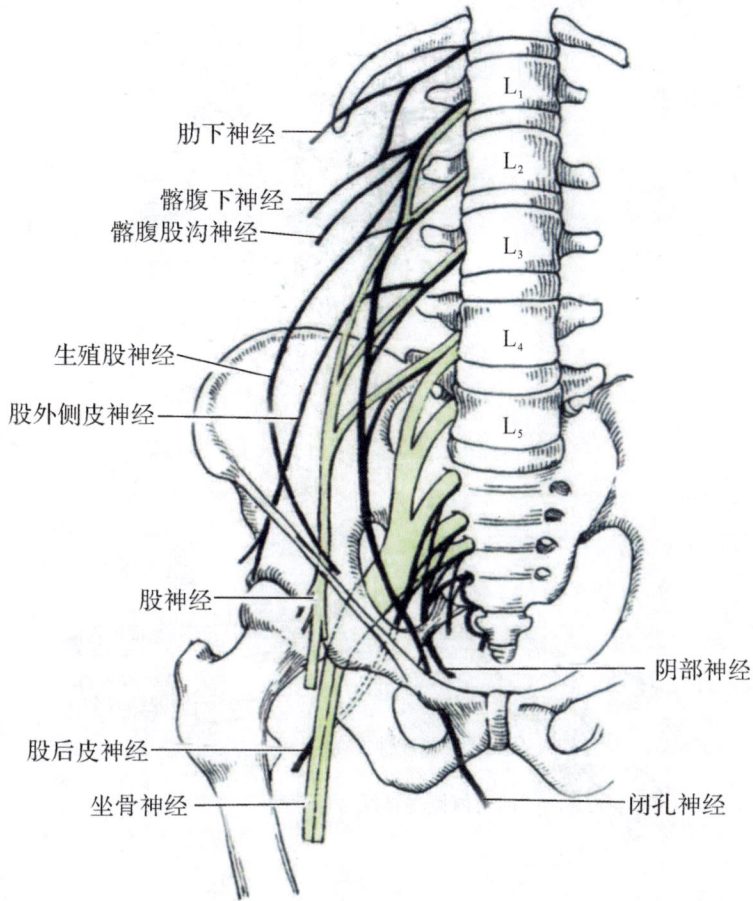

图 18-3　腰骶神经丛

二、结构

脊神经内部含有的纤维一般可分为四种：①躯体感觉纤维,分布于皮肤、肌、腱、关节、口鼻黏膜、视器和前庭器官；②内脏感觉纤维,分布于内脏、心血管和腺体；③躯体运动纤维,支配全身骨骼肌运动；④内脏运动纤维,支配平滑肌和心肌运动,控制腺体分泌。

三、常见疾病与防治

(一)臂丛神经痛

1.概念　组成臂丛神经的任何部分受损(图 18-4),产生其支配范围的疼痛称臂丛神经痛。原发性臂丛神经痛指臂丛神经炎或称神经痛性肌萎缩。

2.临床表现　患者主要表现为肩、上肢疼痛。开始于肩、颈部,向同侧上肢扩散,呈针刺样、烧灼样及酸胀感,疼痛为持续性或阵发性加剧,夜间或上肢活动时加重。锁骨上、肩胛冈上方、腋窝、上肢神经干压痛和感觉障碍。体征有上肢腱反射消失,臂丛牵拉试验和直臂抬高试验阳性。

3.主要病因　发病可能与流行性感冒、受凉、躯体病灶感染有关。继发性臂丛神经痛是由于臂丛神经外伤或臂丛神经受压所致,颈椎病是最常见的病因。

4.疾病防治　首先是针对病因治疗。药物治疗可选用消炎、止痛、激素、脱水剂、神经营养剂,封闭治疗可缓解疼痛。此外,还可做理疗、针灸、推拿等治疗,颈椎病引起者可施行颈椎牵引,必要时根据相关病因实施手术治疗。

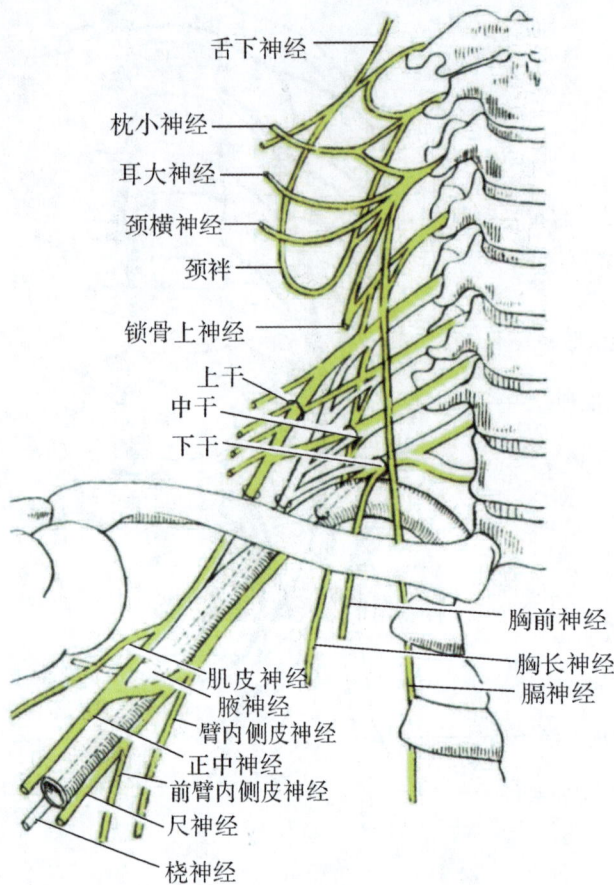

舌下神经
枕小神经
耳大神经
颈横神经
颈袢
锁骨上神经
上干
中干
下干
肌皮神经
腋神经
臂内侧皮神经
正中神经
前臂内侧皮神经
尺神经
桡神经
胸前神经
胸长神经
膈神经

图 18-4　颈丛、臂丛神经根

(二)坐骨神经痛

1.概念　坐骨神经痛是指沿坐骨神经通路及其分布区内以疼痛为主的综合征。坐骨神经痛是由多种病因引起的一种症状,是急慢性腰腿痛的主要原因(图 18-5)。

2.临床表现　本症常见于青壮年,多为急性起病,单侧居多。疼痛主要在坐骨神经分布的腰部、臀部,向股后、小腿外侧及足部放射。疼痛呈电击样、烧灼样、刀割样;也可为持续性钝痛,并有阵发性加剧;行走活动及牵拉坐骨神经时疼痛明显,咳嗽、喷嚏、用力时疼痛加重。患肢肌力弱、肌张力低,运动障碍。坐骨神经沿途都有压痛点(腰椎 4～5、棘突旁部、骶髂部、臀部、股后部、腓部、足踝部)。小腿外侧、足背感觉减退。直腿抬高试验阳性、髌反射减弱或消失等。

3.主要病因　多数为坐骨神经受附近组织病变压迫或刺激所致。椎间盘突出是最为常见的原因,脊柱疾病、骶髂关节病、髋关节病、盆腔炎及肿瘤、子宫附件炎及肿瘤、妊娠子宫压迫及注射部位不当等也可能引发坐骨神经痛。

4.疾病防治　本病治疗包括病因治疗和药物治疗两个方面。病因治疗是根据不同病因采用相应的治疗方案,如椎间盘突出者采用卧硬板床、牵引、推拿及按摩等保守治疗;无效或慢性复发者采用手术治疗。治疗药物主要有皮质激素(如地塞米松、泼尼松,病因明确、疼痛严重时使用)、神经营养剂、消炎止痛剂(如阿司匹林、吲哚美辛、双氯芬酸、布洛芬、卡马西平等)。也可采用物理疗法、封闭疗法及中医药治疗。

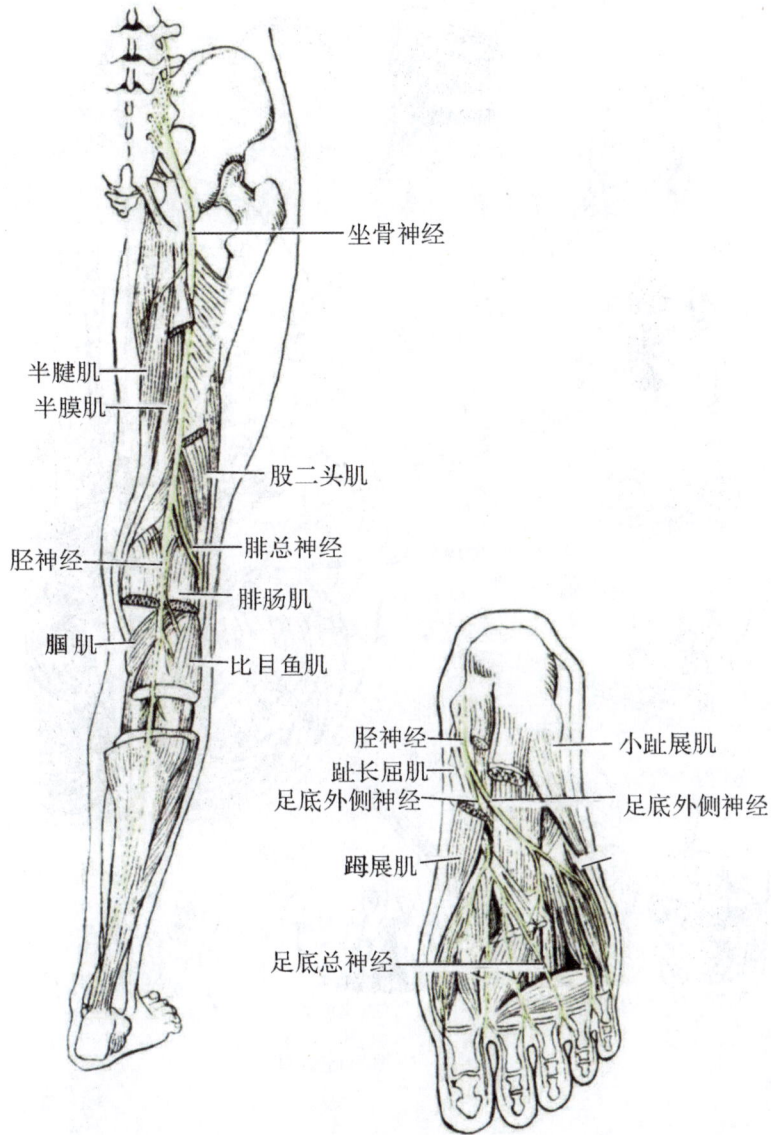

图 18-5　坐骨神经分布

左侧标注（自上而下）：坐骨神经、半腱肌、半膜肌、股二头肌、胫神经、腓总神经、腓肠肌、腘肌、比目鱼肌

足部标注：胫神经、趾长屈肌、足底外侧神经、踇展肌、足底总神经；小趾展肌、足底外侧神经

第二节　脑神经的结构与疾病

一、组成

脑神经共有 12 对(图 18-6),通常按其与脑的连接顺序,用罗马数字编码。脑神经的排列顺序与名称为Ⅰ嗅神经、Ⅱ视神经、Ⅲ动眼神经、Ⅳ滑车神经、Ⅴ三叉神经、Ⅵ展神经、Ⅶ面神经、Ⅷ前庭蜗神经(听神经)、Ⅸ舌咽神经、Ⅹ迷走神经、Ⅺ副神经、Ⅻ舌下神经。

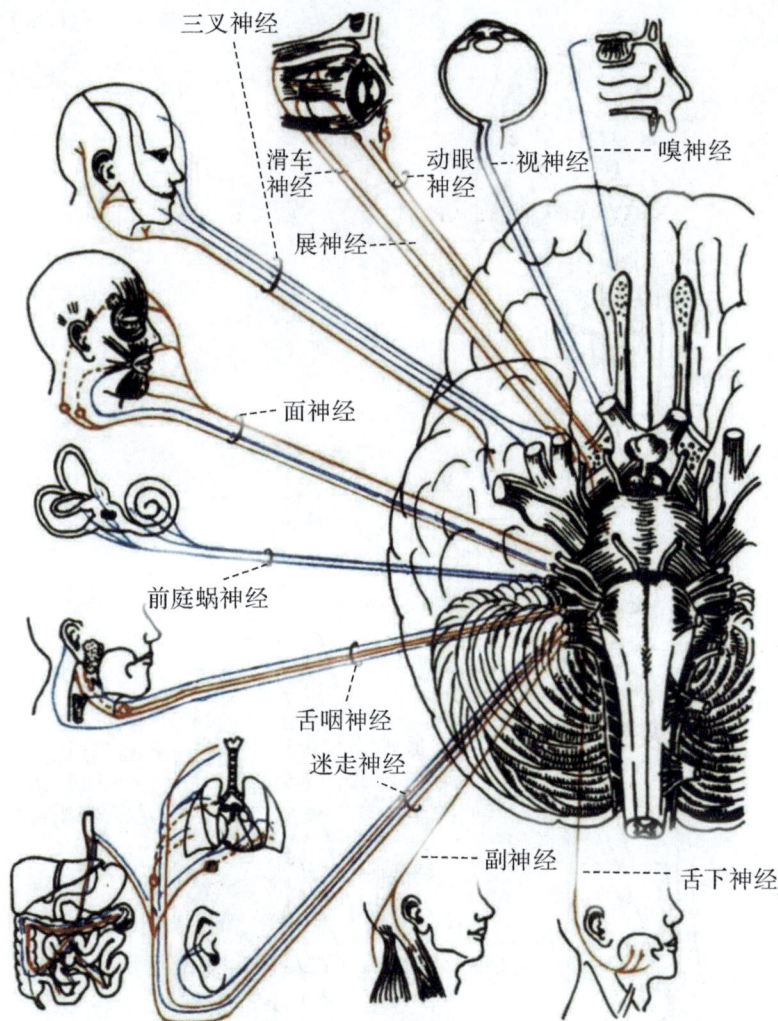

图 18-6　脑神经概要图

二、结构与功能

1.嗅神经　人的嗅神经始于鼻腔的嗅黏膜。嗅细胞的中枢突先在黏膜内合并交织成丛,再由丛合成 15～20 条嗅丝。嗅丝离开嗅黏膜,向上穿经筛骨板的小孔进入颅前窝,终止于嗅球。嗅细胞既是嗅觉的一级传入神经元,又是嗅感受器的接受细胞。嗅神经元髓鞘,其表面包着由硬膜和蛛网膜形成的双层"套鞘"。颅内蛛网膜下腔可循此鞘下的间隙延至嗅黏膜,因而有些颅压增高的患者,也可能出现自鼻腔外漏脑脊液的情况。颅前窝骨折时,嗅丝可撕脱,引起嗅觉障碍。

2.视神经　视神经发源于视网膜的神经节细胞层,发自视网膜鼻侧一半的纤维,经视交叉后,与对侧眼球视网膜颞侧一半的纤维结合,形成视束,终止于外侧膝状体,在此处换神经元后发出纤维经内囊后肢后部形成视辐射,终止于枕叶距状裂两侧楔回和舌回的中枢皮质,即纹状区。

3.动眼神经　起自中脑的动眼神经核,含有躯体运动和内脏运动两种纤维。躯体运动纤维支配眼球的下直肌、内直肌、下斜肌、上直肌和上睑提肌的运动。内脏运动纤维(副交感纤维)支配瞳孔括约肌和睫状肌,使瞳孔缩小,晶状体变凸。动眼神经损伤主要表现为上睑下垂、眼球向外斜视、瞳孔散大等。

4. 滑车神经 起自中脑上丘平面动眼神经核下端的滑车神经核,其纤维走向背侧顶盖,绕大脑脚外侧前行,穿入海绵窦外侧壁,经眶上裂入眶内,分布于上斜肌,支配此肌。单纯的滑车神经麻痹较少见,表现为患眼向下向外运动减弱,并有复视。

5. 三叉神经 共有三个分支,第一支眼神经,为感觉神经;第二支上颌神经,为感觉神经;第三支下颌神经,为混合神经(含有感觉和运动纤维)。感觉纤维分布于颜面、眼、鼻、口腔,传导痛、温、触等感觉和眼外肌、咀嚼肌的本体感觉。运动纤维分布于咀嚼肌,支配咀嚼肌运动。三叉神经损伤,表现为咀嚼肌瘫痪、萎缩,头面部皮肤、口、鼻腔黏膜、牙及牙龈黏膜感觉丧失,角膜反射消失。

6. 展神经 起自脑桥下部的展神经核,轴突组成展神经,分布于眼外直肌,支配眼球向外侧运动。展神经损伤时眼内斜视。

7. 面神经 含运动、感觉和副交感纤维。运动纤维起自位于脑桥尾端腹外侧的面神经核,支配除咀嚼肌和上睑提肌以外的面肌以及耳部肌、枕肌、颈阔肌等。味觉纤维起自膝状神经节,支配舌前 2/3 的味觉。少数感觉纤维传递耳廓、外耳道和鼓膜的一部分皮肤、泪腺、唾液腺和口腔的一部分黏膜的一般感觉。副交感纤维起自上泌涎核,支配舌下腺、下颌下腺的分泌。

8. 前庭蜗神经 亦称位听神经或听神经,由蜗神经和前庭神经两部分组成。蜗神经的感觉神经元位于耳蜗的螺旋器(Corti 器),传导听觉冲动。前庭神经的感觉神经元位于内耳前庭器官(囊斑、壶腹嵴),传导位置觉冲动。前庭蜗神经损伤表现为眩晕、眼球震颤和听力障碍。

9. 舌咽神经 包括感觉、运动和副交感三类纤维。感觉纤维起源于上神经节及岩(下)神经节,其周围突分布于舌后 1/3 的味蕾,传导味觉;至咽部、软腭、舌后 1/3、扁桃体、两侧腭弓、耳咽管以及鼓室,接受黏膜感觉;至颈动脉窦和颈动脉球即窦神经(与呼吸、脉搏、血压的调节反射有关)。它们的中枢支皆终止于延髓的孤束核。运动纤维起自疑核,分布于茎突咽肌,功能是提高咽穹,开放咽道。副交感纤维起自下泌涎核,经鼓室神经、岩浅小神经,终止于耳神经节,节后纤维支配腮腺分泌。

10. 迷走神经 运动纤维起自疑核,与舌咽神经并行,穿出脑干后经颈静脉孔出颅腔,供应除软腭肌和茎咽肌以外的所有咽、喉、软腭的肌肉。感觉神经元在颈静脉孔附近的颈神经节和结神经节。颈神经节的周围支传导一部分外耳道、鼓膜和耳廓的一般感觉;中枢支入三叉神经的脑干脊髓核。结神经节的周围支传导咽、喉、气管、食管及各内脏的感觉,以及咽、软腭、硬腭、会厌等部位的味觉;中枢支入孤束核。副交感神经起自第四脑室底部的迷走神经背核,布于内脏器官。

11. 副神经 由特殊内脏运动纤维及躯体运动纤维组成。前者起自疑核,支配咽喉肌,后者起自副神经核,支配胸锁乳突肌和斜方肌。当一侧副神经损伤时,导致该侧胸锁乳突肌瘫痪,头无力转向对侧,斜方肌瘫痪致肩部下垂,抬肩无力。

12. 舌下神经 起源于延髓背侧部近中线的舌下神经核,其神经根从延髓锥体外侧的前外侧沟穿出,经舌下神经管到颅外,支配舌肌。舌向外伸出主要是颏舌肌的作用,舌向内缩回主要是舌骨舌肌的作用。舌下神经只接受对侧皮质延髓束支配。舌下神经的中枢性损害引起对侧中枢性舌下神经麻痹,舌肌无萎缩,常伴有偏瘫,多见于脑血管意外。周围性舌下神经麻痹时,舌显著萎缩。舌下神经核的进行性变性疾病还可伴有肌肉震颤。

三、常见疾病与防治

(一)三叉神经痛

1. 概念　三叉神经痛是三叉神经分布区域短暂的、反复发作性剧痛。本病很少自愈。

2. 临床表现　在 40 岁以上的中老年人群中居多,女性略高于男性,多为单侧性发病,双侧发病的很少。发作剧痛限于三叉神经分布区内,可长期固定在某一分支,尤其是涉及上颌支与下颌支较为常见。疼痛发作无先兆,突然发生短暂性剧烈疼痛,持续数秒至 2～3 分钟后骤然停止。疼痛呈刀割样、撕裂样、针刺样、电灼样。疼痛从一处痛点开始,沿受累神经分布区扩散。重者可引起面肌反射性抽搐,口角牵向患侧,可伴有流泪、流涕、面色潮红、结膜充血等。疼痛初期发作次数少,间歇期长,周期性发作,以后多数患者进行性加重,发作频繁,疼痛加剧,间歇期短。受累三叉神经分布区内,疼痛以口角、鼻翼、面颊、舌等处极为敏感,轻触即引起发作,这些敏感区域称触发点。常因为说话、进食、洗脸、刷牙等刺激而诱发,患者异常恐惧,不敢做上述动作。神经系统检查无阳性体征。

3. 主要病因　往往病因不明,可能与病毒感染、精神高度集中、紧张、抑郁、恐惧等机体应激反应相关。

4. 疾病防治　对本病的治疗原则上以止痛为目的。先用药物治疗,无效时再采用面神经阻滞疗法或手术治疗。常用的治疗药物主要有卡马西平(首选药物)、苯妥英钠、氯硝地平、七叶莲等。

(二)面神经麻痹

1. 概念　面神经麻痹又称面神经炎,是指原因未明,由于茎乳孔内面神经非化脓性炎症引起的、急性发病的面神经麻痹。

2. 临床表现　本病在任何年龄均可发生,男性略多于女性。急性发病,于发病前多有受凉史,如迎风乘车、窗下入睡等。首发症状为患侧耳后或乳突区疼痛,1～2 天后出现面部表情肌瘫痪,3～4 天达到高峰。面部表情肌瘫痪的表现为额纹减少或消失、眼裂变大、闭眼不全或不能,试闭眼时病侧眼球向外侧转动,露出白色巩膜;鼻唇沟变浅、口角下垂、示齿时口角歪向健侧、鼓腮漏气、吹口哨不能。多数在洗刷时感到面肌不灵活、口角漏水、进食时食物滞留于颊齿之间、发现面部歪斜而去医院就诊。除面部表情肌瘫痪以外,由于面神经受损部位不同,还可表现出舌前 2/3 味觉减退或消失,或同时出现听觉过敏。

3. 主要病因　病因未明。有资料显示,本病发生可能与嗜神经病毒感染有关。也有人认为由于面神经受凉,引起局部营养神经的血管发生痉挛,导致神经缺血、水肿及面神经受压;或由于茎乳突孔内滑膜炎,使面神经受压或血液循环障碍,产生面神经麻痹。主要的病理变化为面神经管内面神经和神经髓鞘水肿。

4. 疾病防治　本病的治疗原则是减轻面神经水肿与压迫,改善局部血液循环,促进功能恢复。急性期应及早、适量使用皮质激素(如地塞米松、泼尼松),并应用神经营养剂(维生素 B_1、维生素 B_{12}、维生素 C 等)、局部循环改善剂(如地巴唑)、抗病毒药等治疗,以及采用热敷、红外热疗、超短波热疗等物理治疗,并注意保护眼睛,预防角膜损伤及结膜炎的发生。在恢复期,根据病情酌情使用面肌按摩、运动锻炼、针灸、碘离子透入等方法促进康复。不可恢复者可考虑整容手术或面-舌下神经吻合术治疗。

(三)面肌痉挛

1.概念　面肌痉挛又称面肌抽搐,是以一侧面部肌肉阵发性不由自主地抽动为表现,无神经系统其他阳性体征的周围神经疾病。面肌痉挛是面部神经相关常见疾病。

2.临床表现　本病多见于老年人,女性多发。表现为阵发性、快速而不规律的面肌抽动,多限于一侧。起病首先从眼轮匝肌轻微抽动开始,逐渐向口角、整个面部扩展;重者眼轮匝肌抽搐时使睁眼困难。每次抽动数秒至数分钟。精神紧张、疲劳和自主运动时加剧,睡眠时消失,不伴有疼痛。无其他神经系统阳性体征,晚期少数病例可有面肌轻度无力和萎缩。

3.主要病因　病因未明,多数学者认为本病发生与面神经通路受到机械性刺激或压迫,从而引起面神经异位兴奋或伪突触传导有关。小部分见于面神经麻痹恢复不完全。

4.疾病防治　口服卡马西平或氯硝地平治疗,可使症状改善或消失。疗效不佳或症状加剧时,可进行药物神经注射治疗。

第三节　内脏神经的结构与疾病

一、组成

内脏神经主要分布于内脏、心血管、腺体,按性质可分为内脏运动神经和内脏感觉神经。内脏运动神经调节内脏、心血管运动和腺体分泌,控制和调节动、植物共有的物质新陈代谢活动;通常不受人的意志所控制,故又称为自主神经或植物神经。内脏感觉神经来自内脏、心血管等处的内感受器,感觉冲动传入中枢,通过反射调节这些器官的活动,从而维持机体内、外环境平衡稳定和保证机体正常的生命活动。

二、结构与功能

1.内脏运动神经　接受大脑皮质和皮质下各级中枢的调节。根据形态、功能和药理上的不同,内脏运动神经可分为交感神经和副交感神经两部分(图18-7)。

2.内脏感觉神经　纤维数较少、直径较细、痛阈较高,一般强度的刺激不会引起主观感觉,如手术中的挤压、切割或烧灼内脏时患者的疼痛感不明显。但内脏活动强烈,可产生内脏感觉甚至疼痛,如内脏受到过度牵拉、膨胀或痉挛等,都可刺激内脏感觉神经产生内脏痛。其传入途径较分散,也就是一个脏器的感觉神经可经过多个节段的脊神经传入中枢,而一条脊神经可能包括几个器官的感觉纤维。因此,内脏疼痛感觉是模糊、弥散和定位不准确的。当某些器官发生病变时,常在体表的一定区域产生过敏或痛觉,这种现象称为牵涉痛。牵涉痛可发生在患者内脏附近的皮肤,也可发生在离内脏较远的皮肤。如心绞痛时,常在左胸前区及左臂内侧感到疼痛;肝胆疾病时,常在右肩部感到疼痛等。

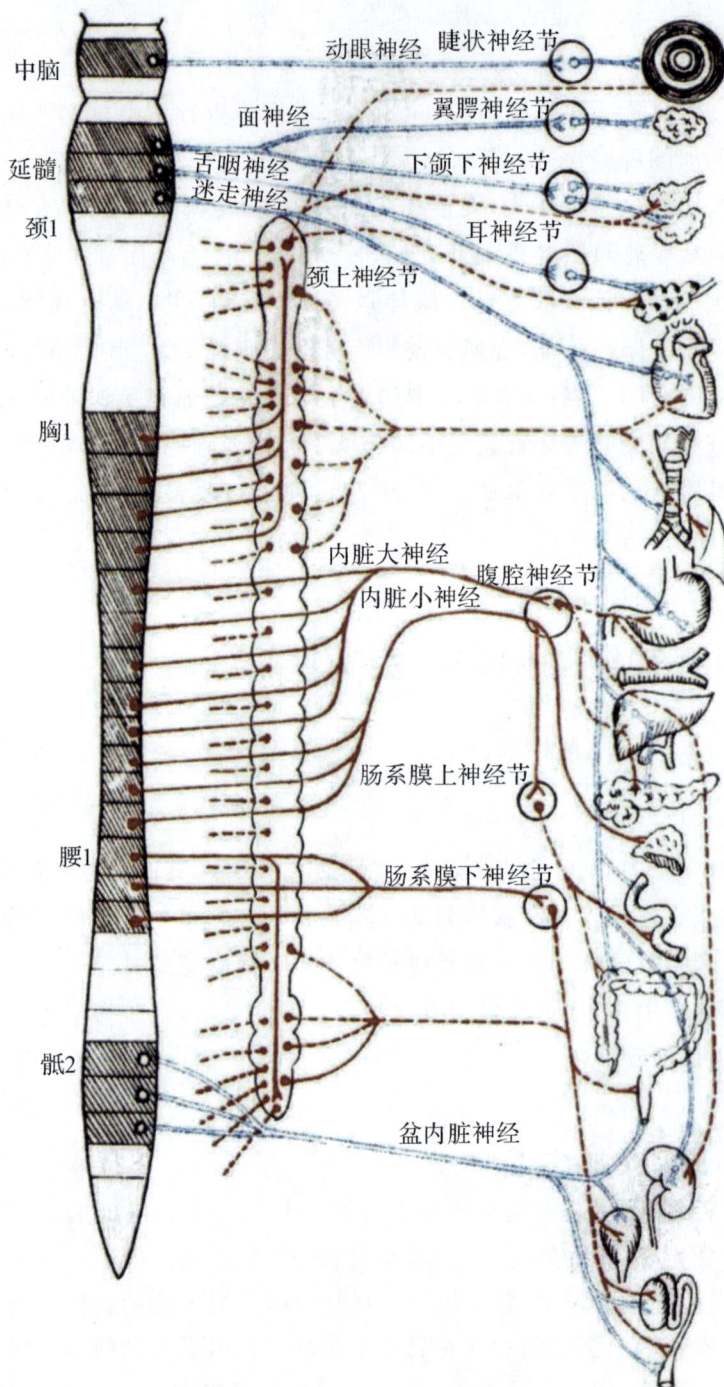

图 18-7 内脏运动神经概况

三、常见疾病与防治

临床常见疾病为自主神经紊乱。

1. 概念　自主神经紊乱是由于自主神经系统平衡被打破所引起各种功能障碍的综合征。

2. 临床症状　主要表现为内脏功能失调，可涉及全身多个系统，如心血管系统、呼吸系统、消化系统、内分泌系统、代谢系统、泌尿生殖系统等。通常会出现胸闷、心悸、手抖等症状，部分患者可能同时伴有尿频、腹泻、呼吸困难等症状,且自主神经紊乱往往会同时累及多种系统或器官,导致患者出现多种症状。

3.主要病因　自主神经紊乱一般多由遗传、年龄、精神压力、器质性疾病等原因导致。

4.疾病防治　治疗方法包括去除诱因、心理疏通、药物治疗等。一般需先探寻患者的发病诱因,如果是部分器质性疾病所引起,则需先对症治疗该原发疾病。自主神经紊乱后期,常常会并发精神障碍疾病,因此需对患者进行专业的心理疏通和干预,必要时可以在医生指导下应用药物治疗,如维生素 B_1、谷维素、甲钴胺、地西泮等。必要时需尽早予以精神科专业治疗。

❖ 知识拓展

恐惧反应

月黑风高的夜里,突然发出的异响会引起人们的恐惧,心跳的加速;突然闯出的一头公牛也会激起同样的反应。此时我们大脑只是简单地整理信息后做出自然的反应——要么面对危险,要么逃跑。这一系列的反应到底是如何实现的呢?

大脑半球里有一特殊结构称边缘系统,亦称"情感脑"。当我们听到或者看到可怕的事情时,杏仁核-边缘系统中的恐惧协调器就变得活跃并向下丘脑发出警报。下丘脑依次加速唤醒自主神经系统的交感神经部分。由交感神经运动神经元携带的神经信号迅速给正常的人体运作带来一系列变化。

我们的身体在这种应急变化过程中,心率加快泵出更多富含氧气的血液供给肌肉,肺内细小的呼吸道扩张以吸入更多的氧气进入血液。皮肤和消化系统的毛细血管床被关闭,以将血液转移到需要它的地方:心脏、脑或者肌肉。肌肉中的小动脉扩张,以增加流向"饥渴"的肌细胞的血液。额外的葡萄糖被肝脏细胞释放出来,以增加血液中的"燃料"。精神更加紧张,新陈代谢速率加快,瞳孔放大以扩展外部视野。肾上腺释放肾上腺素进入血液,加强自主神经系统的活动。这些都让我们人体强壮而警觉,前额皮质通过大脑的视觉区、听觉区和下丘脑感知到危险,准备好战斗或者逃跑。

思考题

1.内脏感觉与躯体感觉有何不同?

2.不同节段面神经损伤出现哪些不同症状?

3.哪些原因容易出现坐骨神经痛,应该如何预防?

相关图书推荐

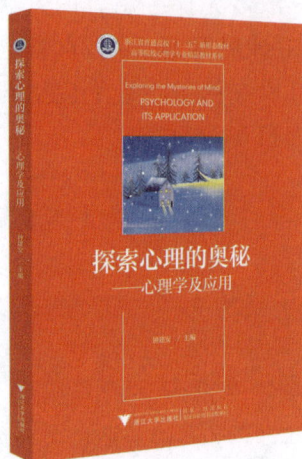

探索心理的奥秘——心理学及应用
978-7-308-19880-6

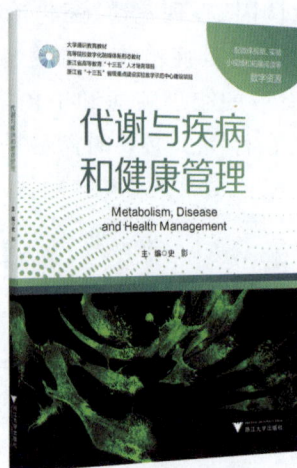

代谢与疾病和健康管理
978-7-308-22833-6

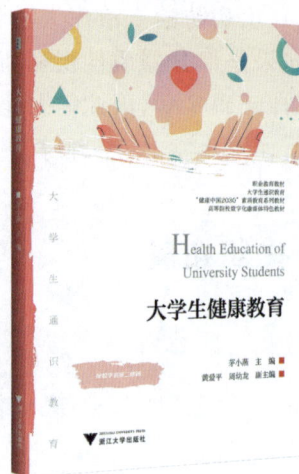

大学生健康教育
978-7-308-23943-1

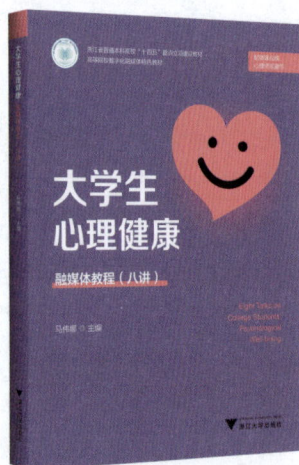

大学生心理健康融媒体教程
978-7-308-24435-0

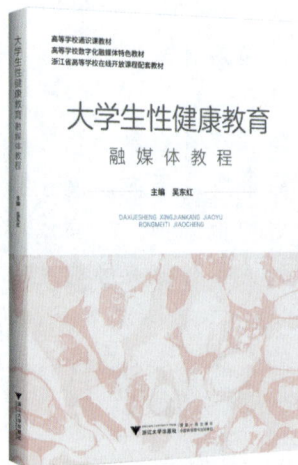

大学生性健康教育融媒体教程
978-7-308-20731-7

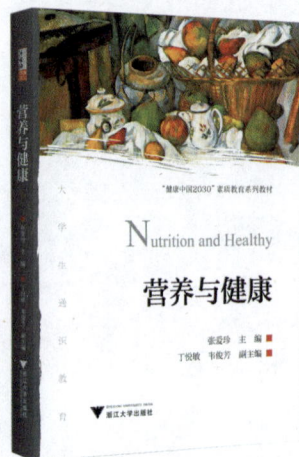

营养与健康
978-7-308-17812-9

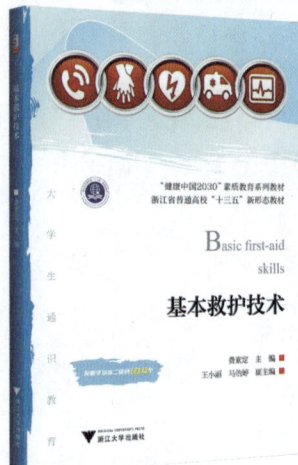

基本救护技术
978-7-308-20378-4